—— 青囊文丛 ——

U0265496

两宋金元中医药文化研究

李成文　李东阳◎主　编

中国健康传媒集团

中国医药科技出版社

内 容 提 要

两宋金元是中医药文化迅速发展的辉煌时代之一。在这一时期，诞生了对中医影响巨大的"金元四大家"以及王好古、罗天益等著名医学家，还首次出现了针灸铜人等，用于医学教育、研究。本书收载了两宋金元时期中医药文化发展的重要学术史料，聚焦于这一时期医学教育、科技发展、政治嬗变等因素给中医药文化带来的影响，有益于发挥中医药文化的导向作用，以促进中医学术的传承、创新和发展。可供从事中医药临床、教学、科研、管理等工作者及广大中医药院校学生、中医爱好者阅读。

图书在版编目（CIP）数据

两宋金元中医药文化研究 / 李成文，李东阳主编 . — 北京：中国医药科技出版社，2021.11

ISBN 978-7-5214-2898-8

Ⅰ.①两… Ⅱ.①李…②李… Ⅲ.①中国医药学－文化研究－宋代②中国医药学－文化研究－金元时代 Ⅳ.① R2-05

中国版本图书馆 CIP 数据核字（2021）第 220210 号

美术编辑 陈君杞
版式设计 也 在

出版 **中国健康传媒集团** | 中国医药科技出版社
地址 北京市海淀区文慧园北路甲 22 号
邮编 100082
电话 发行：010-62227427 邮购：010-62236938
网址 www.cmstp.com
规格 710×1000mm $^1/_{16}$
印张 16 $^3/_4$
字数 238 千字
版次 2021 年 11 月第 1 版
印次 2021 年 11 月第 1 次印刷
印刷 三河市万龙印装有限公司
经销 全国各地新华书店
书号 ISBN 978-7-5214-2898-8
定价 **68.00 元**

获取新书信息、投稿、为图书纠错，请扫码联系我们。

本书编委会

主　编　李成文　李东阳

副主编　姬永亮　赵东丽　孟永亮

编　委　许敬生　谷建军　关　颖

　　　　马艳春　易守菊　陈艳阳

　　　　倪　帆　徐睿瑶

主　审　王　琳

宋金元时期，尤其是北宋时期，文化繁荣，学术氛围浓厚，百花齐放，百家争鸣，对中医药的发展与进步产生了极大的影响。北宋一朝九位皇帝，七人知医，高官王安石、范仲淹亲自参与中医活动，文人尚医成为风尚。当时的政府十分重视医学，积极制定一系列惠民的中医政策，颁布医药诏令与律令，建立完善的中医药管理机构，设置安济坊、居养院等慈善机构。金朝首创太医院，明清一直沿袭；大力发展中医教育，重视实验教学，培养医学人才；校勘整理中医古籍，组织编纂中医著作和国家药典，为太医局提供了高水平的专业教材；开办国家制药厂生产中成药，方便应用；提高医学地位，且与三学并立，促进了更多文人从医，壮大了医学队伍，这些都为中医学的发展与进步奠定了坚实的基础。

同一时期，科技进步，活字印刷技术的发明、针灸铜人的铸造与针刺工具的制作，对中医图书的印刷、中医学的传播与普及都起到了极大的促进作用。绘画艺术也在这一时期空前繁荣，这对针灸铜人的设计、中医药及经络循行图谱的描绘也产生了重要的影响。

与此同时，理学崛起，对"格物致知"新的解读——穷究外物事理以获得新知，开启了中医"穷究""穷理"的理论研究方法；受宋学学风的影响，当时的学者注重从义理角度来训释经典古籍，取得了超越前人的突出成就。理学的学术争鸣，对中医基础理论的创新和发展产生了重要影响。如著名医家刘完素提出六气皆可化火、张元素提出脏腑辨证、李杲提出内伤脾胃百病由生、张从正提出病由邪生攻邪已病、朱震亨提出阳常有余阴常不足等学术观点与理论，拉开了中医学术争鸣的序幕，促进了中医基础理论的进步，使中医临床医学迈上了一个新台阶。

中医学自身的发展从《伤寒杂病论》面世之后的700年间，专注于方药的收集与整理，忽略了基础理论的研究与探索。长期的临床积累，急需进行系统地总结，创新理论，指导实践，提高疗效。此时，外部良好的创新环境，医学队伍的壮大，加之中医学自身发展的强劲需求，使无数医家和儒医兼通者阐发理论，勇立新说，为中医学理论体系的发展与完善作出了重大贡献。

两宋金元时期中医药的快速发展与长足进步，使得中医药文化更加繁荣昌盛，"不为良相，当为良医"的理念深入人心。文仕知医、文人习医、儒医兼通成为风尚，尊医崇医，蔚然成风，影响深远。

河南中医药大学中医各家学说教研室教授、博士生导师
　中国中医药研究促进会各家学说与临床研究分会会长　李成文
　中国中医药研究促进会中医药文化专委会副会长

2021年10月

目录

北宋惠民福利的中医政策

河南中医药大学　李成文

北京中医药大学　鲁兆麟

北宋（公元960~1127年）是中医学发展史上承前启后的重要时期，此期政府制定的中医政策发挥了巨大作用，为金元时期"新学肇兴"奠定了坚实基础，对后世中医学的发展产生了深远影响。

一、建立中医药管理机构

北宋继承唐朝的医学制度，建立了更为完善的中医药管理机构，以加强对全国中医药产业的有效管理，为金元"新学肇兴"及后世国家中医药管理机构的建立奠定了组织基础。

北宋历经九位皇帝，除宋英宗赵曙、宋钦宗赵恒外，其余七人均重视中医学，尤其以宋太宗、宋仁宗、宋徽宗最为突出。另外不少朝廷大臣如王安石、范仲淹、韩琦等也发挥了极大的作用，如范仲淹提出的"不为良相，当为良医"，对文人影响巨大。

北宋相继设置翰林医官院（掌管宫廷医药及治疗朝臣疾病，并向部队、学校、民间疾疫派遣医官治疗）、尚药局（负责御药、和剂、诊疗疾病）、御药院（皇帝御用药房，检验秘方，保管、加工、炮制国内外进贡药物，采购药材，代表皇帝向驻边臣帅赐药，率太医给疫区送药）、太医局、校正医书局、熟药所（南宋改为太平惠民局，出售中成药），建立了较为完善的全国卫生行政管理机构及多种医药保健机构，制定了一系列医事制度与法规。并设置地方州郡医官，修建安济坊（收容穷困无靠病人）、居养院（收养鳏寡孤独贫困难自存者）、福田院（安置老疾乞丐）、漏泽园（收葬无人或无力埋葬的尸骸）、慈幼局（收养遗弃的新生儿）、保寿粹和馆（疗养院）、病囚院（为监犯治病）等慈善机构。以上这些机构为北宋中医学的迅速发展提供了有力保证。

二、颁布医药诏令和律令

据《宋史》《宋会要辑稿》《宋刑统》等记载，仅北宋时期颁布的有关医学诏令就有200多条，内容有关于征集、校正、编撰医学书籍，兴办社会慈善机构和医院，改革与普及中医教育，提高医学与医生社会地位，改良旧习俗和禁止巫觋，开办卖药所，实行进口药专卖，修订或颁布本草专著，重用道士医生和草泽医生等各种法令，对中医学的发展具有积极意义。

另外，《宋刑统》对医德、医疗事故、民众医药、饮食卫生、卫生保健、囚犯医药卫生管理等都制定了惩处的法规，并将医生的责任事故、技术事故区别对待，以保护医生的合法权益。

三、发展中医教育

北宋继承唐代中医教育制度，并逐渐完善。特别是设置专门的中医学校——太医局，并开展实验教学，改变了传统的师徒相授及自学为主的中医教育模式，培养了大批中医药人才，这对当代的中医教育影响巨大。

公元1076年，王安石改革中医教育，将太医局从太常寺中分离出来，成为独立教育机构。后在国子监设立医学，与"三学"并立，学生待遇"仿太学立法"。太医局招生规模从早期的120人扩大到300人，定期招生，分为大方脉、小方脉、风科、产科、眼科、口齿科兼咽喉、疮肿兼折伤、针灸、金镞兼书禁等科。必修课程有《素问》《难经》《诸病源候论》《本草经》《千金要方》，方脉科加修《脉经》和《伤寒论》，针灸科加修《针灸甲乙经》等。每科设有教授，并有明确的培养目标，还有具体的行政设置、学科设置、课程设置、学制和考试、升级、毕业、奖罚等严格的管理制度。采取"三舍升试法"分级教学，学生一面学习一面参加医疗实践，轮流为太学、律学、武学的学生及各营将士治病，使理论与实践相结合，根据平时考试和实际疗效评定成绩。为加强针灸实验教学与考核，政府又令尚药奉御王惟一设计铸造针灸铜人进行直观教学，这是中医教育的一大创新，对针灸教学及考核具有重要意义，实为实验教学的开端。此外，北宋地方医学教育也较普及，均仿照太医局的教学方式，培养地方医官。

四、建立制药厂及药店

王安石变法后，中药被列为国家专卖，1076年神宗诏令撤销合并旧有的熟药库、合药所、卖药所，在太医局设置熟药所，又称修合卖药所，由太常寺设一官员专门负责监督。崇宁年间又设收买药材所，确保收购中药材的质量；对库存中药材变质腐者则及时销毁，以保证用药安全。熟药所兼管制药和出售丸散膏丹等中成药，且昼夜售药，并建立了一套夜间卖药的轮流值班制度和处罚制度，如因失职影响病家购药，则予"杖一百"的处罚。另外向地方批发，并交换药物；在疾病流行时，还向民众免费提供成药。这种由国家开办制药厂与药店，直接为广大民众服务的方法，是北宋政府的一大创举，对后世影响很大。

熟药所出售的中成药相比于生药有服用方便、携带容易、宜于保存等特点，因此深受医生和病人欢迎，经济效益显著。1103年熟药所增加至5所，另设"修合药所"2处，为制药作坊；之后在全国各地陆续建立了熟药所。1114年"修合药所"改称"医药和剂局"，"熟药所"改称"医药惠民局"。在熟药所成立后不久，为便于民间应用中成药，就将其生产中成药的方剂整理成《太医局方》颁行。陈师文、裴宗元等奉敕于1107~1110年间校订增补，易名为《和剂局方》，后卢昶又进行校订。熟药所的建立使中成药应用得以普及，给民众医治疾病带来了便利，这是北宋中医学发展的特色之一，后随着宋政府的日益腐败，则变得有名无实。

熟药所的成立还促进了中药材检验、中成药生产的发展，带动了中药炮制、制剂技术的提高，并制定了制剂规范，这些制度的制定及实施促进了中药学的发展。大部分制剂规范至今仍在应用。

五、校勘整理出版古医籍

1057年宋仁宗采纳枢密使韩琦的提议设置"校正医书局"，这是我国出版史上首次由政府设立的医书校正专门机构，集中全国著名学者与医学家，命直集贤院掌禹锡、林亿校理，张洞校勘，苏颂、孙奇、高保衡、孙兆等为校正，王安石也参加校订医书工作，校勘历代重要医籍30多部。如《针灸甲乙经》《重广补注黄帝内经素问》《伤寒论》《金匮要略方论》《脉经》《备急千金要方》等，由国子监刻版印刷发行，纠正不少谬误，使许多濒临亡佚的重要医籍得以保存流传，促进了中医药的普及，为中医学发展创新做出了巨大的贡献。直到900多年后的20世纪80年代政府再次组织大规模整理古医籍，将校勘整理中医古籍推向新的高峰。

六、组织编纂中医药著作

北宋政府极为重视中医学的发展，曾7次组织全国著名学者与医学家集体对大型药物学著作进行修订、校正，4次组织医官集体编纂大型方书，主要有《开宝重定本草》《嘉祐补注神农本草经》《太平圣惠方》《圣济总录》《太平惠民和剂局方》《铜人腧穴针灸图经》等本草、方剂及针灸等大型医书，不但总结了前人的医学成就，而且为中医学的普及、推广与发展打下了良好的基础。

如973年诏令刘翰、马志及翰林医官等9人在《新修本草》《蜀本草》基础上，参考《本草拾遗》，编修《开宝新详定本草》；次年又经翰林学士李昉及王佑、扈蒙校勘《开宝重定本草》。978年命翰林医官使王怀隐，副使王佑、郑奇，医官陈昭遇等编纂《太平圣惠方》。1107年政府诏令裴宗元、陈师文将官药局所收处方加以校订，编成《和剂局方》，后经多次增补，1151年经许洪校订成《太平惠民和剂局方》。1057年诏令掌禹锡、林亿、苏颂等在《开宝重定本草》基础上，编修《嘉祐补注神农本草经》；1058年又命苏颂等编撰纂《图经本草》。北宋末年，宋徽宗诏令曹宗孝等八位医官广泛收集历代方书与民间方药，编成《圣济总录》200卷。

七、提高医生地位

北宋政府实行中央集权制，大力提倡儒学，着重文治，重用儒臣，提高文人社会地位，多令文人充任中央宰相、州郡长官，加强君主集权，避免军阀割据。因此积极推行科举制度，重视文仕的培养与选拔，大量录用进士，除少数人入仕外，大批文人进入医学领域，专门从事医学研究，使医学队伍文化素质及整体水平明显提高，增强了研究力量，为中医学的发展提供了必要条件。同时政府设立"大夫""翰林"等医疗官职，同于文官，这明显提高了医家的社会地位；北宋末还在国子监设立"医学"，与三学并列，更是提高了中医学的社会地位。由于中医受到全社会的普遍重视，加之忠孝两全、保健养生长寿的思想，或受医学世家的影响，或得名师的指点等，文人知医也成为风尚，著名的儒臣学仕留意医药者不乏其人；因而北宋大量的史书、类书、笔记等著作中，记载了丰富的医学内容，知医文仕不计其数，如著名文仕王安石、范仲淹、掌禹锡、高保衡、林亿、苏颂、苏轼、洪迈、沈括、司马光、欧阳修等人曾校注、编撰、收集大量的医书及医药知识，对中医学的发展起到了促进作用。

总之，北宋政府制定诸多发展中医的政策与法令，促进了中医学的发展。但也产生了一些不良影响，如校正医书局私改医书之弊，给后人学习、研究、整理古医籍留下不少困惑；滥用《局方》致温燥成为流弊，耗伤阴津；运气学说因被太医局列为教科书而大为盛行，按图索骥，胶执定法，不知变通。

参考文献

[1] 李成文，鲁兆麟. "金元五大家"说 [J]. 北京中医药大学学报，2003，26（4）：21-22.

[2] 李成文. 中医发展史 [M]. 北京：人民军医出版社，2004：54.

宋金元时期社会背景与中医学的创新

河南中医药大学　李成文　李东阳

宋金元时期是中医学"新学肇兴"与基础理论深入探索的重要阶段，晋唐以来近千年的知识积累结出了丰硕的果实。中医基础理论取得重大突破，如《欧希范五脏图》与杨介《存真图》问世；对《内经》《难经》《伤寒论》进行阐发注释；深入探讨外感热病、内伤杂病病因病机；脏腑辨证学说问世；充实完善经络学说；提出中药归经学说，重视药性、药理与方剂配伍规律研究；政府组织编纂、校勘出版基础理论、本草、方剂及综合性医著。中医基础理论的学术创新，极大地促进并推动了中医临床医学的发展与进步，临证墨守《伤寒论》陈规和滥用《局方》的局面被打破，外感热病与内伤杂病有了新的治疗方法，内科常见病如风证、外感热病、内伤火热、消渴、郁证等，外科常见疾病如痈疽、癌疾、乳痈、阴囊积水、化脓性皮肤病等，其病症辨证论治水平有了较大提高；妇产科疾病以肝脾作为证治纲领；儿科学发展成为独立学科，形成较系统的理论体系，对麻、痘、惊、疳等病症有了较为深刻的认识；王惟一编纂《铜人腧穴针灸图经》并铸成针灸铜人腧穴模型，统一了经穴排列顺序，使经穴理论条理化、系统化、规范化，对灸法弊端的认识越来越深入，发明新的针刺手法，注重补泻，针灸并举用于临床各科；眼科、口齿、咽喉均独立成科；骨伤科正式与外科疮肿并列，正骨以手法为主，并用活血化瘀、养血舒筋和培元补肾（或称健脾补肝肾）药物治疗。这不但使中医学跃上一个新台阶，而且对后世中医基础理论与临床研究均产生了深远的影响。因此，探讨宋金元时期中医学术发展创新的各种因素，包括政治制度、科举制度、中医政策、科学技术、文化与哲学（运气学说、理学、道教、佛教）、学术氛围、农业与经济、连绵战争、疾病谱改变、地域环境、中医学发展的客观需要、著名医学家们的创新精神、创新方法、创新实践及其个人努力、创新发展因素对发展中医学的启示等，对于总结宋金元时期医学家的创新意识、创新思路与创新方法，继承并发扬光大中医学具有重要意义。

一、社会制度

宋金元各朝政府社会制度不尽相同，但均重视中医学的发展，建立中医机构，提高中医学与医学家的社会地位，并与医学并立，文人知医、习医成为风尚，儒医大量出现，使更多的文人参与中医学术研究，这是中医学发展与创新的重要因素。如北宋董汲少年考进士落第，遂弃举从医，著《斑疹备急方论》《脚气治病总要》《旅游备急方》等，传世至今；出身世宦豪门的进士朱肱，历任雄州防御推官、知邓州录事、奉议郎等职，因忤旨罢官，后潜心医学，深入研究张仲景《伤寒论》，撰成《类证活人书》。金代张元素考经义进士时因犯庙讳落第，弃儒从医，深入研究总结历代有关脏腑辨证经验，提出脏腑辨证说，系统论述脏腑的生理、病理、证候、演变和预后、治疗，成为中医学各种辨证方法的基础，并创立中药归经学说和升降浮沉学说，奠定了中药学的基础。

二、中医政策

宋金元时期政府制定发展中医的政策是中医学发展创新的最重要因素之一。

1. 宋代中医政策

北宋政府颁布许多医学诏令，内容有关于征集、校正、编撰医学书籍，修订或颁布本草专书，改革与普及中医教育，提高医学与医生社会地位，改良旧习俗和禁止巫觋，开办卖药所（保证中药原材料质量与中成药质量，便于百姓应用），重用道士医生和草泽医生等各种法令。同时建立中医药管理与教育等机构，如建立统一管理中医药行业的机构翰林医官院，掌管宫廷医药及治疗朝臣疾病，领导或协调医官选拔与任用，编纂颁行医书，并向部队、学校、民间疾疫派遣医官治疗。成立中医教育机构——太医局，发展中医教育，并开展实验教学，改变了传统的师徒相授及自学为主的中医教育模式，培养了大批中医药人才，这对当代的中医教育影响巨大；建立国家制药厂及药店，生产中成药，保证用药安全，直接为广大民众服务，是北宋政府的一大创举，对后世影响很大。成立校正医书局，集中全国著名学者与医学家整理出版中医古籍，纠正谬误，并由国子监刻版印刷发行。7次组织全国著名学者与医学家集体对大型药物学著作进行修订、校正，4次组织医官集体编纂大型方书，主要有《开宝重定本草》《嘉祐补注神农本草经》《太平圣惠方》《圣济总录》《太平惠民和剂局方》《铜人腧穴针灸图经》等本草、方剂及针灸大型医书，不但总结了前人的医学成就，而且为中医学的普及推广与发展打下了良好的基础。南宋政府诏令王继先领衔，张孝直、柴源、高绍功等编纂出版《绍兴本草》等中医药著作；完善《局方》，以推广普及中成药。

2. 金代中医政策

金朝政府首次设立专为帝王贵族服务的太医院，将太医院院长提升至五品，兼管教学工作，这对元、明、清中医学制度影响较大。太医院广泛收罗医学人才，如金章宗数次邀请著名医家刘完素到太医院任职，著名医家张从正曾在金朝太医院任职。

3. 元代中医政策

元朝将太医院升格为独立的最高医事机构，掌管全国医事。太医院大致分为御医系统、负责医学教育的"医学"系统、负责医户差役与词讼的官医系统、惠民药局系统四个系统。

三、科学技术与文化

宋金元时期，尤其是北宋科学技术显著进步，文化高度繁荣，中医药著作大量出版与发行，宋学注重考据、勇立新说的学风，均是金元时期中医学发展创新的重要因素。如活字印刷技术的进步与普及应用促使宋代出版业兴盛发达，尤其是北宋国子监大量出版发行"校正医书局"校勘的三十多部中医古典医籍，加之众多的官刻与私刻中医书籍，加快了中医学传播与普及的速度，对保存古代医药文献典籍起到了重要的作用，从而使更多的中医学家及文仕们有机会阅读各种中医文献，提高研究水平，为金元医学的创新打下了坚实的基础。

1. 儒医大批涌现

宋金元时期，政府大力推行科举制度，大量录用进士，提高文人社会地位，促进了文化的发展与进步。加之医生社会地位显著提高，中医学又与三学并列，因此，中医学受到全社会的普遍重视，文人从医的积极性和数量与日俱增，更多的文人有意识地重视和研究中医学。仕人或有先习举子业后习医业；或有两业并攻，后专医业者；或科举落第，便为医生；或者考中举业，虽被命官，仍兼行医业。元朝文人甚至"弃向所习举子业，一于医专为焉"，因此儒医大批涌现：许叔微、张元素、李杲、朱肱。文仕通医不计其数，如掌禹锡、林亿、高保衡、孙奇、孙兆、范仲淹、苏颂、苏轼、洪迈、孙用和、张未、文彦博等。

2. 运气学说的影响

刘温舒著《素问入式运气论奥》阐述运气学说的基本概念和原理，以天干地支与五运六气相配，从干支纪年推定"岁气"，预测气候变化，推断所能发生的疾病并确定治疗原则。宋徽宗主持编纂《圣济总录》，将运气学说置于突出地位。刘完素深入研究运气学说，著《内经运气要旨论》《素问玄机原病式》，阐发病因病机，着眼于自然气候对疾病发生发展的影响，如用"亢害承制"说明病理现象的本质与标象的内在联系。

3. 理学的影响

受理学"格物致知"式顿悟、思辨的影响，中医理论中"取类比象""运用之妙，存乎一心"的思维趋势有了长足的发展。如北宋庞安时的《伤寒总病论》、朱肱的《南阳活人书》、钱乙的《小儿药证直诀》受理学思想的影响，推衍辨证论治方法。元代朱震亨师承许谦，并受周敦颐《太极图说》与"太极静动生阴阳，阳变阴合生五行，二五化生成万物"思想的影响，在二程"天地阴阳之运，升降盈虚，未尝暂息，阳常盈，阴常亏"的启发下，结合人体生理病理特点，提出"太极动而生阳，动极而静，静而生阴，静极复动，缺一不可"。认为阴精难成而易亏，强调人之阴阳动静对维持生命的重要意义，以此说明"阳常有余，阴常不足"，为治疗阴虚及养生提供理论依据。

4. 宋学学风的影响

宋学怀疑批判、勇立新说的学风是中医学发展创新的重要因素，对中医古籍的校勘整理产生了重大的影响。如校正医书局与中医界受"宋学"学风的影响，对古典医籍进行重新编次，增补改错，校勘注释，有利于后世学习、研究、整理古医籍，对促进中医学的传播和发展具有重要意义。中医文献研究由于宋学学风的影响从单纯的文字研究转向文献与临床实际相结合，阐发医理，这是中医研究方法的重要转折。金元时期受宋学注重考据、勇立新说学风的影响，医学家们敢于疑古，认为运气古今有异，古方不能尽治今病；在继承总结前人经验的基础上，结合自己的临床实践，标新立异，争创新说，提出火热论、脾胃内伤学说、攻邪说、脏腑辨证说、药物归经说、阴证论、阳有余阴不足论与相火论、三因说等新理论、新观点。形成了以刘完素为代表研究外感火热为主的河间学派，以张元素为代表研究脏腑病机的易水学派，以李杲为代表研究脾胃内伤学说的补土派，以张从正为代表研究攻邪理论的攻邪派，以王好古为代表的温补派，以朱震亨为代表研究内伤火热的丹溪学派等学术流派。金元医家开创了学术争鸣的新局面，促进了中医学的发展和繁荣，对后世产生了巨大的影响。

四、农业与经济

宋金元时期经济日益繁荣，药用植物种植与栽培受到高度重视，为中医学的发展与创新奠定了物质与经济基础，使更多人有机会从事中医学研究，对中医学的发展十分有利。如北宋1099年彰明县令杨天惠写出调查报告性质的《彰明附子记》，记述了该县道地药材附子种植的具体地域、面积、产量、规模，以及有关耕作、播种、管理、采收加工、产量、品质鉴定等生产经营经验，纠正了以前一些中药学著作对附子品类的混乱认识，进一步丰富了古代植物学、农学和药物学内容。1273年由大司农司的孟祺、畅师文和苗好谦参与编纂的综合性农书《农桑辑要》十卷，其中有药草专卷，卷二就记载了胡麻、麻子等药用经济作物的种植方法。

五、地域环境与连绵战争

1. 北方气候干燥，外感热病流行

北方与中州地区气候干燥，战争频繁，外感热病与疫病流行，而墨守仲景《伤寒论》成规，或滥用《局方》，或操古方治今病，均难以获效。因此，刘完素面对北方外感热病的流行，深入研究探讨火热病的病因、发病规律，提出风寒暑湿燥火皆可化热，总结出应用辛凉解表、表里双解、清热解毒、攻下里热、养阴退阳、和解表里治疗大法，成为主火论的开山。

2. 中州地区战乱，多脾胃之疾

李杲经历元兵汴京之围，目睹饮食不节、劳役过度、精神刺激所导致的脾胃内伤对人体所造成的危害，潜心研究出益气泻火，升清降浊大法，创制补中益气汤与补脾胃泻阴火升阳汤等新方，成为补土派的鼻祖。

3. 南方气候湿热，阴虚病多

宋金元时期，南方社会稳定，经济发达，富贵享乐思想盛行；加之中医学中心从北方南移后《局方》的盛行，则阴虚证增多，但缺乏有效治疗方法。朱震亨师从罗之悌，融会刘完素、张从正、李杲诸家，参合哲理，发挥经旨，并结合临床实践创立相火论、阳有余阴不足论。总结

出实火可泻、虚火可补、火郁当发治疗热病大法，补河间纯用清热泻火之一偏，为李杲气虚发热中增添了阴虚发热的内容，对后世产生了重大的影响。

4. 连绵战争促进骨伤科学发展创新

宋金元时期，战争频繁，外伤、骨折及相关疾病明显增多。故宋代太医局始设疮肿兼折伤科，骨伤科正式与外科疮肿并列；元朝骑兵征战造成外伤、骨折、脱臼者较多，客观上促进了骨伤科的发展，因而设正骨科。随着解剖学的迅速发展及战争需要，骨伤科理论和临床诊疗均有较大发展。在整体观点的指导下，辨证论治骨伤疾病的方法逐步确立，正骨以手法为主，开放创口治疗以冲洗及药物治疗为主的中医骨伤科治疗学的形成，确立了中医骨伤科学发展的方向。外治法取得了长足进步，其中脊椎、肱骨骨折复位和髌骨骨折固定等创造了新的方法。正骨应用麻醉术已成常规，特别是术后服用盐汤、盐水用以恢复手术失血的体液平稳，促进病人苏醒等，更是一种科学的措施。治疗创伤的三大原则为活血化瘀、养血舒筋和培元补肾（或称健脾补肝肾），在前人基础上，又经过广泛实践得以确立。

六、中外交流

宋金元时期科学技术逐渐进步，指南针问世、造船技术日益提高，海外贸易的扩大，使中外医学交流频繁，除中医药向国外输出外，国外医药及制剂技术的输入对中医学产生了较大的影响。1093年朝鲜遣黄宗慤向北宋呈送失传已久的《黄帝针经》善本9卷，北宋以此为底本重新颁行，对《内经》研究作出了重大贡献。宋元时期从东南亚及阿拉伯许多国家进口玳瑁、乳香、沉香、龙脑、檀香、胡椒等，尤以香药为多，为香药在活血化瘀方面的广泛运用打下了基础，使理气和胃、健脾燥湿、芳香开窍、活血化瘀法得到迅速发展。引进阿拉伯国家药物制剂技术，将多种中药制成花露剂；用金箔、银箔包裹中成药，使中成药剂型更为多样化，应用更加方便，补充了中药剂型之未备，为患病者提供更多的新型中药制剂，促进了中药制剂学的发展。

七、中医学发展的客观需要

宋金元时期战争频繁，社会动荡，疫病流行；或饥饿劳役，或惊恐不安，或恣情纵欲，致使北方外感热病盛行，中州脾胃内伤居多，南方以湿热病、阴虚精亏为甚。而汉唐时期的伤寒病日渐减少。另外，受佛医学的影响，从唐代至北宋，临床医学是中医学发展的主流，病方对应，崇尚集方，推行成药，喜温言补；基础理论缺乏，诊治比较僵化，辨证与用药之间还缺乏有机的联系，加之《局方》盛行以来，喜温好补，临证处方墨守成规，难以满足临床需要，经验急需要总结归纳，治疗方法需要创新。因此，中医临床的客观需要是中医学发展创新的最重要因素。

总之，政府的高度重视，医学家敢于疑古、勇于创新的探索精神，注重基础理论与临床并举的创新思路和研究方法等，对当代与今后中医学的发展具有重要的启示。

参考文献

［1］李成文，卢旻. 北宋政府中医政策对中医学发展的影响［J］. 北京中医药大学学报，2005，28（6）：29-31.

［2］陈艳阳. 宋元时期医学队伍的组成特色［J］. 浙江中医杂志，2003（1）：23-24.

［3］李成文. 中医发展史［M］. 北京：人民军医出版社，2004：61-80.

金元医学发展的政治嬗变因素

成都中医药大学　易守菊　和中浚

"医之门户分于金元"，这是《四库全书总目提要》综合上下几千年中国医学的发展而作出的高度评价。政治上动荡不安的金元时期何以有幸成为医学创新时代？笔者认为，正是这种富于特色的政治剧变，改变了医学发展的思想意识氛围、人才结构与社会实践环境，使这些要素重新组合，促成了中国医学的伟大跃进。

一、变革之音蜂起，医界应时而动

金元政治的变革，引起了思想界的震动，功利主义与实用主义应世而生，虽然未成主流文化，但已足以引起社会的震惊，这是医家们变革的思想意识氛围，在社会变革思潮的激荡下，将实用主义投之于格物致知，再附之以对社会的人文使命，他们积极地在医学领域掀起疑古之风，从而逐渐自立门户。

首先是政治变革。"事变矣！"（《续资治通鉴》卷97）这是公元1127年靖康二年钦徽二宗被押北上之时，徽宗的仰天长叹，宣布了一个变革时代之到来。接着便是北宋与南宋无休止的和战，而陆放翁所欲见之"九州同"者，已不是南宋的"王师"，乃射雕英雄成吉思汗的铁蹄。

继之则思想界震荡。少数民族以前所未有的方式进入中华民族的政治舞台并阐释着自己的民族特色。一方面，由于其独特的文化渊源、思维方式、统治艺术等会通过国家政权表达出来，这必然会对中国社会造成直接和间接的影响。另一方面，少数民族入主中原，这本身就是对中原传统的华夷观念的强烈冲击，人们开始怀疑被奉为千古不变的正统政治哲学。事实上，程朱理学大师们"辨析王霸义利，讨论性命义理，却只能坐视国家的覆亡"(《中国传统政治哲学论纲》史学集刊1997年2期），这使得一些思想家不得不重新考虑这种空疏玄远而近似美文的哲学实际所能承载的社会重负。于是，以叶适为代表的永嘉事功学派，以陈亮为代表的永康学派，邓牧的异端思想以及与北方草原游牧民族实用主义相结合的实用主义儒学，都在新的历史条件下，对传统的政治哲学持一种批判的态度，从一种较为客观的角度去重释治世之道。

如此，医界岂能岿然不动？金元思想家们变革的精神与务实的风尚，通过儒学影响到整个社会，医界应时而动。由是，刘完素批判时人"倚约旧方"，批判《局方》用药之偏，指出"天以常火，人以常动，动则属阳，静则属阴，内外皆扰，故不可峻用辛温大热之剂"，而主用寒凉药物。张从正则对麻知几说："公慎勿滞仲景纸上语。"不迷信先贤，他说："余非敢掩人之善，意在救人耳。""巢氏，先贤也，固不当非，然其说有误者，人命所系，不可不辩也。"从现实的道义出发，勇于创新。张元素干脆"治病不用古方"，并解释说"运气不齐，古今异轨，古方新病不相能也"，属激进派，竟与邓牧的"废有司，去县令"之辞如出一辙。李杲痛斥医界颓废之风。朱丹溪慨然悟曰："操古方以治今病，其势不能尽合"，并发扬其师许谦"读仲景书，用仲景之法，然未尝用仲景之方，乃为得仲景之心"的治学精神于医界。就这样，在一大批极其富于创新与实用意识医家的努力下，医界酝酿着一场空前的变革。

二、儒士放弃仕途，大多转入医门

少数民族入主中原，打破了汉族儒士们"学而优则仕"的传统人生价值取向，而儒学的入世观及道义观使他们中的一些有识之士退而选择了"良医"之路，这促使金元儒医更多地直接从事医学实践，利于将理论与实践统一，促进医学的飞跃发展。

1.儒医之路，势所必然

其一，由于仕途被阻，欲入无门，或入之而不合时宜，便只得退而求为良医。

金元统治者都不同程度和形式各异地实行民族歧视政策。

金朝女真统治者任用掌管兵权、钱谷官吏，规定了先女真，次渤海，次契丹，次汉儿的四等级顺序。而且，女真人为官的相对人数比汉人为官的相对人数多得多。据《金史·百官一》的统计，明昌四年，"见在官万一千四百九十九，内女真四千七百五员，汉人六千七百九十四员。"绝对数量上，汉族官员多于女真官员，但相对数量上则远远不及，这样，金朝统治者便从官吏的质与量上牢牢地把关，使汉族士人不得染指实权，因而许多人被迫拒于仕门之外。李庆嗣"举进士不第，弃而学医"；纪天锡"早弃进士业学医"（《金史·方伎传》）；麻知几虽"博通五经"（《金史·文艺下》），但亦科场失意，转而隐居习医，与名医张从正等交游；张元素亦是初对科场衷心向往，"八岁试童子举，二十七试经义进士，但犯庙讳下第"（《金史·方伎传》），由此而开始习医。

元朝统治者的民族歧视政策不再隐讳，更加露骨。根据不同的民族和被征服的先后，把全国各族人民分为蒙古、色目、汉人、南人四等，实行民族分化政策。在官吏任免、法律地位、科举名额和其他权利与义务等方面都各等级区别。由于政治上极不平等，造成大批士子被迫游离于仕途之外，即是"至人不居朝廷，必隐于医"。如李杲早年捐资得官，但蒙军入中原后，为生计所迫，只得行医；朱丹溪少时"从乡先生治经，为举子业"，后又从许谦治理学，然两试于乡不售，之后，乃悉焚弃所习举子业，专致力于医。

其二，由于传统的华夷观念在汉族士人头脑中根深蒂固，以及狭隘的民族主义观念作祟，少数民族入主中原后，许多儒士耻于事夷，主观上切断了仕途，转而习医，这也是儒医人才之重要来源。金元医家有民族气节者颇多，如刘完素拒绝金章宗的招聘而行医于民间；张从正则不堪金朝官场丑行而辞归故里；罗知悌随三宫被俘至燕京后潜心医学。

2. 医家一事，格物致知

其一，在特殊的历史条件下，金元儒医有着一些与唐宋儒医不同之处，他们以医为职业，具有专职性，因此，他们几乎都以毕生精力投入医学理论与实践，这比以往的知识分子们"业余"的"知医以为孝""以事亲"的水平要高得多。而且，更重要的是，它作为一门科学有专人习传，更具严肃性，可以减少时尚的浮躁妄衍，更多的是总结与创新。

其二，大批儒士入医门，为医学的发展输入了知识广博的优秀人才，他们的道德修养、知识结构、思维方式等都有别于大多数墨守成规的家传者，这无疑为医学的发展提供了条件。正如元代名士傅若金之《赠儒医严存性序》中道："儒者通六籍之义，明万物之故，其于百家之言，弗事则已，事之必探其本始，索其蕴，极其变故，勿异夫庸众弗止焉……"（《钦定四库全书·傅与砺诗文集》）正因儒医具有这种"探其本始，索其蕴，极其变故"的修养，才可能使医学有较大的飞跃，使医学科学与医技严格分流。金元成就较大的医家无一不具备精深的儒学修养。张元素"八岁试童子举，二十七试义进士"；李杲则"受《论语》《孟子》于王内翰从之，受《春秋》于冯内翰叔献"；朱丹溪"受资爽朗，读书即了大义"，后又从许谦致力于理学，而《元史》亦将其列入儒家学传下，言其为"清修苦节绝类古笃行之士"。因此，医学被认为是实现儒家理想的途径。

三、金元政治嬗变，促进医学发展

金元政局动荡，战争频仍，民不聊生，由此，天灾、人祸、瘟疫、饥荒流行。一方面，这样的社会灾难向医学提出了强烈挑战；另一方面，又为医学发展提供了广阔的实验空间，这是中国医学得以发展的实践基础。据张文斌《各世纪疫病流行比较图》（见《中华医史杂志》1999年第1期）可知，从12世纪开始疫病发生逐年增加，除了其他原因如交通发展、民族融合、人口迁移等因素而引起大范围疫病外，能解释瘟疫具有时间节律性的因素，恐怕更多在于战争和长期的社会动荡。

《金史》《元史》都有大量的瘟疫流行之记载，最典型的是金朝末年，金元交战京城汴梁的悲剧。贞祐元年（1213年）"大元兵围汴，加以大疫，汴城之民，死者百余万，后皆目睹焉"（《金史·列传·后妃下》），19年后，汴京再次遭难，天兴元年（1232年）"汴京大疫，凡五十日，诸门出死者九十余万人，贫不能葬者不在是数"（《金史·哀宗上》）。对1232年的事，李杲在其《内外伤辨惑论》卷上亦有记载："向者壬辰改元，京师戒严，迨三月下旬，受敌者凡半月，解围之后，都人之不受病者，万无一二……每日各门所送，多者二千，少者不下一千，似此者几三月。"而同时，大疫亦是战争的后遗症，它常与饥荒并行，更进一步造成灾难后果。1297年"河间之乐寿、交河疫死六千五百余人"。同年，"真定顺德、河间旱疫""般阳饥疫"（《元史·成宗二》）。

社会问题的产生，必得有相应的社会主体去解决，儒医便承载着解决这种瘟疫流行的历史使命。一方面，他们顺应时代需要，积极地救护多灾多难的大众苍生，身体力行，"忘餐废寝，循流时源，察标求本"（《东垣医集·东垣老人传》）；另一方面，在医者"动关性命"的社会良知感召下，出于医学实践和对现实的思考，他们提出了对古圣先贤的存疑，并提出自己的心得创见。如李东垣在阐发《脾胃论》时，便紧密地结合1232年汴梁大疫的情况而论，"此百万人岂俱感风寒外伤者耶？"他从内因上分析此乃由于"胃气亏乏久矣"（《内外伤辨惑论》）。由此可见，战争、灾荒、瘟疫流行便是李杲《脾胃论》诞生的历史背景，而正是处于这样的历史条件，金元医家们从各自对疾病的观感与研究出发，创立了不同的学说。因此，从某种意义上说，这种灾难性的社会现实存在，是中国医学获得实质性飞跃的激发机制，是医学不可或缺的社会实践基础。

综上所述，金元政治变革成为医学发展的思想基础、人才结构与社会实践基础，从而最终促成中国医学发展的原始性因素。

宋元时期的医学队伍

河南中医药大学　陈艳阳

宋元时期，尤其是北宋统治者非常重视医学，建立了较为完善的医疗卫生机构，组织编纂本草及方书，大量校勘医籍，发展医学教育，提高医生的地位，造就了许多儒医，因而中医理论及临床各科都有长足的发展与进步，形成了不同的医学流派，医学界出现了"百家争鸣"的盛况，宋元医学达到了前所未有的高度。医学人才和医学知识是医学文化的两大组成部分，要考察医学文化，必须抓住上述两个方面。本文试图对宋元时期医学队伍的组成特色及形成原因进行分析，从而揭示医学发展的内在规律。

一、儒医的出现是这个时期的最大特点

所谓"儒医"是指具有较高文学素养的医家，包括先儒后医、先官后医、以儒通医及部分兼通医学者，大量儒医的出现是宋元时期医学的一大特点，如许叔微"尝举乡荐，省闱不第"；李庆嗣"少举进士不第，弃而学医"；纪天锡"早弃进士业，学医"（《金史·方伎传》）；麻知己虽"博通五经"（《金史·艺文下》），但亦科场失意，转而隐居习医，与名医张从正等交游；张元素"八岁试童子举，二十七试经义进士，犯庙讳下第，乃去学医"（《金史·方伎传》）；朱丹溪"初习举子业"等。属于先儒后医者，其原因或举子业不第，或双亲抱病，或自身体弱，遂改行医者。再如林亿、掌禹锡等为官在前，行医在后；至如以儒通医者，在文人中有很多，如苏轼、沈括、王安石等。

宋元时期是中医学发展中承前启后的重要阶段，基础理论和临床医学的发展与创新，大批儒士入医门，为医学的发展提供了知识广博的优

秀人才，他们的道德修养、知识结构、思维方式等都有别于大多数墨守成规的家传者，这无疑为医学的发展提供了条件。正如元代名士傅若金之《赠儒医严存性序》中道："儒者通六籍之义，明万物之故，其于百家之言，弗事则已，事之必探其本始，索其蕴，极其变故，勿异夫庸众弗止焉。"（《钦定四库全书·傅与砺诗文集》）正因为儒医具有这种"探其本始，索其蕴，极其变故"的修养，才能使医学有了较大的飞跃。宋金元成就较大的医家无一不具备精深的儒学修养，张元素"八岁试童子举，二十七试经义进士"；李杲则"受《论语》《孟子》于王内翰从之，受《春秋》于冯内翰叔献"；朱丹溪"受资爽朗，读书即了大义"，后又从许谦致力于理学，故《元史》亦将其列入儒家学传下。

儒医中一部分以整理、编次、研究古代医学文献为主，虽然为中医学的发展作出了一定贡献，但由于文人尊经崇古、墨守成规，"述而不作"的学术风气也影响着儒医，阻碍了中医学的进一步发展，这是其消极的部分。

总之，儒医结合促进了医学的发展，是宋元时期从医人员的一大进步，医学的发展及地位的提高，又使更多士人把医学作为放弃仕途后的首选，两者相互影响，相互促进。儒医在医学人员中，成就最大，影响最深远。

二、世医继续占据重要地位

世医是指父子相袭，祖孙相承，世代以医为业者而言。在数千年的中医药文化中，世医历来占据重要的位置。宋元时期，大量士人加入医学队伍，但世医这一角色并没有因此而受到削弱，反而得到了加强。如《古今医统》记载："张季明杲，新安人，世业医术有名，至杲尤诚确精粹"，所著《医说》是最早医史著作。"成无己，世习儒医，无己尤赅博群书"，是宋金时期的伤寒大家。元朝葛应雷祖父、父辈均行医，至雷时"研精覃思，其处方制剂，率与他人异"，是当时有名的医家。宋元时期世医之盛，主要与中世纪相对固定的职业世袭制有关，同时也反映出宋朝以后医生地位的提高，从医之风继续增长。

三、文人知医、尚医成为一时风尚

宋代历朝皇帝对医学之重视，是史无前例的，在他们的影响下，一些文人也多关注，竞相集方著书，其盛行之风为历朝最甚。正如石韫玉在《洪氏集验方》序中所言："宋祖宗之朝，君相以爱民为务，官设惠济局，以医药施舍贫人，故士大夫亦多留心方书，如世所传《苏沈良方》、许学士《本事方》之类，盖一时风尚使然。"名人雅士博采良方，去芜存菁，择其菁英，争相着书，付之剞劂。其中像刘元宾的《神巧万全方》、沈括的《灵苑方》，以及因东坡先生作序，由是天下神之的《圣散子方》和郑樵的《鹤顶方》等，在当时均较闻名，然大多佚失未见，殊足叹惜。另外医官及文臣如掌禹锡、欧阳修、王安石、曾公亮、富弼、韩琦、夏竦、宇文虚中也都参加古医书之整理，苏轼、沈括、陈尧叟、孙用和均有个人收集的医方著述，北宋现存的医方与临床各科医书计近百种。虽然，只有一部分的文人进入医学领域，有些还不能说是完全以医为职业，但他们在整理医学著作及传播医药文化方面所起的作用不可忽视。

四、官办医学规模进一步扩大

在以师带徒、父传子为主的古代，官办医学教育是比较落后的。在宋朝政府的重视下，范仲淹于"庆历新政"的第二年提出了官办医学的教育，不久，中央的官办医学教育"太医局"便在京都开封成立，至1102年，王安石创行三舍法于医学，将医学教育正规化，自中唐以后间断200多年的医学校制度，又恢复起来。太医局将学生300人，分成九科学习，每年举行考试，优胜劣汰，为中央翰林医官院等医疗机构提供了稳定可靠的医生来源。金元政府亦仿照宋制，设立医学教育机构，培养医学人才。宋金元时期官办医学兴盛，太医局学生系统地学习医学理论，因而有比民间医学优越之处，培养了大批医学生，其中不乏有成就者，太医院医学生在从医人员中所占比例不大，但较之前代，官办医学教育规模确有扩大，它是医学队伍中比较稳定者。

五、社会环境与政治背景

1. 政府对医学教育的重视

在北宋"兴文教、抑武事""不杀士大夫"的政策影响下，文官统治盛行，文士的培养和选拔得到大大加强，如京师设国子学、太学，培养一般官员的后备人才，其中不乏重视医药学的文人。另设律学、算学、医学等，培养相关专业人才，北宋时，医官品级虽不是历代最高，但医官常可迁转文职。到南宋时，医学考试放宽了要求，开通了"医而优则仕"的道路。元代更是将医学提到新的高度，如以前太医院的最高爵位不过五品，而元代为正二品，国家对医学的重视，促进了医学教育的发展，使大量的人才投入到医学行业中来。

2. 医生地位的提高，医学观念的改变

在整个中国封建社会中，医学和医生被列为方伎卜相之流，士大夫阶层是耻与医为伍的。韩愈在《师说》中曾有"巫、医、乐师、百工之人，君子不耻"之说，到了北宋，发生了根本性的变化，医生地位大大提高，这主要与宋代统治者重视医药文化有关。

近代学者谢观曾说过："中国历代政府重视医学者，无过于宋。"的确，在中国古代没有一个王朝比宋代（尤其是北宋）更重视医学的。无论是医政制度方面，还是编修本草或医方方面，特别是创设校正医书局校正印刷古典医著等，政府都给予了更多的关注。在统治者的影响下，儒臣学士留意医药者也不乏其人。如北宋著名政治家范仲淹说："不为良相，当为良医。"正是这一旷世流芳的儒士箴言名句，开创了儒士学医、行医之风。将医与相并提，这在客观上提高了医学的地位，改变了人们的观念。公元1127年宋高宗赵构南下，改都临安后，中国政治的中心转

移到了南方，但南宋与元代仍秉承北宋遗风，江、浙、皖等南方地区的达官贵人们及一般文士家庭若有二子，则一人为士，一人为医。可见尚医风气之盛，医学地位进一步得到提高，为大批儒医的产生奠定了思想基础。这在客观上也促进了中医学文化的发展与盛行。

3. 特殊的政治环境

金元统治者实行不同程度和形式的民族歧视政策。这在一定程度上促进了医学人才的优化。金朝统治者任其掌握兵权、钱谷官吏，规定了先女真、次渤海、次契丹、次汉人的四等级顺序，汉人的地位最低；而且，女真人为官的相对数比汉人为官的相对人数多得多，据《金史·百官一》的统计，明昌四年，"见在官万一千四百九十九，内女真四千七百五员，汉人六千七百九十四员"。绝对数量上，汉族官员多于女真官员，但相对数量上则远远不及，这样，金朝统治者便从官吏的质与量上牢牢把关，使汉族士人不能染指实权，因而许多人被迫拒于仕门之外，儒士不得不放弃仕途，他们大多转入医门由此开始习医。金代医学的发达，固然有多方面的因素，其中与政治方面的民族歧视也有着一定的关系。

元朝统治者的民族歧视政策不再隐讳，更加露骨。根据不同的民族和被征服的先后，把全国各民族人民分为蒙古、色目、汉人、南人四等，实行民族分化政策。在官吏任免、法律地位、科举名额和其他权利与义务方面都存在等级区别。由于政治上极不平等，造成大批仕子游离于仕途之外，即"至人不居朝廷，必隐于医"。另一方面，蒙古兵攻城后，尽管杀戮极重，但医生视为匠艺而得幸免，医学亦得以保存。南宋遗民郑思肖说，元分人民为十级，医生列于第五（一官、二吏、三僧、四道、五医、六工、七猎、八民、九儒、十丐）。当时还规定医户得免一切差役。这些措施提高了人们从医的积极性，因而对那些儒生文人也产生了很大的吸引力，于是出现了"弃向所习举子业，一于医致力焉"的风潮，或者科举不第，干脆业医。如李杲早年捐资得官，但蒙军入中原以后，为生计所迫，只得行医；朱丹溪少时"从乡先生治经，为举子业"，后又从许谦治理学，然两试于乡不售，之后，乃悉焚弃所习举子业，专致力于医。这种现象均是当时特殊的政治形势所致。

参考文献

[1] 清·陈梦雷等. 古今图书集成·医部全录（点校本）[M]. 北京：人民卫生出版社，1991：189–208.

[2] 易守菊. 金元医学发展的政治嬗变因素 [J]. 中医文献杂志，2001（1）：34.

[3] 李孝刚. 宋代医家方书初探 [J]. 上海中医药杂志，1995（8）：2.

[4] 宋·范仲淹. 范文正公集 [M]//四库全书：卷一五二. 北京：中华书局，1965.

[5] 郑兰英. 北宋三位政治家医学教育思想评述 [J]. 福建中医学院学报，1999，9（4）：42.

书墨飘香整医籍

河南中医药大学　王琳　李成文

医学书籍的保护与利用历史悠久，早在汉代和隋代医学典籍整理成果的目录就反映于《汉书·艺文志》《隋书·经籍志》中，而宋政府对医籍的保护和利用，更是进入到了一个新的阶段。

一、医籍保护措施

宋政府为了保护医学古籍，曾屡次下诏向全国访求征集，并建立馆阁、设置校正医书局等抢救珍稀医书。

1. 颁布保护古医籍诏令

北宋政府在开国不久即诏令征集收购医书，访求和保存已有的中医文献。如宋太宗太平兴国三年下诏："翰林医官院各具家传经验方以献，又万余首。"宋真宗时期，四次发布求书诏令，如"国家大崇儒馆，博访艺文，虽及购书，尚多亡逸。特降恩制，用广搜延，应中外官及民庶家，有馆阁所少书籍，并令进纳。每卷给千钱，及三百卷已（以）上，当量材录用。"宋仁宗赵祯嘉祐五年设购赏科令，"以广献书之路，应中外士庶之家，有收馆阁所阙书籍，许诣官送纳。如及五百卷，当议与文武资内安排，不及五百卷，每卷支绢一匹。"

2. 兴建国家图书馆兼藏医籍

北宋按前制设置国家藏书机构以典司图籍，宋太宗于太平兴国三年赐昭文馆、史馆、集贤院三馆合为崇文院，以蓄天下图书，待天下之贤俊。太宗端拱元年，又建国家特藏书库，曰秘阁。并大规模对三馆秘阁图书进行校勘，特别是对子部要籍校勘达十三次之多，而首先校勘的就是《黄帝内经·素问》《巢氏病源》《难经》，以后又有4次校勘医书，并加以典藏，从而确立了宋以前重要医书的版本形制，影响极为深远。

3.专设校正医书局校勘医籍

北宋政府专设校正医书局，为校勘古医籍提供了组织保障。宋嘉祐二年宋仁宗诏令："即编修院置校正医书局，命直集贤院、崇文院检讨掌禹锡等四人，并为校正医书官。"校正医书局经过十余年的努力取得了巨大成就，"正其讹谬，补其遗佚，文之重复者削之，事之不伦者缉之"，先后校勘了《素问》《伤寒论》《金匮要略》《金匮玉函经》《脉经》《针灸甲乙经》《诸病源候论》《千金要方》《千金翼方》《外台秘要》等10世纪以前的重要医籍，且在熙宁年间陆续印行，使许多濒临亡佚的重要医籍得以保存，促进了中医学的传承。

4.应用雕版印刷术，宋版医书诞生

宋政府对医学书籍的保护措施，还体现于对医籍的刊刻，宋代先进的雕版印刷术和造纸术，保证了书籍的质量。

北宋时期，国子监作为政府的主要刻书机构，除主刻正经、正史外，还注重医书的雕版刊刻，且医方一字差误，其害匪轻，因此对医书的校勘到付之雕印采取了三审三校制。而校正医书局所校勘的医书为保证其准确无误，防止印刷纰漏，也特别交由国子监进行雕版印刷。"宋时官刻书有国子监本。历朝刻经、史、子部见于诸家书目者，不可悉举，而医书尤其所重，如王叔和《脉经》《千金翼方》《金匮要略方》《补注本草》《图草本经》五书，于绍圣元年牒准奉旨开雕，于三年刻成。"

故由政府主导雕版刊刻的医籍以节费、便藏、精美、质优之特色而崛起，被后世誉为"宋版医书"，在医籍的保护利用之中已形成了宋代医学知识革命之态势，并成为中医典籍之定本，为后世校勘参阅之首选。

二、医籍的利用

宋代政府不仅注重对医籍的保护，在医籍的利用方面也颇具匠心。

1. 开放馆阁典藏

宋代馆阁专设外借书库，向皇帝、近臣、各藏书机构的管理人员、政府高级官僚、参加殿试的考生等开放借阅。如自熙宁七年起，"御试举人，其合用入殿供应书籍，自来本省都监司排办，本司行下国子监关借。若不系监书，依条不行取索""诏秘书省书籍，非系省官，毋得借书。许从监、少置簿，有欲关文籍为检阅检正等用。即先批簿，以凭请取，俟还本库，随与点取。或借出已久，亦须检举，以察隐遗"。

从宋代馆阁藏书的利用来看，尽管读者受众面局限于一定范围内，但为后代官府藏书的利用产生了积极的影响。

2. 为校勘古医籍提供底本

"书经三写，乌焉成鸟。"中国古医籍流传至宋代，由于传抄过程中的损坏、缺谬等，校勘医书迫在眉睫，且必择善本作底本之为，而宋当局从全国征集到的大批医药古籍，为其提供了大量的底本和证据，为校注、句读、语释等工作打下良好的基础，从而使医籍的利用更加有效。如南北朝全元起《内经》注本，隋唐杨上善《太素》注本、王冰《素问》次注本，《扁鹊难经》《神农本草经》《伤寒论》《小品方》《外台秘要》《针灸甲乙经》《医心方》《千金方》《雷公炮炙论》等皆为善本之书。

如《脉经》之校，"今则考以《素问》《九墟》《灵枢》《太素》《难经》《甲乙》、仲景之书，并《千金方》及《翼》说脉之篇以校之。"《伤寒论》之校，以《金匮玉函经》《千金翼方》《脉经》为主校本，参阅《伤寒论》第70、76、104、176条等宋臣校语，以《千金要方》《外台秘要》《仲景杂方》为参校本，参见《伤寒论》第27、40、158条等校语。宋本《甲乙经》旁参他书互校者260余条，别本对校者约200余条，引注旁校者约130余条。并以一本、有本、古本、一云、一作、又作、一曰等行文形式，用以区别不同的版本。

故古医籍作为底本的广泛利用，为宋代校勘医书提供了丰富可靠的材料，而这些校勘后的医书也成为订正后代医书因辗转刻印造成妄改、讹舛衍脱的最重要的校本。

3. 为编纂医药文献及临床需求提供学术支撑

宋政府大力利用古医籍，进而编纂出大型医学著作、方书，不仅论述有条理，而且引文有出处，使后人观之一目了然。这一特点对古医籍的利用、保存和继承发挥了重要作用。如《开宝本草》《嘉祐本草》《本草图经》《大观本草》《太平圣惠方》《太平惠民和剂局方》《圣济总录》《神医普救方》《简要济众方》《庆历善救方》《新铸铜人腧穴针灸图经》等成为医家运用指南。

如《太平圣惠方》序曰："今编勒成一百卷，命曰《太平圣惠方》，仍令雕刻印版，遍施华夷。"《圣济总录》引用《甲乙经》244条文字，其中52条系转引自《千金要方》；《资生经》引用了《千金要方》《名堂经》《素问》的注文及《铜人经》诸书等；《大观本草》取《嘉祐补注本草》《图经本草》等。

4. 出版医籍文献目录

由于政府对医籍的保护措施得力，医籍不断增多，而编修医药文献目录即成为医籍有效利用的主要途径之一。

《崇文总目》是我国现存最早的一部国家藏书目录，对于宋代图书的补缺、辨别图书存亡、真伪等方面都起着重要作用。其中医书类301部2083卷，为官私目录著作之典。为适应检阅、考究的需要，官修中医文献目录专著也应运而生。如南宋绍兴年间《秘书省四库阙书目录》《秘书省续编四库阙书目》中的《医经目录》《大宋本草目》等，为古医籍的保存流传和学术信息的传播作出了重大贡献。

受其影响，《郡斋读书志》《直斋书录解题》《通志艺文略》《郑氏书目》等私家提要书目，也纷纷撰入医著目录，如《直斋书录解题》收医著就达74部之多，南宋周守忠《历代名医蒙求》也颇资参考。

5. 选择医学古籍作为中医教材

宋代的医学教育纳入到国家官学系统，直接推动了各类医学人才的培养，而医学教材建设，也为国子监所重视，即将《内经》《难经》《伤寒杂病论》《脉经》《针灸甲乙经》等直接作为教材，使医学古籍得到充分利用。同时国子监也大量刊刻以医籍为蓝本的医书作为教材，以满足教学之用。如《圣惠选方》《铜人腧穴针灸图经》均以《太平圣惠方》中方剂、经脉、穴图为基础而成。

医学教科书的刊刻，使许多经典医学著作得以广泛流传和利用，其历史作用显而易见。

6. 颁赐、推广医学书籍

北宋采取政府颁赐、各级官府逐级推广的措施，促进医籍的有效利用。如淳化三年发布推行《圣惠方》诏："其圣惠方并目录共一百一卷，应诸道州府各赐二本，仍本州选医术优长、治疾有效者一人，给牒补充医博士，令专掌之。吏民愿传写者并听，先已有医博士即掌之，勿更收补。"庆历八年颁《庆历善救方》，皇佑三年颁《简要济众方》，命州县长吏，按方剂以救民疾。

地方官将编修、刊刻、公布方书等推广医学书籍的做法视为政绩，如仁宗庆历五年，蔡襄出知福州，将6096种医方镂刻于石，"列牙门之左右"，以方便民众的传抄，并且"择民之聪明者，教以医药，使治疾病"。另外政府还对友好邻邦国家赠赏医书，促进文化交流。

其次，促进民众购置医书。宋之前，医书特别是一些重要的医学典籍几乎都处在深闺中，加之价格因素，阻碍了医书文本的利用以及实际经验的交流。为此，宋政府令国子监刊刻小字体医书，降低出版成本。"中书省勘会：下项医书册数重大，纸墨价高，民间难以买置。八月一日奉圣旨，令国子监别作小字雕印。"绍圣元年至三年哲宗政府再次指示国子监将《嘉祐本草》《补注本草》等5部书小字重刻，降价销售，便民购置。大量中医典籍进入社会，促进了民众对中医古籍的利用和收藏。

参考文献

［1］元·脱脱. 宋史［M］. 北京：中华书局，1977：13507.

［2］司义祖校订. 宋大诏令集［M］. 北京：中华书局，1962：596-597.

［3］宋·李焘. 续资治通鉴长编［M］. 北京：中华书局，1986：4487.

［4］唐·孙思邈. 千金方［M］. 长春：吉林人民出版社，1994：2.

［5］清·叶德辉. 书林清话［M］. 北京：中华书局，1987：60.

［6］傅璇琮. 中国藏书通史［M］. 宁波：宁波出版社，2001：340.

［7］范登脉. 脉经校注［M］. 北京：科学技术文献出版社，2010：5-6.

［8］钱超尘. 宋代医籍整理之鸟瞰［J］. 医古文知识，1989，21（3）：4-5.

［9］张灿玾. 针灸甲乙经校注［M］. 北京：人民卫生出版社，1996：1936-1940.

［10］宋·王怀隐. 太平圣惠方［M］. 北京：人民卫生出版社，1958：2.

［11］黄龙祥. 黄帝针灸甲乙经·新校本［M］. 北京：中国医药科技出版社，1990：27.

［12］司义祖校订. 宋大诏令集［M］. 北京：中华书局，1962：842-843.

［13］宋·蔡襄. 蔡襄集［M］. 上海：上海古籍出版社，1996：519.

［14］曹之. 中国古籍版本学［M］. 武汉：武汉大学出版社，1992：199.

校正医书局的秘密

内蒙古医科大学中医学院　孟永亮

校正医书局是北宋仁宗嘉祐二年（1057年）八月，由官方专设的以编校、刊行中医古籍为目的的临时性医籍校正机构。至神宗熙宁二年（1069年），12年间先后有13位官员参与编校医籍11部，并成为宋之后的定型化版本，直至今天仍被应用。它为保存、传承古代医学文献及促进中医药学术思想的传播和发展作出了巨大贡献，但中医界关于校正医书局编校医籍的整体概况却鲜有人系统研究，下文将从编校计划、编校时间、编校地点、编校人员、编校流程和出版署名等六方面进行探究。

一、编校计划

在枢密使韩琦的建议下，校正医书局最初计划校正医籍8部，即《神农本草经》《灵枢》《太素》《甲乙经》《素问》《广济》《千金》《外台秘要》，而最终编校成书11部。原计划要校正的《灵枢》《太素》《广济》等3部，目前未发现有史料明确记载其校正过程或刊行情况，有待进一步探讨。但在校正其他医籍中，宋臣引用了上述3部医籍。如《本草图经》《千金要方》《千金翼方》和《外台秘要方》等均引用过《广济》；《素问》《脉经》《甲乙经》等均引用过《太素》和《灵枢》。在校正医书局编校的11部医籍中，本草类2部，即《嘉祐补注本草》和《本草图经》；方书类6部，即《伤寒论》《金匮玉函经》《金匮要略方论》《备急千金要方》《千金翼方》和《外台秘要方》；医经类3部，即《脉经》《针灸甲乙经》和《重广补注黄帝内经素问》。其中，《本草图经》《千金翼方》"仲景三书"及《脉经》6部医籍，在原计划医籍校正名单中未列，后在校勘过程中补入。

二、编校时间

编校时间分为开始编校和校讫两个时间。在校正医书局所编校的11部医籍中，《外台秘要方》《本草图经》《金匮玉函经》《金匮要略方论》《千金翼方》5部医籍有史料记载其开始编校的确切时间；其余6部即《嘉祐补注本草》《伤寒论》《千金要方》《重广补注黄帝内经素问》《脉经》《黄帝针灸甲乙经》均未发现有史料明确记载其开始编校的时间，一般默认为校正医书局成立的时间，即仁宗嘉祐二年（1057年）八月。

11部医籍中，仁宗时期成书2部，英宗时期成书6部，神宗时期成书3部。其中8部医籍有史料明确记载其校讫时间，《金匮要略方论》《千金翼方》和《重广补注黄帝内经素问》3部医籍未见有史料明确记载其校讫时间，但可以根据史料进行推测。关于各部医籍始校、校讫及编校所用时间整理为表1。

表1　校正医书局编校医籍时间统计表

序号	书名	始校时间	校讫时间	用时
1	《嘉祐补注本草》	仁宗嘉祐二年（1057年）八月	仁宗嘉祐六年（1061年）十二月	4年零4个月
2	《本草图经》	仁宗嘉祐三年（1058年）十月	仁宗嘉祐七年（1062年）十二月	4年零2个月
3	《伤寒论》	仁宗嘉祐二年（1057年）八月	英宗治平二年（1065年）二月四日	约7年零4个月
4	《金匮玉函经》	英宗治平二年（1065年）二月四日	英宗治平三年（1066年）正月十八日	11个月多
5	《金匮要略方论》	英宗治平三年（1066年）正月十八日	英宗治平三年（1066年）	不足1年
6	《备急千金要方》	仁宗嘉祐二年（1057年）八月	英宗治平三年（1066年）正月二十五	约7年零8个月
7	《千金翼方》	英宗治平三年（1066年）正月二十五日	英宗治平三年（1066年）	不足1年

序号	书名	始校时间	校讫时间	用时
8	《重广补注黄帝内经素问》	仁宗嘉祐二年（1057 年）八月	英宗治平四年（1067 年）	约 10 年
9	《脉经》	仁宗嘉祐二年（1057 年）八月	神宗熙宁元年（1068 年）七月十六日	约 10 年零 11 个月
10	《黄帝针灸甲乙经》	仁宗嘉祐二年（1057 年）八月	神宗熙宁二年（1069 年）四月二十三日	约 11 年零 8 个月
11	《外台秘要方》	仁宗皇祐三年（1051 年）五月二十六日	神宗熙宁二年（1069 年）五月二日	约 18 年

从表1中发现，宋臣校正《伤寒论》用时7年多，而《金匮玉函经》和《金匮要略方论》的校正时间均不足1年，其原因是《伤寒论》校正在先，其余二者在后，且他们同体而别名，这就降低了校正难度，也缩短了校正时间；《备急千金要方》与《千金翼方》同为30卷，前者校正用时约7年多，而后者却不足1年，其原因是《千金要方》校正在先，且二书在内容、体例等方面相似；《金匮玉函经》与《备急千金要方》的校讫时间相差只有七天，《黄帝针灸甲乙经》与《外台秘要方》的校讫时间相差九天，说明校正医书局同时开展对多部医籍的校正；《外台秘要方》校正的时间最长，历仁宗、英宗、神宗三朝，达18年之久。

三、编校地点

校正医书局是在编修院下设的一个临时性医书校正机构，"事毕即散"。目前未见史料记载校正医书官在校正医书局有固定的工作地点，但有两条史料却记载了校正医书官可以在自己家里校书的事实。《图经本草奏敕》载："《本草图经》至六年五月又奏：《本草图经》系太常博士集贤校理苏颂分定编撰，将欲了当。奉敕差知颖州，所有图经文本，欲令本官一面编撰了当。诏可。其年十月，编撰成书，送本局修写。至七年十二月一日进呈，奉圣旨敕镂板施行。"又《外台秘要方》卷尾"内降札子"载："至治平二年（1065年）二月二日，准中书札子校正医书，所状医书内有《外台秘要》一项，今访闻前校正官孙兆校对已成，所有净草见在本家，欲乞指挥下本家取赴本局，修写进册，所贵早得了当。"上述2条史料有一个细节，即主编或主校"撰写成书"或"校对已成"之后，要"送本局修写"或"取赴本局修写"。从中可以看出，校正医书官除在校正医书局的办公场所校正医书，还可以把书稿拿回家，在"本家"（即自己家里）校书，这样可能有利于校正医书官合理安排时间，提高工作效率。

四、编校人员

校正医书局的编校人员由两部分构成。一为提举校正医书局（所），相当于机构长官，由1名京朝官兼任，韩琦、范镇、钱象先3位先后提任此职。韩琦从国民健康、国防安全的角度建言置局校正医书，功劳最著。从嘉祐二年（1057年）首任提举校正医书，至嘉祐八年（1063年），任职6年；范镇于嘉祐八年（1063年）接任，至治平三年（1066年）止，任职3年；钱象先从治平三年（1066年）接任，推测最晚于熙宁二年（1069年）卸任，任职3年。二为校正医书官，由馆阁官员、知医儒臣、翰林医官组成，其人数、人员不定。就目前史料可知，12年间，掌禹锡、林亿、张洞、苏颂、高保衡、孙奇、孙兆、陈检、秦宗古、朱有章等10位校正医书官先后被诏选编校医籍。下文将从校正医书官的生平信息、官职身份、参校时间、参校频次等方面进行探讨。

从生平信息看，掌禹锡、张洞、苏颂3人《宋史》有传，其他史料记载也较多，其生卒里籍等信息较清晰；林亿、孙奇、孙兆3人《宋史》无传，其他史料记载缺失，其生平信息史料记载较少；高保衡、陈检、秦宗古、朱有章4人，《宋史》及其他史料记载均缺乏，生卒里籍无法考察。掌禹锡、林亿、张洞、苏颂、孙奇、孙兆6人均通过科举考试入仕，高保衡、陈检、秦宗古、朱有章4人的入仕方式不详，有待进一步探讨。

从官职身份看，掌禹锡、林亿、张洞、苏颂均为馆阁官员，高保衡、孙奇、孙兆、陈检等为知医儒臣，秦宗古、朱有章为翰林医官。其中，馆阁官员的官衔均带有馆职，其专业职责就是校书，所以被首批诏入。但从校书所出具的注文来看，他们的医学知识较丰富，医理水平较高；知医儒臣的官衔中均含有"同校正医书"的职称，"同"字之意为资稍浅者。他们被称为"儒医"，亦为校正医书局的核心成员；翰林医官是太医局的御医，被诏选"赴局祗应"，其职责是解答馆阁官员和知医儒臣在校正时遇到的医学难题。但从史料或注文看，未见相关记载。

从参校医籍时间看，10位校正医书官开始参校和离开校正医书局的时间、原因不完全一样，具体情况整理为表2。

表2 校正医书官参校医籍时间统计表

姓名	参校起止年	参校时间	停校原因
掌禹锡	仁宗嘉祐二年至英宗治平元年（1057~1064年）	7年	致仕
林亿	仁宗嘉祐二年至神宗熙宁二年（1057~1069年）	12年	—
张洞	仁宗嘉祐二年至英宗治平四年（1057~1067年）	10年	离世
苏颂	仁宗嘉祐二年至六年（1057~1061年）	4年	知颍州
高保衡	仁宗嘉祐五年至神宗熙宁二年（1060~1069年）	9年	—
孙奇	仁宗嘉祐二年至神宗熙宁二年（1057~1069年）	12年	—
孙兆	仁宗皇祐三年至英宗治平四年（1051~1067年）	16年	编管池州
陈检	始于仁宗嘉祐四年（1059年），停止时间不详	不详	—
秦宗古	始于仁宗嘉祐二年（1057年），停止时间不详	不详	—
朱有章	始于仁宗嘉祐二年（1057年），停止时间不详	不详	—

从表2可知，在校正医书局12年生涯中，自始至终一直参校的有林亿、孙奇；开始参校稍晚，但也坚持到最后的是高保衡；因致仕、离世、工作外调等原因终止校书的有掌禹锡、张洞、苏颂和孙兆4人；陈检、秦宗古、朱有章3人因资料缺乏，校书时间有始无终。孙兆的校书时间和校书机构比较特殊。校正医书局未成立之前，他就在国子监开始校书，校正医书局罢散之后，还有史料明确记载其校正医书，且其校书时间时续时断，所以他的校书时间比较长。

从参校医籍频次看，10位校正医书官参校11部医籍的数量、频次均不同，具体情况详见表3。

表 3 校正医书官参校医籍频次统计表

刊行时间	书名	校正医书官	出处
仁宗嘉祐六年十二月（1061年）	《嘉祐补注本草》	掌禹锡 林亿 苏颂 张洞 陈检 高保衡	《重修政和经史证类备用本草·嘉祐本草总叙》
仁宗嘉祐七年十二月一日（1062年）	《本草图经》	掌禹锡 林亿 苏颂	《重修政和经史证类备用本草·本草图经序》
英宗治平二年二月四日（1065年）	《伤寒论》	太子右赞善大夫臣高保衡 尚书屯田员外郎臣孙奇 尚书司封郎中秘阁校理臣林亿	《伤寒论序》
		朝奉郎守太子右赞善大夫同校正医书飞骑尉赐绯鱼袋臣高保衡 宣德郎守尚书都官员外郎同校正医书都尉臣孙奇 朝奉郎守尚书司封郎中充秘阁校理兼判登闻检院护军赐绯鱼袋臣林亿	《伤寒论》国子监进呈序
英宗治平三年正月十八日（1066年）	《金匮玉函经》	太子右赞善大夫臣高保衡 尚书员外郎臣孙奇 尚书司封郎中秘阁校理臣林亿	《校正金匮玉函经疏》
英宗治平三年正月二十五日（1066年）	《备急千金要方》	太子右赞善大夫臣高保衡 尚书都官员外郎臣孙奇 尚书司封郎中充秘阁校理臣林亿	《新校备急千金要方序》
英宗治平三年（1066年）	《金匮要略方论》	太子右赞善大夫臣高保衡 尚书都官员外郎臣孙奇 尚书司封郎中充秘阁校理臣林亿	《新编金匮要略方论序》

续表

刊行时间	书名	校正医书官	出处
英宗治平三年（1066年）	《千金翼方》	太子右赞善大夫臣高保衡 尚书都官员外郎臣孙奇 太常少卿充秘阁校理臣林亿	《校正千金翼方表》
英宗治平四年（1067年）	《重广补注黄帝内经素问》	国子博士臣高保衡 光禄卿直秘阁臣林亿	《重广补注黄帝内经素问序》（宋臣）
神宗时期		朝奉郎守国子博士同校正医书上骑都尉赐绯鱼袋臣高保衡 朝奉郎守尚书屯田郎中同校正医书骑都尉赐绯鱼袋臣孙奇 朝散大夫守光禄卿直秘阁判登闻检院上护军臣林亿 将仕郎守殿中丞同校正医书臣孙兆	《重广补注黄帝内经素问序》（王冰）
神宗熙宁元年七月十六日（1068年）	《脉经》	国子博士臣高保衡 尚书屯田郎中臣孙奇 光禄卿直秘阁臣林亿	校定《脉经》进呈劄子
神宗熙宁二年四月二十三日（1069年）	《黄帝针灸甲乙经》	朝奉郎守国子博士同校正医书上骑都尉赐绯鱼袋臣高保衡 朝奉郎守尚书屯田郎中同校正医书骑都尉赐绯鱼袋臣孙奇 朝散大夫守光禄卿直秘阁判登闻检院上护军臣林亿	《新校正黄帝针灸甲乙经序》
英宗治平二年（1065年）	《外台秘要方》	前将仕郎守殿中丞同校正医书臣孙兆	《校正王焘先生外台秘要方序》
神宗熙宁二年五月二日（1069年）		朝奉郎守国子博士同校正医书骑都尉赐绯鱼袋臣高保衡 朝奉郎守尚书屯田郎中同校正医书骑都尉赐绯鱼袋臣孙奇 朝散大夫守光禄卿直秘阁判登闻检院上护军臣林亿	《外台秘要方》闫章札子

从表3可知，林亿参校医籍最多，计11部，高保衡10部，孙奇9部，苏颂3部，掌禹锡、孙兆各2部，张洞、陈检各1部，秦宗古、朱有章没有记载。

五、编校流程

关于校正医书局的工作流程，史书没有明确记载，但从所校医籍序言、进呈表、奏敕、校记等零星资料，大体可以梳理为校前、校中和校后三个阶段。

1. 编校准备

首先诏选合适的校正医书官，确定医籍校正计划；其次明确校勘原则、方法；最后落实每部医籍的主校人员及具体校勘任务。有的在编校之前还向皇上奏请，有的还撰写校勘凡例。具体流程说明如下。

诏选校正医书官，以儒臣为主，医官为辅；首选馆阁官员，因其专职校书；翰林医官只是"赴局祗应""共同详定"；后又诏选知医儒臣。校正医书局的校勘原则、方法等"依校勘在馆书籍例"。如《宋会要辑稿·崇儒》载："（天圣四年）十月十二日，翰林医官副官赵拱等上准诏校定《黄帝内经》《素问》《巢氏病源候论》《难经》，诏差集贤校理晁宗悫、王举正、石居简、李淑、李昭遘，依校勘在馆书籍例，均分看详校勘。"从序尾署名、冠名校语等因素来看，校正医书局所校每部医籍均由1人主校，他人进行复校、详定，且几乎均为多人署名。如《嘉祐补注本草》由掌禹锡主要负责，通篇注文冠名为"臣禹锡等谨按"，但陈检、高保衡也参与校正、复校；《本草图经》前期由苏颂1人主要负责撰写，但后期掌禹锡等又进行补校；《伤寒论》《金匮玉函经》《金匮要略方论》3书由孙奇主校，但注文中有"臣亿等按或详"冠名注语，书尾高保衡、孙奇、林亿均署名；《重广补注黄帝内经素问》由林亿主校，注文中有"林亿等谨按"冠名注语，序尾高保衡、孙奇、林亿均署名；《外台秘要方》前期主要由孙兆主校，后期林亿等进行了复校等等。在11部医籍中,《嘉祐补注本草》和《本草图经》编校前均有"奏敕",《外台秘要方》校前有"内降札子",其他医籍未见。在11部医籍中,出具校勘凡例者,只有《嘉祐补注本草》和《备急千金要方》2部医书。

2. 设置主校

在编校中,若主校因其他原因不能续校,校正医书局需奏请皇上指派他人进行校勘,这也是校正医书局每部医籍由多人参校的原因之一。如苏颂在编校《本草图经》后期,因"知颍州"不能续校,其工作由掌禹锡等完成;孙兆在编校《外台秘要方》时因坐废被编管池州而不能续校,其工作由林亿等完成。此外,编校中如出现特殊情况,也必须向皇上奏请。如在编校《嘉祐补注本草》中奏请撰写《本草图经》。

3. 编校程序

校正医书局对每部医籍初校后,由主校撰写序或后序等,再由他人进行复校、详校,参校者在序尾均署名,但未见医官署名;其次,送校正医书局修写进册、提交进呈札子,备皇帝亲览;最后,缮写成版样,依圣旨交国子监镂版施行。校正医书局编校医籍11部,所附序言、奏敕等计20篇,其中,序9篇,后序4篇,叙、疏、表各1篇,奏敕、劄子各2篇。

六、出版署名

在校正医书局所编校11部医籍中,有15位官员署名,其中,具体校正医书官有掌禹锡、高保衡、孙奇、孙兆、林亿、苏颂6位,提举校正医书官有韩琦、范镇、钱象先3位,分管书籍校勘工作的朝官有赵概、赵抃、欧阳修、曾公亮、富弼、韩琦6位。馆阁官员张洞、知医儒臣陈检、翰林医官秦宗古、朱有章等均参与了医籍编校,但在11部医籍中未见有署名记载。每部医籍署名人数不等,最少1位,最多8位,但多数为3位;卷前、卷中署名人数较少,卷尾署名人数较多;署名顺序是按官职大小排列,官职小的在前,官职大的在后;具体编校人员在最前,提举校正医书局随后，朝中管理人员在最后。如在《伤寒论》"进呈表"中，高保衡、孙奇、林亿3位是具体编校人员，最先署名；范镇是提举校正医书局，随后署名；赵概、欧阳修、曾公亮、韩琦4位朝中管理人员最后署名。

七、结语

校正医书局原计划校正医籍8部，最后成书11部；编校每部医籍所需时间不同，多者10余年，少者不足1年；校正医书官在"本家"（即自己家里）校书，而不在校正医书局的办公场所校书；编校人员先后有13位，由两部分组成，一为提举校正医书局，由1位京朝官兼任，先后有3位担任，二为校正医书官，先后有10位官员参校，由馆阁官员、知医儒臣和翰林医官组成，其中儒臣在医书校正中占有主导地位；校正医书局从诏选校正医书官、制定编校计划、确定编校原则、布置编校任务等均有一套严格的工作流程；医籍出版署名人员的顺序按官职大小排列，官职小的在前，官职大的在后，具体校正官署名最前，提举校正医书官随后，朝中管理官员最后，馆阁官员、知医儒臣署名，翰林医官不署名。

参考文献

[1] 唐·孙思邈. 备急千金要方 [M]. 北京：人民卫生出版社，1955.

[2] 唐·孙思邈. 千金翼方 [M]. 北京：人民卫生出版社，1983.

[3] 宋·苏颂. 本草图经 [M]. 合肥：安徽科技出版社，1994.

[4] 宋·林亿. 重广补注黄帝内经素问 [M]. 明顾从德本. 台北：台湾天宇出版社，1989.

[5] 宋·苏颂. 苏魏公文集 [M]. 北京：中华书局，2004.

[6] 宋·李焘. 续资治通鉴长编 [M]. 北京：中华书局，1995.

[7] 日·冈西为人著，郭秀梅整理. 宋以前医籍考 [M]. 北京：学苑出版社，2010.

［8］傅璇琮. 宋登科记考［M］. 南京：江苏教育出版社，2009.

［9］韩毅. 政府治理与医学发展：宋代医事诏令研究［M］. 北京：中国科
学技术出版社，2014.

百花盛开的基础理论研究

河南中医药大学　李成文

晋唐至宋初，中医学内容只有数量的增加，而没有质量上的提高，特别是中医基础理论研究停滞不前；中医学经过近千年的长期积累，急需要在基础理论上取得重大突破，用以指导临床实践，提高疗效。受宋代理学"新学肇兴"学术思潮的影响，著名医家庞安时、许叔微、严用和、陈无择、钱乙、王惟一、刘完素、张元素、李杲、张从正、王好古、罗天益、朱震亨、戴思恭、危亦林、宋慈等著名医家及法学家在继承前人经验的基础上，结合自己的临床实践，均以《内经》为指归，从解剖学、《内经》与《难经》的校勘和注释、脏腑、经络、气血、病因病机、养生等诸多方面对中医基础理论进行了全面的阐发，相继提出三因说、火热论、脏腑辨证说、攻邪说、脾胃内伤学说、阴证论、阳有余阴不足论及相火论等新观点，犹如花叶递荣，交相辉映，促进了中医基础理论的发展，使其从此跃上了一个新的台阶，开创了中医学的崭新时代。中医基础理论的突破性进展，极大地促进并推动了中医临床医学的发展与进步，临证墨守《伤寒论》陈规、滥用《局方》的局面被打破，对后世中医基础研究与临床研究均产生了巨大的影响。因此宋金元时期是"新学肇兴"与中医理论深入探索的重要阶段。

一、宋金元时期社会背景与中医政策对中医基础理论创新的影响

（1）宋金元时期政府注重中医学的发展，北宋建立中医管理机构（如翰林医官院、尚药局、御药院、太医局、校正医书局、熟药所等），金代建立太医院。尤其是政府制定的中医政策发挥了巨大作用，为宋金元时期中医基础理论的创新奠定了坚实基础，对后世中医学的发展产生

了深远的影响。

（2）北宋继承唐代中医教育制度，设置专门的中医药学校——太医局，大力发展中医教育，并开展实验教学，改变了传统师徒相授及自学为主的中医教育模式，培养了大批中医人才，这对金元医学创新奠定了基础。

（3）组织国家力量校勘整理出版大量古医籍，纠正谬误，使许多濒临亡佚的重要医籍得以保存流传，促进了中医药的普及，为中医基础理论发展创新做出了巨大的贡献。20世纪80年代中国政府再次组织大规模整理古医籍，将校勘整理中医古籍推向新的高峰。

（4）北宋政府曾7次组织全国著名学者与医学家集体对大型药物学著作进行修订、校正，4次组织医官集体编纂大型方书，不但总结了前人的医学成就，而且为中医基础理论创新与普及推广打下了良好的基础。

（5）北宋政府着重文治，重用儒臣，提高文人社会地位，提高医生地位，知医成为风尚，大批文人进入医学领域，专门从事医学研究，使医学队伍文化素质及整体水平明显提高，增强了研究力量，为中医学的发展提供了必要条件。如王安石、范仲淹、掌禹锡、高保衡、林亿、苏颂、苏轼、洪迈、沈括、司马光、欧阳修等人曾校注、编撰、收集大量的医书及医药知识，对中医学的发展起到了促进作用。

宋金元时期促进中医学发展的因素有政府对中医药的关注、战争及社会的需求、医学发展的客观需要、学术环境宽松、运气学说及理学的影响、《局方》盛行、开放式的医药交流等。

二、解剖学研究

宋金元时期解剖学有很大的发展，吴简与宋景等解剖欧希范等56人的胸腹内脏，首次提出右肾比左肾的位置略低，脾在心之左，从形态学上纠正了左肝右脾的错误认识；对人体胸腹脏器间的位置及相互关系的描述，较之前人详明而准确得多，是我国已知最早的人体解剖学图谱。杨介和画工观察宋政府处决剖剐犯人的胸腹内脏绘制胸腹内脏正面、背面和侧面全图及分系统、分部位分图，居于世界领先水平，在中国古代解剖学史上占有重要地位，很快取代了《欧希范五脏图》，并流传到清代初期。《圣济总录》中载有长干骨和扁状骨骨髓的多少，四肢运动功能必须依靠筋肉和骨骼的"联结缠固"等。《洗冤集录》较详细地描写了人体骨骼系统脊椎骨、尺桡骨、胫腓骨、膝关节（包括半月板）等结构及主要关节、上下骨的关系；《世医得效方》曾描述肘髁关节结构。《元史》记载有为了给受伤士兵从肩关节拔除矢镞，就解剖死囚的肩关节，以提高手术成功率。法医学的尸检实践，补充了解剖学的不足。宋金元时期骨伤科学的快速发展及法医学的进步丰富并完善了解剖学。解剖学的发展与进步，为研究脏腑生理功能提供了形态学上的基础，使宋金元医学家们研究脏象学说的方法由单一的推理思维方法转向与实体解剖并举，促进了脏象学说、脏腑辨证学说发展，同时也促进了骨科、法医学的进步。

三、对经典著作的阐发

1.《内经》研究

北宋初期，对《内经》进行专门的研究较少；自校正医书局校刊《重广补注黄帝内经素问》，太医局将《素问》作为教材后，学习者渐多；南宋史崧校刊《灵枢》后，研究者日众。或校勘注释；或取其部分内容作专题研究；或依据《内经》某一基本观点，结合实际进行发挥；使《内经》研究走向新阶段。如刘完素阐发《素问》"五运六气"理论及病机学说，提出五运主病，六气主病，建立了一套认识疾病证候特性的分类模式。滑寿将《素问》的精要内容，以类相从，分为脏象、经度、脉候、病能、摄生、论治、色诊、针刺、阴阳、标本、运气、荟萃十二类，提纲挈领，改进了按篇诵习原著的传统学习方法，使其便于理解、学习和掌握。对后世徐春圃、李中梓、张介宾、汪昂等研究《内经》均有一定的影响。

2.《难经》研究

滑寿著《难经本义》，追本溯源，考之《灵枢》《素问》，又及仲景、叔和，以绎其绪，凡诸说善者，均予吸收，并详细阐发前人未明之旨，辞达理明，条分缕解；成为元代以前研究《难经》最重要的文献，为后世医家所重视。李元立撰《集注八十一难经》，为后人理解《难经》本意保留了丰富的资料。纪天锡竟十年之功撰《难经集注》，力辨前人之非，注解谨密，受到好评。李駉深感世人对《难经》理解不深，遂"随句笺解"，以宋时流传的前代吕广等十先生补注之说为宗，言言有训、字字有训，撰成《黄帝八十一难经纂图句解》及《难经注解》。还有张元素《药注难经》、陈瑞孙《难经辨疑》、王少卿《难经重玄》、袁坤厚《难经本旨》、谢绍孙《难经说》等均亡佚。

3.《伤寒论》研究

《伤寒论》问世后，未能广泛流传，自太医局将其列入医学生的必修课程之后，其学术地位空前提高。许多著名医家采用注解、整理、补充等方法进行深入系统地研究，注重临床实际应用。朱肱以经络理论阐释六经实质，重视辨病与辨证的关系；许叔微、朱肱、王履等都从病因、感邪途径、病机、证候、治法、方药等方面鉴别伤寒与温病的不同。郭雍采撷后世之方，补充《伤寒论》中方药之所阙。成无己首次用《内经》《难经》理论逐一注解《伤寒论》条文，保留了许多《内经》文献，为后世校勘《内经》提供了依据。

四、病因病机学说研究

（1）宋金以前论述病因基本上都沿袭《诸病源候论》之说，南宋医家陈无择另辟路径，按照病因的来源、发病过程等将所有病因归纳为外因、内因、不内外因三大类，还注意到致病因素相互间的密切联系，强调多种因素的复合性变化。三因说打破了数百年来病因学停滞不前的局面，具有提纲挈领的作用，成为后世医学进行病因分类的依据。

（2）著名伤寒学家庞安时认为导致伤寒的病因是寒毒，正气在发病中起决定性作用。陈自明认为痈疽病机是"阴阳不调，脏腑不和"，并非完全是局部病变。

（3）刘完素阐发火热论治，详论燥邪致病的特点，兼论火热所生内风。张从正将导致疾病的病因分为天邪（天之六气，风寒暑湿燥火）、地邪（地之六气，雾露冰雹雨泥）和人邪（人之六味，酸苦甘辛咸淡），分别侵袭上部、中部和下部，而邪气的盛衰决定着病情轻重、病程长短、预后好坏等。李杲则着意论述饮食不节、劳役过度、精神刺激是导致脾胃内伤的三大病因，并阐发瘀血致病。罗天益发挥李杲脾胃内伤学说，深入探讨了脾胃的生理功能，将饮食所伤分作食伤和饱伤，将劳倦所伤分为虚中有寒和虚中有热。王好古受张元素与李杲影响，详论药邪（误服凉药）与内因（本气已虚）在疾病发生中的重要作用，强调内因在发病上的决定作用，人的本气已虚，再"感寒饮冷"或"误服凉药"可发为阴证。朱震亨重视痰饮为病，兼论痰湿生风。

（4）金元医学家敢于突破前人的旧说，总结临床经验，提出新的病机观点，使中医病机理论得到长足的发展。如刘完素详述风寒湿燥皆可化火，"五志过极皆为热甚"，热极可化生内风，及其燥证病机；张从正提出病由邪生，侵犯人体上中下三部；李杲强调内伤脾胃，百病由生；朱震亨着意阐发"阳常有余，阴常不足"论和"相火论"，提出痰热可以导致内风，"窍不通而乳汁不得出"可致乳痈。

五、脏象学说的研究

（1）宋代许叔微、严用和、孙兆、张杲等对脾、肾的功能及其对临床的指导作用进行了深入阐发；钱乙发明小儿五脏辨证论治纲领，以五脏为基础，以证候为依据，以虚实寒热为论治的准则，把"风、惊、困、喘、虚"归纳为肝、心、脾、肺、肾五脏的主要证候特点，用虚实寒热来判断脏腑的病理变化，立五脏补泻诸方作为治疗的基本方剂，对脏象学说的发展作出了贡献。

47

（2）李杲重点阐发脾胃的生理功能与病理变化，著成《脾胃论》总结出益气升阳，升清降浊治疗大法，创制补中益气汤等名方，极大地丰富了脏象学说内容，为中医基础理论的创新作出了巨大的贡献。王好古从肝脾肾阳气虚损角度探讨《伤寒论》三阴证，分别选用仲景通脉四逆汤、当归四逆汤、理中汤，以及返阴丹、正阳散、附子散、白术散等方剂进行治疗，丰富了脏象学说内容。

六、经络学说的研究

晋唐至宋初一直盛行灸法，但由于滥用灸法产生了种种弊端，因此针刺方法开始盛行，用于治疗各科疾病。王惟一奉敕在系统整理前代针灸腧穴文献基础上，编纂《铜人腧穴针灸图经》，并铸造针灸铜人，统一了经穴排列顺序，使经穴理论条理化、系统化、规范化，进一步充实完善了经络学说内容。而滑寿将十二正经与任督二脉的经穴按经脉循行分布加以整理，归纳为十四经，是经络系统的主体，在人体中具有更重要的作用，发展了经络学说。宋金元时期针灸学基础理论、临床治疗等所取得的成就，使经络学说内容进一步充实与完善，促进了经络学说的发展。

七、对中医临床医学的指导意义

两宋金元时期由于中医基础理论的创新与发展，因此临床医学也得到了长足的进步。

1. 内科

风证、外感热病、内伤火热、消渴、郁证等辨证论治水平有了较大的提高。

（1）宋金元以前中风多从外风立论，常选用小续命汤；刘河间从火热立论，朱震亨从痰热立论，详述内风辨证与治疗，始与外风分道扬镳。

（2）刘完素首次将火热病分为表证和里证，外感表证用防风通圣散、双解散辛凉解表，表里双解；里证投大承气汤或三一承气汤下其里热，承气汤合黄连解毒汤解毒攻下；黄连解毒汤或凉膈散清解余热，兼以养阴；若邪气在半表半里者，则宗仲景之法，以小柴胡汤和解之。

（3）李杲深入探讨脾胃内伤病因病机，以益气升阳大法治疗气虚发热（内伤火热），朱震亨详论阴虚内热的病因病机，提出滋阴降火治疗大法，纠正了前人用苦寒之品的弊端；并将内火分为实火、虚火与郁火，提出实火可泻，用黄连解毒汤苦寒直折，虚火可补，阴虚火动用大补阴丸、四物汤加降火药，气虚发热用补中益气汤，郁火当发，三焦湿热证分三焦用药治之。补充了河间纯用清热泻火的片面性，又对东垣气虚发热中增添了阴虚发热的内容，对后世影响甚大。

（4）刘完素较为详细地论述了消渴的病因病机、临床表现及其治疗方法，并将消渴分为消渴、消中、肾消三种，成为后世按上、中、下三消分治的宗本。

（5）朱震亨将郁证气、湿、热、痰、血、食六郁，以治气郁和火郁为重点，用越鞠丸统治六郁。

2. 外科

痈疽、癌疾、乳痈、阴囊积水、化脓性皮肤病等辨证论治水平有了较大的提高。

（1）陈自明认为痈疽病机是"阴阳不调，脏腑不和"，并非局部病变，从内外、阴阳、善恶、生死、预后等方面辨别痈疽；根据脏腑经络虚实，因证施治，首创内外合治方法，针灸与药物并用，重视整体，决不可泥于热毒内攻，专用寒凉克伐之剂。

（2）朱震亨防治乳痈方法是"初起应忍痛揉，今稍软吮令汁透，自可消散。失此不治，必成痈疖"。东轩居士则用火罐吸乳法防治乳痈化脓。

（3）张子和用漏针穿刺放水治疗阴囊积水，用"钩铃"治疗疝气。

3. 妇产科

陈自明提出以肝脾作为妇产科证治纲领，重视气血，突出"妇人以血为基本"。刘河间从火热、湿热论治经、带等病。朱震亨从阴血虚、痰、湿论治妇科病证，丰富了妇科理论。杨康候创立矫正胎位转正的各种手法，虞流用含兔脑的"神效催生丹"进行催产。

4. 儿科

儿科学在基础理论、诊断方法、辨证施治、方药等方面取得了明显进步，形成较系统的理论体系，发展成为独立的临床学科。对麻、痘、惊、疳等病症有了较为深刻的认识；特别是对惊风的认识有了明显的提高，创立了一整套诊治惊风的基本方法。

八、影响中医基础理论发展的因素

宋金元时期，理学、运气学说、儒医、宋学学风及战争等因素均对中医基础理论发展产生了不良影响。

（1）宋金元时期，理学盛行导致人们的思维模式日趋模式化、单一化。中医基础理论研究重思辨，轻实验，解剖学仅成了解释理论的工具。因此理学阻碍了中医结构分析思想的发展，使宋元以后解剖学发展速度开始变慢逐渐停滞，仅停留在对宏观理论上某些焦点进行阐释发挥或发表个人的某些见解。

（2）运气学说过于强调外界自然因素，对"天人"的讨论取代了对人体内部结构的探索，而忽视机体的适应机能，特别按五运、六气与干支配合，人为地规定出以六十年为一周期的历年疾病分布格式，并以此指导临床用药，使五运六气在一定程度上成为"凭臆见以进退"的空玄之理。

（3）科举制度与文仕通医，造就了一批以整理、编次、研究古代中医文献为主的儒医，其尊经崇古，墨守成规，"述而不作"的学术风气影响了中医基础理论的进一步发展。

（4）受宋学学风影响，校正医书局的校编人员，注重考据，勇立新说，在中医文献整理方面取得了超越前人的突出成就。但是其过于自信，刻意求新，以至于篡改古代医书，如对古籍的重新编次，删改原文，无端增补，误改误注等，给后人研究、学习、整理古医籍留下许多困惑而不得其解，甚至出现失误而不自知，也影响了中医基础理论的发展。

（5）宋辽金元战争频繁，地域分割，不利于中医学术交流，影响中医基础理论的进一步发展。如金国北方地区盛行河间刘完素的《宣明论方》，金国中州地区（今河南、山东、安徽一带）盛行张元素、李杲之学，而《局方》则盛行于南宋；后赖荆山浮屠罗知悌才将河间、易水及张从正之学由北方传给南方的朱震亨。

九、对后世的影响

宋金元医学家敢于疑古，认为运气古今有异，古方不能尽治今病；在继承总结前人经验的基础上，结合自己的临床实践，标新立异，争创新说，提出火热论、脾胃内伤学说、攻邪说、脏腑辨证说、中药归经说、阴证论、阳有余阴不足论与相火论、三因说等新理论、新观点，促进了临床医学的发展与进步。对明、清时期中医学的发展兴盛起到了积极的促进作用。

总之，深入系统地总结宋金元时期中医基础理论创新与发展的成就以及对临床医学的促进作用，可为今后中医基础理论研究提供借鉴，具有重要的现实意义。

参考文献

［1］李成文，倪世美. 论宋金元时期基础理论发展特点及对后世影响［J］. 浙江中医学院学报，2003（2）：11-13.

［2］李成文，卢旻. 北宋政府中医政策对中医学的影响［J］. 北京中医药大学学报，2005，28（6）：29-31.

［3］李成文. 中医发展史［M］. 北京：人民军医出版社，2002.

［4］李成文. 宋金元时期中医学发展特点及其对后世的影响［J］. 中国医药学报，2003，18（3）：133-135.

［5］露红，李成文. 论宋金元时期骨伤科学发展特点［J］. 中医正骨，2003，15（10）：58.

［6］李成文."金元五大家"说［J］. 北京中医药大学学报，2003（4）：21-22.

［7］徐荣庆，周珩. 论秦汉、晋唐、宋元中医发展的成就［J］. 南京中医药大学学报（社会科学版），2000（1）：23-28.

［8］闫杜海，李成文. 宋金元时期针灸学的发展特点［J］. 河南中医学院学报，2003，18（5）：79-80.

［9］董凌燕，李成文. 论宋金元时期中医内科学发展特点［J］. 河南中医学院学报，2003，18（5）：81-83.

［10］李成文，张志杰，武士峰. 刘完素对药引的运用经验［J］. 中医杂志，2005，46（3）：235.

［11］李成文. 金元四大家的脾胃观［J］. 河南中医，2004，24（5）：3-5.

［12］董青，李成文. 李杲寒凉思想初探［J］. 河南中医，2004，24（11）：6-8.

［13］李成文，杨红亚. 张从正非药物疗法探讨［J］. 中国医药学报，2004，19（11）：649-651.

［14］许敬生，李成文. 宋金元时期医学中心南移的研究［J］. 江西中医学院学报，2003，15（2）：20-22.

科技文化创新大潮下的《黄帝内经》

河南中医药大学　李成文

北宋文化繁荣，儒医增多，科技发达，创新不断，医学教育空前发展，尤其是活字印刷技术问世，铸造针灸铜人，对中医药及针灸的传播、发展打下了坚实的基础。《黄帝内经》问世后，除全元起《内经训解》、杨上善《黄帝内经太素》、王冰《黄帝内经素问》外，则鲜有人对《内经》进行专门研究，流传不够广泛。而到了宋代，由于政府高度重视，加之皇帝的喜爱与关注，国家校勘出版《重广补注黄帝内经素问》《黄帝针经》等医学著作，并将《素问》作为太医局教材，因而学习研究者日众。或校勘注释；或取其部分内容作专题研究；或依据《内经》某一基本观点，结合实际进行发挥；加之运气学说研究的兴盛，"宋学"研究方法的崛起，及印刷技术的进步，使《内经》研究走向新阶段。为金元时期"新学肇兴"奠定了基础，对后世中医学的发展产生了深远影响。因此探讨宋代社会背景对《黄帝内经》研究所产生的影响，具有重要的意义。

一、提高医生地位

北宋政府设立"大夫""翰林"等医疗官职，同于文官，这明显提高了医家的社会地位；北宋末还在国子监设立"医学"，与三学并列，更是提高了中医学的社会地位。著名政治家范仲淹提出"不为良相，当为良医"，对文人影响很大。由于中医受到全社会的普遍重视，加之忠孝两全、保健养生长寿的思想，或受医学世家的影响，或得名师的指点等，文人知医也成为风尚，著名的儒臣学仕留意医药者不乏其人，如掌禹锡、高保衡、林亿、范仲淹、苏颂、苏轼、沈括、司马光、郑樵、辛弃疾、欧阳修、王安石等，因而学习研读《重广补注黄帝内经素问》者日多，这对《内经》的发展起到了促进作用。

二、科举制度改善了医学队伍结构

北宋政府为避免军阀割据，实行中央集权制，大力提倡儒学，着重文治。因此积极推行科举制度，重视文仕培养与选拔，大量录用进士。而赵匡胤于963年密镌并"立于太庙寝殿之夹室"的"不得杀士大夫及上书言事人。子孙有渝此誓者，天必殛之"的"誓碑"，作为赵宋王朝的"总路线"，新天子登基前必须到誓碑前跪拜默诵，说明其对文人的重视程度。除少部分文人入仕外，多数则进入医学领域，使医学队伍文化素质及整体水平明显提高，增强了研究力量，为中医学发展提供了必要条件。

三、校正医书局校勘出版《素问》

1057年宋仁宗采纳枢密使韩琦的提议设置国家"校正医书局"，这是我国出版史上首次由政府设立的专门校正医书机构，集中了全国著名学者与医学家，并命直集贤院掌禹锡、林亿校理，张洞校勘，苏颂、孙奇、高保衡、孙兆等为校正，对唐代流传下来的王冰《黄帝内经素问》进行校勘，纠正了许多谬误，名曰《重广补注黄帝内经素问》，刊印发行，使《内经》得以广泛流传。另外南宋史崧校刊《灵枢》后，研究者日众，或校勘注释，或取其部分内容做专题研究，或依据《内经》某一基本观点结合实际进行发挥，使《内经》研究走向新阶段，为中医学的发展创新作出了巨大的贡献。

四、太医局开设《素问》必修课

北宋继承唐代中医教育制度，并逐渐完善。1076年，王安石改革中医教育，将太医局从太常寺中分离出来，成为独立教育机构。定期招生，分为大方脉、小方脉、风科、产科、眼科、口齿科兼咽喉、疮肿兼折伤、针灸、金镞兼书禁等科。统一教材，改变传统师徒相授及自学为主的中医教育模式，培养了大批中医药人才，这对当代的中医教育影响巨大。其中各科必修《重广补注黄帝内经素问》对研究普及《黄帝内经》起到了巨大的推动作用。

五、运气学说盛行

运气学说是以自然界的气候变化以及生物体（包括人在内）对这些变化所产生的相应反应为基础，从而把自然气候现象和生物的生命现象统一起来、把自然气候变化和人体发病规律统一起来、把自然气候变化和治疗疾病的用药规律统一起来，从宇宙的节律方面探讨气候变化对人体健康及疾病发生的关系。它以阴阳五行理论为核心，以天干、地支作为演绎工具符号，用以分析和推测各年气候运动变化规律和疾病流行情况，指导临床。但从汉至北宋前期尚未引起广泛关注，自从太医局将运气学说及《素问》列为教科书后，运气学说大为盛行。如北宋刘温舒撰《素问入式运气论奥》3卷，专论五运六气及其在中医学上的应用。而宋徽宗主持编纂的《圣济总录》，将运气学说置于突出地位，使运气学说进入鼎盛阶段。由于运气学说的盛行，对《内经》中运气学说研究日深，促进了《内经》研究的发展。

六、"宋学"的影响

校正医书局与中医界受"宋学"学风的影响，一改"汉学"训古意疏的传统，注重考据，训释《素问》注重义理，援引天理、性命为说，兼杂佛、道思想，勇立新说，重新编次，增补改错，校勘注释，在《内经》整理研究方面取得了超越前人的突出成就，促进了《内经》的传播和发展，这也对中医古籍的整理产生了重大的影响。

七、皇帝对中医学的关注与重视

北宋王朝"于医学最为留意"，9位皇帝中有5人略通医药，如赵匡胤善艾灸、赵光义喜集医方等；宋太祖等皇帝多次组织编写医书，亲自作序；宋徽宗诏令编写《圣济总录》，并为之作序。上行则下效，皇帝喜爱中医学的表率作用，致使许多公卿大臣、文人志士、凡夫俗子或业余或专职业医，这对《内经》研究都具有促进作用。如王安石、范仲淹、苏轼、沈括等。

八、印刷技术的进步

宋代科学技术迅速发展，以活字印刷术、指南针、火药的发明与应用为标志。尤其是活字印刷术的进步，促使宋代出版业兴盛发达，结束了传统手工抄写的落后局面。全国四大刻书中心眉山、开封、杭州、建阳及民间作坊在刻印大量经史子集及算书的同时，又刻印了大批《内经》等中医书籍，使更多医家及文仕们有机会阅读《内经》，提高了研究水平，加快了中医学传播与普及的速度，为金元医学创新打下了物质基础。

九、中朝医学交流

自唐代以来，中朝医药交流较为广泛，尤其是宋代，中朝医药交流就更多，因而朝鲜收藏了许多中国善本医书，也包括在中国已经失传的部分医书。如宋哲宗元祐八年（1093年）高丽国宣宗皇帝派遣黄宗慤向北宋呈送中国亡佚已久的《黄帝针经》善本9卷。北宋以此为底本重新颁行，使《素问》与《灵枢》合璧一体，这无疑是朝鲜对中医学的一大贡献，对系统研究整部《黄帝内经》具有重要的意义。

十、成无己对《内经》的贡献

另外，由于宋代伤寒学研究的兴盛，金·成无己首次用《内经》《难经》理论对《伤寒论》条文及方药逐一注解，为《伤寒论》的普及推广做出了杰出贡献。但注解中大量引用《内经》原文，则成为后世校勘、学习研究《内经》的重要参考文献之一。如成氏注解《伤寒论·辨太阳病脉证并治法上》"太阳病，发汗，遂漏不止，其人恶风，小便难，四肢微急，难以屈伸者，桂枝加附子汤主之"中的"小便难"时，认为汗出亡津液，阳气虚弱，不能施化；并将《内经》"膀胱者，州都之官，津液藏也，气化则能出矣"作为引证。注解"四肢微急，难以屈伸者"认为由亡阳而脱液所致，并引《灵枢》"液脱者，骨属屈伸不利"作印证。在注解小青龙汤时，则引用《灵枢·邪气脏腑病形篇》"形寒饮冷则伤肺，以其两寒相感，中外皆伤，故气逆而上行，此之谓也。当小青龙汤发汗，散水，水气内渍，则所传不一，故有或为之证，随证增损，以解化之"。而今本《灵枢》"形寒饮冷则伤肺，以其两寒相感，中外皆伤，故气道而上行"，解释"气道"时，却参考成氏之说，按"气逆"理解。这说明若今之版本正确，那么是成氏引错了；但将"气道"直接改为"气逆"，显然是受了宋代经学学风的影响；而所改之"气逆"被后世作为注解"气道"的依据，则有功于《内经》。若是成氏引用正确，其保留宋金时期《内经》原貌之功，应为后人所敬仰。

十一、对后世的影响

宋代校勘出版《内经》，并作为医学教材应用，使更多的医学家及医学爱好者有机会进行深入系统地研究，对后世产生了深远的影响。如金·刘完素以"五运六气"理论及病机学说为基础，从临床实际出发提出五运主病，六气主病，并从"火热论"角度予以系统阐发建立了一套认识疾病证候特征性的分类模式。滑寿将《素问》精要内容以类相从，分为脏象、经度、脉候、病能、摄生、论治、色诊、针刺、阴阳、标本、运气、荟萃十二类，节录为《读素问钞》，注释简要，提纲挈领，系统性强，改进了按篇诵习原著的传统学习方法，便于理解、学习和掌握。对后世徐春圃、李中梓、张介宾、汪昂等研究《内经》均有一定影响。但宋人对《素问》重新编次，轻率删改原文，无端增补，不注引文出处，误改误注之弊，也给后人学习、研究、整理《素问》留下不少困惑。如世传本《灵枢·五音五味》之"冲脉、任脉，皆起于胞中，上循背里，为经络之海。其浮而外者，循腹右上行，会于咽喉，别而络唇口"，文中"背"实为"脊"之误，"右"实乃"各"之误。

参考文献

［1］李成文. 中医发展史［M］. 北京：人民军医出版社，2004：54.

［2］黄龙祥. 中国针灸学术史大纲［M］. 北京：华夏出版社，2001：
　　20-24.

挺立时代潮头的《伤寒论》

河南中医药大学　李成文

北宋文化繁荣，儒医增多，科技发达，创新不断，医学教育空前发展，尤其是活字印刷技术问世，铸造针灸铜人，对中医药及针灸的传播、发展打下了坚实的基础。晋·王叔和收集整理《伤寒杂病论》伤寒部分重新整理编次为《伤寒论》，但却未能广泛流传；即使是到了唐代，情况依旧，研究者更少，无怪乎唐代著名医学家孙思邈发出了"江南诸师秘仲景要方不传"的感叹！而到了北宋，政府校勘出版《伤寒论》，并作为太医局必修课程，加之印刷技术的进步，大量出版《伤寒论》，因而学习研究者日众，伤寒学研究蔚然成风，使《伤寒论》研究走向新阶段，为明清时期的伤寒分派奠定了坚实基础，对后世中医学的发展产生了深远影响。因此探讨北宋社会背景对《伤寒论》研究所产生的影响，具有重要的意义。

一、皇帝对中医学的关注与重视

北宋王朝"于医学最为留意"，9位皇帝中有5人略通医药，如赵匡胤善艾灸、赵光义喜集医方等；宋太祖等多次组织编写医书，亲自作序；宋徽宗诏令编写《圣济总录》，并为之作序。上行则下效，皇帝喜爱中医学的表率作用，致使许多公卿大臣、文人志士、凡夫俗子或业余或专职业医，这对《伤寒论》研究都具有促进作用。如王安石、范仲淹、苏轼、沈括、郭雍等。

二、校正医书局校勘出版《伤寒论》

1057年宋仁宗采纳枢密使韩琦的提议设置国家"校正医书局"，集中了掌禹锡、林亿、张洞、苏颂、孙奇、高保衡、孙兆等全国著名学者与医学家校勘古代医籍。1065年高保衡、孙奇、林亿等人奉诏，对开宝年间节度使高继冲珍藏并经过其编录后献给北宋政府的《伤寒论》进行校勘，因"开宝中，节度使高继冲曾编录进上，其文理舛错，未尝考证。历代虽藏之书府，亦阙于仇校。是使治病之流，举天下无或知者"，故重新考校，参考了《脉经》《千金翼方》《金匮玉函经》《备急千金要方》《外台秘要》《仲景杂方》《本草》等多种官府所藏之书，除去重复，校定《张仲景伤寒论》十卷，二十二篇，三百九十七法，一百一十二方。1066年（平治二年）"奉圣旨镂版施行"大字本《伤寒论》，又称平治本。由于"大字本"册数多，售价高，一般士人无力购买；于是1088年八月朝廷诏令"国子监别作小字雕印，内有浙路小字本者，令所属官司校对，别无差错，即摹临印雕版，并俟了日，广行印造，只收官纸工墨本价，许民间请买"。同年九月又令"雕印小字伤寒论等医书出卖"，以便流传。

孙奇、林亿等校定之本统称"宋本"，从此结束了《伤寒论》传本歧出之历史。使《伤寒论》得以流传至今，改变了传统手抄速度慢、以讹传讹、衍脱错简、不易流传的弊端，加快了《伤寒论》的传播速度，为宋代伤寒学的兴盛及明清时期伤寒分派打下了坚实的基础。

然而，由于"宋本"系白文本，校勘不多，注释无几，不便研读。因此金代伤寒学家成无己，删除"宋本"各卷前之子目、林亿校语、"可与不可诸篇"重出之条以及重出之方证，并用《内经》《难经》理论对条文及方药逐一解释，于1144年撰成《注解伤寒论》，读者日多，"宋本"《伤寒论》反而流传日稀。至明代嘉靖、隆庆、万历年间，"宋本"《伤寒论》流传极少，于是万历年间著名藏书家赵开美在1599年复刻"宋本"《伤寒论》，世称"赵本"。因其"赵本"逼真"宋本"，故亦称之为"宋本"。20世纪80年代，由刘渡舟、钱超尘牵头，以北京图书馆所藏《仲景全书》中之《伤寒论》为底本进行校注，使读者得以目睹"宋本"《伤寒论》之体貌。

三、太医局开设《伤寒论》课程

北宋继承唐代中医教育制度，并逐渐完善。1076年，王安石改革中医教育，将太医局从太常寺中分离出来，成为独立教育机构。定期招生，分为大方脉、小方脉、风科、产科、眼科、口齿科兼咽喉、疮肿兼折伤、针灸、金镞兼书禁等科。统一教材，改变传统师徒相授及自学为主的中医教育模式，培养了大批中医药人才，这对当代的中医教育影响巨大。其中内科必修《伤寒论》，使《伤寒论》的学术地位空前提高，《伤寒论》也因此大为流行，这对于深入研究与普及《伤寒论》起到了巨大的推动作用。许多著名医家致力于此，涌现出一大批以"伤寒"命题的研究著作，如韩祗和《伤寒微旨论》、朱肱《南阳活人书》、庞安时《伤寒总病论》、郭雍《伤寒补亡论》等。

四、提高医生社会地位

北宋政府设立"大夫""翰林"等医疗官职，同于文官，这明显提高了医家的社会地位；北宋末还在国子监设立"医学"，与三学并列，更是提高了中医学的社会地位。著名政治家范仲淹提出"不为良相，当为良医"，对文人影响很大。由于中医受到全社会的普遍重视，加之忠孝两全、保健养生长寿的思想，或受医学世家的影响，或得名师的指点等，文人知医也成为风尚，著名的儒臣学仕留意医药者不乏其人，如掌禹锡、高保衡、林亿、范仲淹、苏颂、苏轼、沈括、司马光、郑樵、辛弃疾、欧阳修、王安石等，因而学习研读《伤寒论》者日多，这对《伤寒论》的发展起到了促进作用。

五、印刷技术对《伤寒论》的影响

北宋科学技术迅速发展，以活字印刷术、指南针、火药的发明与应用为标志。尤其是活字印刷术的进步，促使宋代出版业兴盛发达，结束了传统手工抄写的落后局面。全国四大刻书中心眉山、开封、杭州、建阳和民间作坊在刻印大量经史子集及算书的同时，又刻印了大批《内经》《伤寒论》等中医书籍，从而使更多医家及文仕们有机会阅读《伤寒论》，加快了《伤寒论》的传播与普及速度。

六、科举制度改善了医学队伍结构

北宋政府为避免军阀割据，实行中央集权制，大力提倡儒学，着重文治。因此积极推行科举制度，重视文仕培养与选拔，大量录用进士。而赵匡胤于963年密镌并"立于太庙寝殿之夹室"的"不得杀士大夫及上书言事人。子孙有渝此誓者，天必殛之"的"誓碑"，作为赵宋王朝的重要政策之一，新天子登基前必须到誓碑前跪拜默诵，说明其对文人的重视程度。除少部分文人入仕外，多数则进入中医学领域，使中医学队伍文化素质及整体水平明显提高，增强了研究《伤寒论》的力量，为明清伤寒学兴盛提供了必要条件。

七、伤寒学派开始形成

《伤寒论》由于校正医书局校勘印刷后得以广泛流行，太医局又将其列为必修课程，其学术地位空前提高。许多著名医家采用注解、整理、补充等方法对《伤寒论》进行深入系统的研究，注重临床实际应用，取得了显著的成就，研究《伤寒论》的专著多达75种，伤寒学开始形成。

如庞安时认为伤寒的病因是寒毒，正气在发病中起决定性作用。朱肱以经络理论阐释六经实质，重视辨病与辨证的关系；许叔微将六经分证与八纲辨证相互联系，着重发挥八纲辨证。王好古详论三阴证，提出"三阴可补"之法，补充仲景之未备。朱肱、王履等都从病因、感邪途径、病机、证候、治法、方药等方面鉴别伤寒与温病的不同。郭雍采撷后世之方，补充《伤寒论》中方药之所阙。

八、"经方"的崛起

由于《伤寒论》及《金匮要略方论》的流行与普及，致使伤寒学研究兴盛，因此张机学术地位空前提高；尊张机为医圣，《伤寒论》为医经，其"方而天下则，法而万病祖"，功在岐黄之上。将《伤寒论》与《金匮要略方论》之方称为"经方"，其他方则为"时方"，此后"经方"迅速崛起，竟形成经方派，俨然与时方对峙，对后世方剂学的发展产生了深远的影响；至今中医高等院校《方剂学》教材中仍收录许多张机《伤寒论》《金匮要略》的方剂。故金元著名医家李杲在《内外伤辨感论》中说，"易水张先生云：仲景药为万世法，号群方之祖。"清初三大家之一的喻昌在《尚论篇·自序》中评论说："尝慨仲景《伤寒论》一书，天苞地符，为众法之宗，群方之祖。"清代著名医学家徐大椿在《医学源流论》中评价张机说："其方则皆上古圣人历代相传之经方，仲景间有随症加减之法……真乃医方之经也。"并在给尤怡的《金匮要略心典》作序时再次赞誉："惟仲景则独祖经方而集其大成……其可靠者惟此两书，真所谓经方之祖，可与《灵》《素》并垂者。"

九、对后世的影响

北宋校勘出版《伤寒论》，并作为中医教材应用，促进了《伤寒论》的传播与流行，使更多的医学家及医学爱好者有机会进行深入系统地研究，对后世产生了深远的影响。宋代许多医家研讨孙奇、林亿等校定之《伤寒论》，取得了显著的成就。如著名伤寒学家韩祗和著《伤寒微旨论》，认为伤寒病机为阳气内郁，主张师仲景之心法，而不泥《论》中之方药，治伤寒杂病于一炉，强调从脉证入手分辨，主张杂病证为先，脉为后，伤寒脉为先，证为后；并结合时令用药。朱肱著《南阳活人书》以经络解释六经，认为伤寒三阴三阳病即是人足六经为病，主张从经络辨识病位，伤寒六经经络之辨自此倡言。强调脉与证合参以辨阴阳表里，注重病与证的鉴别诊断，主张"因名识病，因病识证"。庞安时著《伤寒总病论》阐发广义伤寒的病因为冬伤于寒毒杀厉之气，强调体质强弱，宿病之寒热，地域之南北高下、季节气候对伤寒发病与转归的影响，颇具临床指导意义。论述天行温病为感受四时乖候之气而发，具有流行性、传染性。其辨治与伤寒大异，也不同于一般温病。以清热解毒为法，重用石膏组方，对后世余师愚治疫不无影响。郭雍因感叹《伤寒论》中方药多有缺失，遂撷取朱肱、庞安时、常器之等后世医家之方以弥补之，乃成《伤寒补亡论》。许叔微著《伤寒发微论》《伤寒百证歌》，主张以阴阳为纲，统领表里寒热虚实，并把六经分证和八纲辨证紧密地结合起来。并撰写中医学史上第一部医案专著《伤寒九十论》，共收集伤寒治验90例，其辨证、方治及论说皆本于《伤寒论》，颇具启发性。金代成无己受北宋伤寒学研究的影响，首次用《内经》《难经》理论对《伤寒论》条文及方药逐一注解，为《伤寒论》的普及推广做出了杰出贡献。而注解中大量引用《内经》原文，则成为后世校勘、学习研究《内经》的重要参考文献之一。

明代方中行首倡错简重订，揭开了伤寒学派学术争鸣的序幕，清代三张一陈维护旧论，柯琴、徐大椿、钱潢、尤怡、包诚主张辨证论治。20世纪伤寒学研究更加兴盛，从文献版本校勘、原文注释、理论探讨、临床研究、方药实验研究等方面进行深入系统的全方位研究，这成为仲景学说的重要组成部分。据温长路调查与考证，近百年来研究《伤寒杂病论》的学术论文约20000篇左右，其中研究《伤寒论》的论文占绝大多数，所引用的条文均以"宋本"《伤寒论》标出。这充分说明了北宋社会背景对后世伤寒学研究所产生的重大影响。

然而，受宋学学风的影响，校正医书局在校勘《伤寒论》时，将早期《伤寒论》版本中的"前论后方"，调整为"方证同条"，而且大量出现复出之方。这种私改医书之弊，也给后世研究张仲景《伤寒论》原貌留下了许多困惑。

参考文献

[1] 李成文. 中医发展史 [M]. 北京：人民军医出版社，2004：52-54.

［2］朱佑武．宋本伤寒论校注［M］．长沙：湖南科学技术出版社，1982：1.

［3］钱超尘．伤寒论文献通考［M］．北京：学苑出版社，1993：414–416.

［4］叶川．金元四大医学家名著集成［M］．北京：中国中医药出版社，1995：409.

［5］陈熠．喻嘉言医学全书［M］．北京：中国中医药出版社，1999：3.

［6］刘洋．徐灵胎医学全书·医学源流论［M］．北京：中国中医药出版社，1990：150.

［7］尤怡．金匮要略心典［M］．北京：中国中医药出版社，1992：3.

［8］温长路．关于仲景学说构建之浅见［J］．河南中医，2004，24（7）：1–4.

［9］钱超尘，温长路．张仲景生平暨《伤寒论》版本流传考略（续1）［J］．河南中医，2005，25（2）：54.

经学学风与仲景学术研究

北京中医药大学　谷建军

中华中医药学会　庄乾竹

我国经学的发展，按《四库全书总目·经部总叙》云："自汉京以后垂二千年，儒者沿波，学凡六变……要其归宿，则不过汉学、宋学两家互为胜负。"西汉至唐代及清代以汉学为学术主流，宋学则兴盛于宋金元时期和明代。《伤寒论》经北宋校正医书局整理刊行方流传于世，宋金元时期是伤寒学术获得广泛研究的第一个阶段。清人邵辅序《儒门事亲》云："医家奥旨，非儒不能明。"宋代伤寒学术研究受到经学学风的重大影响，一是宋学经典辨疑思潮的形成与深化，二是汉唐经学余波在宋学中的延续。

一、宋学经典辨疑思潮对伤寒学术研究的影响

宋代是经学变古的时代，宋代儒者治经不再遵从汉学章句训诂的传统方法，探求经典的本意或原意，对经典的研究大多趋向于义理的探索，更重视经典的推说与引申意义。同时，由于经典文本在流传过程中出现了各种复杂变化，宋儒对儒家经典本身的真实性提出怀疑与考辨，以恢复其本来面目。宋学的这种经典辨疑思潮对当时的医学发展产生了重大影响，为宋金元时期伤寒学术研究的主要表现形式。

1. 以己意解经发挥伤寒思想

北宋仁宗庆历（1041~1048年）年间，经典辨疑思潮开始全面兴起，宋儒摆脱了汉学的章句之学，从经典的要旨、大义、义理着眼，即阐释微言大义，以探究其丰富的内涵。这种阐释微言大义的方法较少依据传统文献，而是"以己意解经""议论解经"，采取以"我"为主的态度。尤其

王安石在熙宁四年（1071年）主持科举改革，进士科考专考经义、论策，要"务通义理"，这些"对于当时学风产生了广泛而深远的影响"。

林亿等整理的《伤寒论》《金匮要略》等医籍于熙宁二年（1069年）以后陆续刊行，最早的《伤寒论》研究著作为韩祗和的《伤寒微旨论》，刊行于1086年。以此书发端，大多数《伤寒论》研究著作均采用"以己意解经""议论解经"的方法发挥伤寒思想，基本脱离了仲景《伤寒论》原文，为宋金元时期伤寒学术研究的主流。

其一，篇章结构与内容均脱离仲景原文。如韩祗和《伤寒微旨论》，上下两卷，共15篇，卷上第一篇为"伤寒源篇"，阐述伤寒的病因病机。韩氏认为，伤寒由冬季感受寒毒杀厉之气，阳气内郁，寒冬过后，伏阳得发，至春为温病，至夏为热病。此论完全与《伤寒论》原文无关，为韩氏以己意发挥伤寒之说。又如庞安时《伤寒总病论》6卷55篇，亦与《伤寒论》10卷32篇相去甚远。其中，多个篇章论述温病与暑病，尤其第五卷，主要论述天行温病，其温毒五大证源自《千金方》，亦非《伤寒论》所载者。

其二，发挥仲景未尽之意，补未备之方。在韩氏以"寒毒"阐释伤寒的病因病机之后，庞安时继承韩氏之论，深入发挥之，将感受寒毒发病扩展为四时伤寒。冬时即病为伤寒，不即病者至春发为温病，至夏为热病，因八节虚风而变为中风，因暑湿而变为湿病，因气运风热而变为风温，以成"寒毒说"，为伤寒学术发展中的重要学说之一。韩氏论中方药也多非仲景方，如"可汗篇"之调脉汤、葛根柴胡汤、人参桔梗汤等。韩氏之发挥己意，后世有赞誉也有批评，如《四库全书提要》云："大抵推阐张机之旨，而能变通于其间。其可下篇不立汤液……然当以脉证相参……不宜矫枉过直，竟废古方。"另庞安时温毒五大证立方八首，如柴胡地黄汤、石膏竹叶汤等，皆非仲景方。

宋金元时期的其他伤寒著作，如朱肱的《伤寒类证活人书》，许叔微的《伤寒九十论》《伤寒发微论》，郭雍的《伤寒补亡论》，杨士瀛的《仁斋伤寒类书》，刘完素的《伤寒标本心法类萃》，马宗素的《伤寒医鉴》，王好古的《阴证略例》等，均表现出这种脱离《伤寒论》条文，以己意解经，发挥仲景未尽之意的特点，使这一时期的伤寒学术研究趋向于多元化和实用性，与当时儒者治经重在自得、发挥义理与经世致用的特点完全一致。

2. 错简重订思潮的滥觞

错简重订派是伤寒学派内部的重要派系之一，发端于明代末年方有执的《伤寒论条辨》，由此展开了错简重订与维护旧论之争，争鸣的焦点在于王叔和整编的《伤寒论》是否为仲景原貌。这种错简重订的思想可以追溯到元代朱丹溪，其《伤寒辨疑》实为错简重订思潮的滥觞。朱丹溪号称"东南大儒"，受业于金华四先生之一白云山人许谦，为朱熹金华朱学的传人。朱熹所在的南宋时期是经典辨疑思潮的深化时期，其辨疑涉及经史子集诸经典文献近五十种，正是当时疑经改经的代表人物。金华朱学的传人继承了朱熹的经典辨疑思想，如王柏及其弟子金履祥（金传于许）为晚宋时期疑古的代表。这种疑古思想被朱丹溪引入《伤寒论》的研究中，著成《伤寒辨疑》一书。遗憾的是此书已亡佚，无法得见朱氏辨疑的内容与方法，仅在戴良《丹溪翁传》中可见零星记载，现引述于此。"罗成之自金陵来见，自以为精仲景学。翁曰：'仲景之书，收拾于残篇断简之余，然其间或文有不备，或意有未尽，或编次之脱落，或义例之乖舛，吾每观之，不能以无疑。'因略摘疑义数条以示。"从文中可知，朱丹溪对《伤寒论》的看法执错简重订之说，质疑王叔和的整编，认为有错误与脱漏，需重新考订整理。惜其书之不传，不然，以丹溪之学养，必有可称道之处。

晚宋的经典辨疑思潮一直延续到明末，《伤寒论》错简重订与维护旧论的派系之争正是延续了这一思潮的余波，发端于朱丹溪《伤寒辨疑》，终由涓涓细流而致滔滔江河。

二、汉唐经学余波对伤寒学术研究的影响

虽然经典辨疑思潮是宋学的主流，但汉唐经学在北宋早期仍然有很

大影响，宋太祖、太宗曾组织学者对《周易》《尚书》《论语》《尔雅》等经典以汉唐经学的校勘注疏方法进行整理。宋初的官方经学大体上沿袭了汉唐注疏之学的传统，学者多守章句注疏之学。《伤寒论》早期研究均偏向于义理的发挥，著作虽多，尚无人对其进行全面注释，不能不为一大缺憾。因此成无己以两汉经学的注经方法对其进行了第一次全面注释，即《注解伤寒论》，也是宋金元时期唯一一部全面注解《伤寒论》的著作。

两汉经学从注经方法上偏重文字训诂，疏通句意，随文注经，很少偏离经文而随意发挥义理。这种注经方法引入医学，在中医经典注释中比较有代表性的就是王冰注《素问》。成无己的注解方法基本沿袭了王冰注《素问》的形式。

1. 以经证经注释《伤寒论》

经学的注经方法，按《清稗类钞》引清人叶奂彬言："经有六证，可以经证经，以史证经，以子证经，以汉人文赋证经，以《说文解字》证经，以汉碑证经。"以经证经是经典的注经方法，如以《礼》证《易》，以《春秋》证《易》，以《春秋》证《礼》等。王冰注《素问》引用诸家经典文献40余种，如《易》《尚书》《老子》《庄子》等，医学典籍如《灵枢》《针灸甲乙经》《神农本草经》等。成无己注解《伤寒论》同样采用了以经证经的方法，《伤寒论》本身不称"经"而称"论"，故学术界称之为"以经释论"。

一般谈到《注解伤寒论》引用的经典，首先是《内经》《难经》，因此有"以经释论、以论证经"之说。而成氏并非仅使用《内经》《难经》条文进行注解，除《内经》《难经》外，其书还大量引用了宋以前其他文献。如少阳病提纲"少阳之为病，口苦，咽干，目眩也"，成氏先引《内经》文："《内经》曰：有病口苦者，名曰胆瘅"，再引《针灸甲乙经》文："《甲乙经》曰：胆者中精之腑，五脏取决于胆，咽为之使"。又如对炙甘草汤方主治脉结代之注释，"《脉经》曰：脉结者生，代者死"。

成氏注解《伤寒论》还引用了儒家经典,《论语》一条,《易》一条。如阳明病郑声,注曰:"郑声者,郑音不正也。《论语》云:恶郑声之乱雅乐。"辨脉法篇"寸口脉浮而紧,浮则为风,紧则为寒。风则伤卫,寒则伤荣,荣卫俱病,骨节烦疼,当发其汗也"。成氏注曰:"《脉经》云:风伤阳,寒伤阴。卫为阳,荣为阴,风为阳,寒为阴,各从其类而伤也。《易》曰:水流湿,火就燥者是矣。"以《易》理辅证《脉经》释"风则伤卫,寒则伤荣"。

成氏也引用了部分北宋当代文献,如赤石脂禹余粮汤一方,成氏注:"《本草》云:涩可去脱,石脂之涩以收敛之;重可去怯,余粮之重以镇固",其中"涩可去脱""重可去怯"文引自唐慎微《证类本草》。

成氏注解《伤寒论》引用的宋以前医学文献有《素问》《灵枢》《脉要》《难经》《金匮要略》《金匮玉函经》《脉经》《针灸甲乙经》《诸病源候论》《千金方》《外台秘要》,北宋当代医学文献有《证类本草》《圣济总录》,儒家经典《论语》《易》,另外还引《正理论》一条,《正理论》是印度婆罗门教哲学著作。

成氏引用的文献,几乎把当时能见到的中医经典搜罗殆尽。宋以前医学典籍11部,北宋医学典籍2部,儒家经典2部,印度经典1部,计16部早期经典文献。正如《清稗类钞》所云:"不通群经,不能治一经,此解经第一要义也",也表明成氏深厚的学术功底,以及何以耗时四十年方完成这样一部著作。

2. 朴实解经申明仲景原意

汉学治经重视训诂,训解字词,解释句意,而后探求文本原义。成氏注解《伤寒论》采用的就是这种朴实解经的方法,完全尊重《伤寒论》原文,清人郑佐新刻《伤寒论》序云:"依文顺释,如传大将之令于三军,不敢妄为增易。"

训解字词是训诂学的基本方法。《注解伤寒论》训解字词之处很多,有音训者,有义训者,成氏将生僻字列于每卷之末,称为"音释"。如卷一平脉法第二,"卫气弱,名曰惵",关于"惵"字,卷末音释:"惵,徒烦切，动惧貌"，在条文下注："慄者，心中气动迫怯。"

如条文内容比较简单明了，成氏便随文释义，简单解释句意。如平脉法"荣气盛，名曰章"一条，注曰："章者，暴泽而光。荣者，血也，荣华于身者也。荣盛故身暴光泽也。"

若条文内容较难较复杂，则多方引证，探求其内在含义。如卷三辨太阳病脉症并治第六，太阳病中风，火劫发汗，致发黄、欲衄、小便难，但头汗出、喘、谵语、哕、手足躁扰、捻衣摸床等症一条，成氏四处引《内经》条文申明其理，如"《内经》曰：诸胀腹大，皆属于热。腹满微喘者，热气内郁也。""《内经》曰：火气内发……若热气下入胃，消耗津液……久则胃中燥热，必发谵语。""《内经》曰：病深者，其声哕。火气大甚，正气逆乱则哕。""《内经》曰：四肢者，诸阳之本也。阳盛则四肢实，火热大甚，故手足躁扰，捻衣摸床，扰乱也。"

成氏之注释至为经典，后世评价甚高，金本《注解伤寒论》魏公衡序云："张仲景所著《伤寒论》，聊摄成无己为之注解，言意简诣，援引有据，直本仲景之旨，多所发明，非医家余书传释比。"

综上所述，宋金元时期伤寒学术研究受到宋代经学学风的重大影响，呈现出三种学术风格。一为经典辨疑思潮影响下的以己意解经，发挥仲景未尽之意，以韩祗和、庞安时、朱肱、许叔微等为代表，成为当时伤寒学术研究的主流。二为经典辨疑思潮影响下的错简重订思潮的滥觞，以元代朱丹溪为代表，虽然当时其势尚弱，但对后世影响深远。三为汉唐经学影响下的以经证经注释《伤寒论》，朴实解经申明仲景原意，以成无己为代表，其《注解伤寒论》为注释《伤寒论》的经典之作。宋金元时期是伤寒学术研究的第一个高潮期，学术成果极为丰硕，为明末清初第二次学术高潮的兴起打下了坚实基础，宋代经学学风在其中起到了重要作用。

参考文献

[1] 清·永瑢. 四库全书总目 [M]. 北京：中华书局，1965.

[2] 金·张从正. 儒门事亲 [M]. 北京：中国医药科技出版社，2011：1.

［3］杨世文. 走出汉学［M］. 成都：四川大学出版社，2008.

［4］元·戴良. 九灵山房集［M］. 北京：商务印书馆，1937：76.

［5］清·徐珂. 清稗类钞［M］. 北京：中华书局，1965：1984.

［6］金·成无己. 伤寒论注释［M］. 北京：中医古籍出版社，1986.

［7］金·成无己. 注解伤寒论［M］. 北京：学苑出版社，2009：1.

"料味"十足的药物研究方向转折

河南中医药大学　王琳　李成文

宋金元时期是中药学承前启后的重要阶段，由于中医基础理论的发展创新与临床医学的迫切需要，对中药理论提出了更高的要求。中医药学家们不再承袭南北朝隋唐时期研究本草的方法，一改以资料汇集整理及搜集中药品种和基源考证为重点的研究方式，深入探讨中药药性、药理、归经、升降浮沉等基础理论，以满足临床需要。这是中药学发展史上的重大转折，开创了中药研究的新局面，对后世产生了不可估量的影响。

一、深入研究中药药性

宋金元时期，不少医家对中药药性进行深入研究，专著明显增多，以《本草衍义》《宝庆本草折衷》为代表。北宋寇宗奭认为临证处方，全凭了解药性，"疾病所可以凭者医也，医可据者方也，方可持者药也。苟知病之虚实，方之可否，若不能达药性之良毒，辩方宜之早晚，真伪相乱，新陈相错，则曷由去道人陈宿之蛊……"因此应用《素问》有关药理理论解释中药药效，并与临床相互验证，著《本草衍义》。如天门冬"治肺热之功多，其味苦，但专泄而不专收，寒多人禁服"。《本草衍义》的问世，在北宋与金元中药学发展过程中起着一定的纽带作用。载药789种的陈衍《宝庆本草折衷》则吸取了历代本草研究的教训，以药性研究作为重点，并以临床疗效作为归纳药性的根据，并不是凭空臆断或以纸上猜度。如将前代本草中属于温热药之列的薄荷、假苏、水苏、香薷皆为"理风热解毒"，故其"性之凉必矣"。而"悉以温称，殆非所宜"。

另外，宋代还有两部单味药专论，丁谓的《天香传》、杨天惠的《彰明附子传》，此二书的作者分别在沉香、附子产区进行实地考察，其药性确切，实用性很强。

二、创立中药归经学说

中药归经是指中药对机体某些部位的选择性作用。自《本经》至宋代，本草缺乏有关归经论述。北宋寇宗奭在论述泽泻功效时，提出"引药归就肾经"之说。金代张元素"辨药性之气味，阴阳厚薄、升降浮沉、补泻六气、十二经及随证用药之法，立为主治秘诀，心法要旨"，创立归经学说。认为治病用药应取各性之长，各归其经，则力专用宏，疗效显著。如黄连入心经泻心火，黄芩入肺经与大肠经泻肺火及大肠火，白芍入肝泻肝火，石膏入胃经泻胃火等。同时，张元素还首创中药引经报使学说，制方必须"引经极使"，才能发挥药力。归经学说的问世架起了中药与临床之间的桥梁，有利于指导临床用药，成为中药基础理论的重要组成部分。

张元素门人李东垣、王好古分别著《用药法象》《汤液本草》与《医垒元戎》，充实和发挥归经理论。尤其是《医垒元戎》论述主治脏腑病症的药物，实乃归经理论的总结。故金元时代，药物归经之说大为盛行。

三、研究中药升降浮沉

升降浮沉是指药物作用的趋向性。对此药性的研究，也是宋金元时期药物学学术创新的一个方面。如，张元素秉承《内经》理论，在用药的过程中，总结出药物具有升降浮沉之性。而这种升降浮沉之性，乃是由药物的质地、气味、种类、炮制、地域环境等因素所决定的，从而表现为固有性、特殊性、双向性、不显性、可变性等方面的趋向性。如同一种药物，入药部位不同，升降浮沉作用亦因之各异。"大凡花叶及质地轻扬的药物能够升浮，子实和质地重浊的药物能够沉降。"如"麻黄体轻清而浮升，桂枝体轻而上行，浮而升，薄荷浮而升，石膏体重而沉降，杏仁浊而沉降"。有些药物的功效表现出两个方面的作用趋向，既可升浮，又能沉降，即升降浮沉具有双向性。《医学启源》也记载有"（黄连）气味俱厚，可升或降""（干姜）气味俱厚，半沉半浮，可升可降""（甘草）气薄味厚，可升可降""（当归）气厚味薄，可升可降"等。中药有寒热温凉之性、酸苦甘辛咸五味之别，其药物升降浮沉之性不同。正如医家王好古所云："夫气者天也，温热者，天之阳。寒凉者，天之阴。阳则升，阴则降。""味者地也，辛甘淡地之阳，酸苦咸地之阴；阳则浮，阴则沉。"

在药用根梢法中，张元素提出根升梢降的认识。《医学启源》云："当知病在中焦用身，上焦用根，下焦用梢。经曰：根升梢降。"医家王好古也云："大凡药根有上、中、下，人身半以上，天之阳也，用头，在中焦用身，在身半以下，地之阴也，用梢。"上述认识，在解释药性作用原理方面起到了一定的作用。故根据升降浮沉的药性趋向性进行选择，对临床用药具有指导性作用，给药物学的发展开拓了一个新的境界。李时珍称赞张元素曰："大扬医理，灵枢之下，一人而已。"

四、创立新的中药分类方法

受宋儒理学，尤其是格物致知思想的影响，当时的医家，观察动、植物之本性，探究物理造化之玄机，总结出"万物皆有法象"的思想。

在中药分类理论发展方面，当推张元素的《珍珠囊》和《医学启源》，李东垣的《药类法象》和《用药心法》，他们在宋人的基础上进一步探求药物奏效的原理，以药物形、色、气、味、体为主干，利用气化、运气和阴阳五行学说，建立了一整套法象药理模式，极大地丰富了中药的药理内容。

张元素坚持"药类法象"的认识方法，对前人所论"药物气味厚薄、寒热升降"之理论进行发挥，并绘有"药象阴阳图"。以先人气味厚薄之升降理论为依据，形成了以升降浮沉为中心的药类法象思想。如在《医学启源》中就将药物分列为"风升生""热浮长""湿化成""燥降收""寒沉藏"五大类，他认为某一类的药物，得某一四时天地之气，这类药物就具有某一天地之气之功。如"风升生"一类，将具有疗风、疏风、生发、上升药理作用的药物，划分到此类，并以春之象来解释这类药物之理，如麻黄升散而发汗，柴胡、升麻生发少阳肝胆之气等等，张氏的"药类法象"从阴阳四时之象中寻求药物的机理，是将阴阳、四时、五行、气味厚薄、寒热温凉，溶在自然中，以"象"的维度和喻义来感悟药物的性质及功能特性。强调用药应遵循"四时之度，五行化生，各顺其道，违则病生"之原则。李东垣承袭了张氏理论并加以完善，在《药类法象》和《用药心法》中都记载了用药法象与天地阴阳、气味厚薄清浊的关系，药味与升降关系的药性要旨等内容。认为生长化收藏以配四时："是以味薄者升而生，气薄者降而收，气厚者浮而长，味厚者沉而藏，气味平者化而成。"

五、中药药理研究

"药理"之名出现在宋代。宋徽宗《圣济经》卷之九的篇名即为"药理篇"，宋金元时期药理研究逐渐兴盛起来。

1. 对比法药理实验

如宋代苏颂《本草图经》记载鉴别真"上党人参"的方法："欲试上党人参，但使二人同走……含者气息自如，其人参乃真也。"这种对比观察法可谓独具匠心。通过临床药理实验，揭示了人参抗疲劳的作用，并以此作为鉴别药物真伪的指标。寇宗奭《本草衍义》载："常山者，鸡骨者佳。"通过给疟疾患者服用不同种属的常山，通过临床对比法观察，从而得出鸡骨常山的药效最强。

2. 建立动物病理模型

寇宗奭《本草衍义》是一部以实验为特殊风格的著作，他亲自检查鹳巢、鸬鹚、饲养斑鸠，还通过建立动物病理模型来进行药理实验。如《本草衍义·卷六》"自然铜"条下载有用自然铜喂翅膀骨折的大雁，经过一段时间，病雁痊愈，"后遂飞去"的内容。通过建立自然铜治疗大雁骨折的动物模型，从而得出自然铜具有接骨的功效，非常具有科学意义，其实验思想也给后人进行中药药理研究以启迪。

3. 临床药理观察

《本草衍义·卷之十九》中对薄荷的动物实验，"猫食之即醉"，以证明薄荷的麻醉药理作用。《本草衍义·卷之九》对石龙芮"取少叶揉击臂上，一夜作大泡，如火烧者是"。既鉴定其品类，又是一种药理实验的证明。

朱丹溪在《本草衍义补遗》中运用药理的思维形式，强调某种药物的功效。如《本草衍义补遗》款冬花条下曰："款冬花，气温，味甘辛，温肺上嗽……《衍义》云：有人病嗽多日，或教以烧款冬两三枚于无风处以笔管吸其烟，满口则咽，数日效。"实则是对药理作用的再认识，是一种运用药理的思维形式，而这种思维形式正是力求遣方用药达到极致的途径。

总之，宋金元时期药物学研究的转折，取得了卓越的成就，居同时期世界药物学的领先地位，对后世本草学、方剂学、治疗学的发展产生了深远的影响。

参考文献

［1］李成文. 宋金元时期中医学发展特点及其对后世的影响［J］. 中国医药学报，2003，18（3）：133-135.

［2］国家中医药管理局《中华本草》编委会. 中华本草［M］. 上海：上海科学技术出版社，1999：615.

［3］江苏新医学院. 中药大辞典［M］. 上海：上海科学技术出版社，1977：2307.

［4］金·张元素. 医学启源［M］. 北京：人民卫生出版社，1978：171.

［5］裘沛然. 中国医籍大辞典［M］. 上海：上海科学技术出版社，2002：256.

［6］柳长华. 陈士铎医学全书·本草新编［M］. 北京：中国中医药出版社，1999：159.

［7］清·吴仪洛. 本草从新［M］. 北京：中医古籍出版社，2001：93.

［8］田思胜. 沈金鳌医学全书·要药分剂［M］. 北京：中国中医药出版社，1999：1160.

齐头并进的"经方"与"官方"

河南中医药大学　李成文

黑龙江中医药大学　马艳春

宋金元时期是方剂学发展的重要时期，政府高度重视，基础理论与临床医学显著进步，深入研究方剂理论，探讨方剂分类方法，以病因病机研究为基础创制新方，方书空前增多，"经方"崛起，《太平惠民和剂局方》（简称《局方》）盛行，对方剂学的发展产生了巨大影响。

一、政府高度重视

（一）组织编纂方书

宋代政府对中医学极为关注，制定许多发展中医的政策，提高医生社会地位，加上范仲淹提出"不为良相，当为良医"后，文人从医与日俱增，知医成为风尚，儒医增多，因而政府及文人编撰方书风气盛行。由政府组织编纂的大型方书主要有《太平圣惠方》《太平惠民和剂局方》《神医普救方》《圣济总录》等。北宋政府校勘并出版的大量方书，对方剂学的发展起到了巨大的促进作用。

1. 宋太宗征诏医方编纂《太平圣惠方》与《神医普救方》

公元978年，宋太宗赵炅诏命翰林医官院诸太医各献家传经验方，加上太宗即位前亲自搜集的经验效方千余首，共16834个方剂（涉及五脏病证、内、外、骨伤、金创、胎产、妇、儿、丹药、食治、补益等），由翰林医官使王怀隐，副使王佑、郑奇，医官陈昭遇等"参对编类"纂为《太平圣惠方》（简称《圣惠方》）100卷，并根据疾病证候分为1670门，以门统方，每门先论后方，理、法、方、药具备，全面系统地反映了宋初以前医学发展水平，是继《备急千金要方》《千金翼方》《外台秘要》之后的又一部方书巨著，对后世产生了很大影响。庆历六年（1046年）福建何希彭对《太平圣惠方》进行认真筛选，辑为《圣惠选方》60卷，载方6096首，被作为中医教材沿用数百年，并东传朝鲜、日本等国，今已失传。宋仁宗有感地方缺少良医而令医官周应从《太平圣惠方》中选摘切要方剂编成《简要济众方》5卷，并于1051年颁布。

981年宋太宗令贾黄中领衔，携宗讷、刘锡、吴淑、吕文仲、杜镐、舒雅等历时五年，编纂《神医普救方》1000卷，因完成于雍熙年又称《雍熙神医普救方》。这是继《太平圣惠方》后的又一次方剂大荟萃。因卷帙过繁，不易流行，至南宋初年即已失传。

2. 宋徽宗主持编纂《圣济总录》

北宋末政和年间，宋徽宗赵佶诏令征集当时民间及医家秘方，加上内府所藏秘方约2万个，由圣济殿御医整理汇编为《圣济总录》（又名《政和圣济总录》）200卷，分为内、外、妇、儿、五官、针灸、养生、杂治等66门。每门之下分为若干证，每证之首先论病因病理，次述治法方药，综合概括内、外、妇、儿、五官、针灸、正骨等13科。内容极为丰富，宋徽宗亲自作序，后由金政府印刷出版。所录方剂中，丸、散、膏、丹、酒剂等明显增加，充分反映了北宋重视中成药的特点。

3. 两宋政府编纂《太平惠民和剂局方》

宋神宗赵顼于1076年创办太医局卖药所（又称熟药所），后又建立修合药所炮制加工中药，继之又分别改为医药惠民局、医药和剂惠民局。1130年南宋设立和剂局，1142年改为太平惠民局由政府生产销售中药。《局方》是我国第一部成药制剂药典。最初为熟药所的配方底册，因熟药所原在太医局下，故被称为《太医局方》。1151年改为《太平惠民和剂局方》，简称《和剂局方》或《局方》。该书经多次修订补充直到淳祐年间（1241~1252年）定型，现通行本为南宋许洪校订本，全书10卷，将788个方剂分为诸风、伤寒、诸气等14门，方后详列药物组成、主治、炮制方法及制剂工艺等。《局方》所用剂型繁多，包括丹剂76个、煎剂2

个、圆剂280个、煎圆剂8个、汤剂125个、圆子剂3个、散剂224个、饼子4个、饮剂21个、散子3个、膏剂19个、饮子5个、水煮圆2个、锭剂2个、煮散2个、其他剂型9个。由于政府生产的中成药货真价实，效果显著，应用方便，因此倍受人们的青睐，《局方》也很快在全国普及。

（二）宋仁宗设置校正医书局校勘出版方书

1057年宋神宗赵顼根据枢密使、宰相韩琦所奏，批准成立校正医书局，隶属编修院；命韩琦为提举，后改为范缜，直集贤院、崇文院掌禹锡等4人为校正医书官院。历时10余年校勘并由国子监出版的《伤寒论》（112方）、《金匮要略方论》（226方，晋代以后没有传本）、《备急千金要方》（5300方）、《千金翼方》（2571方）、《外台秘要》（6000方）等方书，使宋以前的方剂得以广泛流传并应用于临床，促进了方剂学的发展，同时也使张仲景之方成为经方。

（三）宋神宗令太医局独立对方剂的影响

宋初在太常寺下设置太医局，但尚未创设正式的学校。庆历（1041~1048年）时，范仲淹奏准："于太常寺，始建太医局，培养医师，学习《素问》《难经》、脉喉、修合药饵、针灸等"，并规定"凡医师未经太医局学师，不得入翰林医官院"。1076年王安石在宋神宗支持下改革中医教育，将太医局列为独立机构，定期招生，设大方脉、小方脉、风科、疮肿折伤科、眼科、产科、口齿咽喉科、针灸科、金镞书禁科等专业；实施三舍教育法，选拔翰林医官以下与上等学生及在外良医担任教师，开设《素问》《难经》《伤寒论》《诸病源候论》《太平圣惠方》等课程。尤其是《伤寒论》与《太平圣惠方》对方剂学的发展具有重要的促进作用。

二、"经方"崛起

北宋活字印刷技术彻底改变了传统手抄书籍的落后方式，使校正医书局与国子监校勘印刷出版的《伤寒论》《金匮要略方论》得以流行与普及。而太医局又将《伤寒论》作为方脉科（内科专业）的必读之书，因此从事《伤寒论》研究的人员明显增多，如著名医学家韩祗和、朱肱、庞安时、许叔微、郭雍、成无己等从不同角度阐发《伤寒论》辨证论治精神，使伤寒学派初具规模。许多医家不但临证应用张仲景之方，并进行加减化裁，如刘完素治疗热在半表半里用大小柴胡汤，热在里用承气汤，并创三一承气汤、三化汤等。由于伤寒学研究的兴盛，张仲景学术地位空前提高；于是尊张仲景为医圣，《伤寒论》为医经，其"方而天下则，法而万病祖"。将《伤寒论》与《金匮要略》之方称为"经方"，其他方则为"时方"，至此"经方"迅速崛起，竟形成经方派，俨然与时方对峙。对后世方剂学的发展产生了深远的影响，至今中医高等院校《方剂学》教材中仍收录许多张仲景《伤寒论》《金匮要略》的方剂。故清代著名医学家徐大椿在《医学源流论》中评价张仲景说："其方则皆上古圣人历代相传之经方，仲景间有随症加减之法……真乃医方之经也。"并在给尤怡的《金匮要略心典》作序时再次赞誉："惟仲景则独祖经方而集其大成……其可靠者惟此两书，真所谓经方之祖，可与《灵》《素》并垂者。"

三、《局方》与中成药盛行

北宋实行中成药专卖制度，由熟药所、惠民局等主管中成药的生产与销售，由于中成药货真价实，效果显著，应用方便，因此倍受人们的青睐，其配方至南宋逐渐发展演变为《太平惠民和剂局方》，并很快在全国普及，"官府守之以为法，医门传之以为业，病者持之以立命，世人习之以成俗"，可见《局方》影响之大。朱震亨初学中医时对《局方》手不释卷，赞扬道："《和剂局方》之为书也，可以据证检方，即方用药，不必求医，不必修制，寻赎见成丸散，疾病便可安痊。"《局方》收载方剂788个，其中丸剂近300个，散剂200多个，还有实际上是煮散或沸水点服的冲剂；而《圣济总录》所载两万余方，大多是丸、散、膏、丹、酒等剂型，汤剂很少，也说明中成药具有显著的优势与特色。另外，《局方》

的盛行标志着中医方剂走上了由博返约的道路。

四、民间方书大量涌现

宋代虽然有政府编纂收方逾万的《太平圣惠方》《圣济总录》,但其卷帙庞大反而应用不便;并仍然继承晋唐收集编纂方书传统,并受宋太祖、宋太宗、宋徽宗的影响,文仕、儒医及医生,或整理家藏方与个人秘方,或收集民间验方,且对众多方药进行筛选甄别,涌现出大量重视疗效、突出实用、分科精细、简要质朴、方有专长、方便易行的个人方书,体现了方剂学发展的新趋势。代表著作主要有王硕《易简方》、严用和《济生方》、苏轼与沈括《苏沈良方》、张锐《鸡峰普济方》、杨士瀛《仁斋直指方》以及《旅舍备要方》、陈言《三因极一病证方论》、王兖《博济方》、许叔微《普济本事方》、刘完素《黄帝素问宣明论方》、罗天益辑录的《东垣试效方》、杨用道《附广肘后方》、朱震亨《局方发挥》、许园祯《御药院方》、孙允贤《医方集成》、李仲南《永类钤方》、陈子靖《医方大成》、危亦林《世医得效方》、忽思慧《饮膳正要》等。而唐慎微《证类本草》亦收录单方3000余个,首开本草附列医方的先例。

五、突出方剂实用性

受宋金元时期创新与务实风尚的影响,加之中医学发展的客观需要,金元医学家们不崇尚古方,如刘完素批判时人"倚约旧方"与《局方》用药之偏,指出"天以常火,人以常动,动则属阳,静则属阴,内外皆扰,故不可峻用辛温大热之剂",而宜用寒凉。张从正对麻知几说:"公慎勿滞仲景纸上语""余非敢掩人之善,意在救人耳"。张元素倡导"古方新病,甚不相宜,反以害人"。朱震亨认为操古方以治今病,其势不能尽合,并发扬其师许谦"读仲景书,用仲景之法,然未尝用仲景之方,乃为得仲景之心"的治学精神。他们在新创立的中医药基础理论指导下,创制了许多突出实用的新方,如钱乙的六味地黄丸、导赤散、泻白散,严用和的济生肾气丸，刘完素的防风通圣散、双解散、芍药汤、地黄饮子、三一承气汤、三化汤、厚朴枳实汤等，张元素的九味羌活汤、当归拈痛汤，李杲的补中益气汤、当归补血汤、普济消毒饮，《丹溪心法》中的左金丸、大补阴丸、二妙散、越鞠丸等；尤其是《局方》中收录的四君子汤、失笑散、二陈汤、理中汤、至宝丹、通关散、川芎茶调散、四生圆、人参败毒散、牛黄清心圆等丸散成药，这种重视方剂实用性的理念，不仅使临床医学跃上了一个新台阶，而且也促进了方剂学的发展与进步。

六、创制香药方剂

宋代经济高度发达，中外贸易进口了大量的香料，不仅香文化盛行，而且不少香料如乳香、龙涎香、苏合香、龙脑、沉香、肉豆蔻、安息香、丁香等被发现具有理气、解郁、化滞、开窍、启神功效，而收入《开宝本草》《证类本草》《大观本草》《政和本草》《苏沈良方》《普济本事方》《易简方》《济生方》等众多本草著作及方书，还创制了许多香药方剂，促进了本草学、中医基础理论及临床医学的发展与进步。如《太平圣惠方》以香药命名的方剂有乳香丸、沉香散、木香散、沉香丸等约120首，用乳香多达65次。《局方》中"诸心痛门"以香药命名的医方就有沉香散3首，沉香丸1首，木香散6首，木香丸6首，丁香丸1首。特别是苏合香丸作为中医芳香开窍的著名代表方剂之一，用来治疗各种急性传染病、结核病、瘀血疼痛等。《圣济总录》以香药作丸散汤剂之名甚丰，如以木香、丁香为丸散的方就多达上百首，仅"诸风"一门即有乳香丸8种，乳香散3种，乳香丹1种，木香丸5种，木香汤1种，没药丸5种，没药散2种，安息香丸2种，肉豆蔻丸1种。

七、提出按功效类分方剂法

宋金时期由于方剂数量迅速增加，急需要对大量的方剂进行重新分类，原有按病分类法已不能满足实际需要，加之辨证施治理论崛起，打破了以往一病一方的用方形式，而且同一方剂可反复出现在不同的病证之中，因此探寻新的方剂分类方法成为医家们关注的焦点之一。南宋·许叔微首先使用"七方十剂"名词，金·成无己在《伤寒明理论·药方论》中进一步阐发说："制方之体，宜、通、补、泻、轻、重、涩、滑、燥、湿十剂是也。制方之用，大、小、缓、急、奇、偶、复七方是也。"《圣济经·卷之十·审剂篇》云："故郁而不散为壅，必宣剂以散之，如痞满不通之类是也。留而不行为滞，必通剂以行之，如水病痰癖之类是也，不足为弱，必补剂以扶之，如气弱形羸之类是也。有余为闭，必泄剂以逐之，如膜胀脾约之类也。实则气壅，欲其扬也，如汗不发而腠密，邪气散而中蕴，轻剂所以扬之。怯则气浮，欲其镇也，如神失守而惊悸，气上厥而瘨疾，重剂所以镇之。滑则气脱，欲其收也，如开肠洞泄便溺失，涩剂所以收之。涩则气着，欲其利也，如乳难内秘，滑剂所以利之。湿气淫胜，重满脾湿，燥剂所以除之。津耗为枯，五藏痿弱，荣卫涸流，湿剂所以润之。举此成法，变而通之，所以为治病之要也。"由此开启了按功效类分方剂的大门，对后世产生了重大影响。

八、重视方剂理论研究

宋金元时期，方剂配伍规律研究也受到重视，方剂理论日益丰富；在理学"格物致知"影响下，开始探讨医方义理。组方注重君臣佐使，强调主次分明，讲究协同，相辅相成，相反相成，阴阳调和，制方遣药力主精专，药病相合；这对推动方剂学的发展起了重要作用。如刘完素以研究病因病机制论为基础而指导创制新方，深入阐发火热病机，强调"六气皆从火化"，针对外感风邪化热或兼有里热证的病因病机，提出辛凉或甘寒解表治疗原则，将辛温药与苦寒药相配，创制双解散、防风通圣散新方，它不但迈出了用辛凉解表法治疗风热表证的第一步，而且突破了《伤寒论》用温药发表、先表后里的成规，改变了北宋以前但凡外感病不加辨证即用麻黄汤与桂枝汤的不良风气，补充了张仲景的不足；

85

并使《素问·至真要大论》"风淫于内，治以辛凉，佐以苦甘，以甘缓之，以辛散之"之意不解自明，为辛凉解表大法的完善以及吴瑭创制桑菊饮与银翘散等辛凉解表方剂奠定了基础。风药与清热药合用治疗火热病，体现了《素问·六元正纪大论》"火郁发之"之意，后世张从正用防风通圣散原方加葱根、豆豉治疗头项偏肿连一目症，汗而发之即愈，以及李杲治疗大头瘟的普济消毒饮，也是大量苦寒药之中配伍少量的风药；防风通圣散中宣、清、通三法和辛苦寒药并举的配伍规律，充分体现了刘完素重视阳气怫郁，开发郁结，宣通气液，促进气血流通的用药特点。另外还重视药引对方剂功效的影响，其《黄帝素问宣明论方》348个方剂中有249方运用的药引多达50余种，占全部方剂的70%，作用涵盖了顾护脾胃、引药入病所、减低毒性、增强疗效、防阴阳格拒、矫味等多方面，丰富了方剂学理论，也为后世医家研究和运用药引提供了很有价值的参考。张元素深入研究制方理论，根据疾病谱改变、病因病机与发病规律，结合临床实际，重视气味配伍，总结风制法、暑制法、湿制法、燥制法、寒制法5种制方原则与大法，首次阐发以五味之间的相生相制关系立方治病。如"风制法：肝、木、酸，春生之道也，失常则病矣。风淫于内，治以辛凉，佐以苦辛，以甘缓之，以辛散之"（《医学启源·用药备旨》）。即风淫于内，当是肝木失常，火随而炽，治以辛凉，是为辛金克其木，凉水沃其火，创制当归拈痛汤、九味羌活汤等新方。李杲以脾胃理论为指导，创制补中益气汤、升阳益胃汤、升阳散火汤、升阳除湿汤等治疗脾胃内伤的新方；制方重视药物升降浮沉的配合，讲究君臣佐使，根据疾病的病因病机与临床表现，寒温并用、攻补兼施，散敛结合，灵活配伍，并能因时、因地、因人、因脏腑经络所伤之不同，随症加减，灵活权变；用药少则2味，多则可至20多味；当归补血汤只有2味药，补中益气汤8味，普济清毒饮14味，生津甘露饮子24味。如脾胃不足以白术为君，人参、黄芪为臣，甘草、芍药、桑白皮为佐，黄连为使；心火亢盛以黄连为君，黄柏、生地黄为臣，芍药、石膏、知母、黄芩、甘草为佐；肝木妄行以柴胡为君，防风、芍药、肉桂为臣，羌活、独活、藁本、川芎、蔓荆子、白芷、猪苓、泽泻、黄柏、知母、石膏为使；肺金受邪以人参为君，黄芪、青皮、橘皮为臣，白术、白芍、桂枝、桑白皮、木香、槟榔、五味子为佐，桔梗为引；胃水反来侮土以干姜为君，白术、川乌为臣，苍术、附子、肉桂、茯苓、猪苓为佐，泽泻为使。李东垣治内伤脾胃致咳嗽者用补中益气汤，春月加佛耳草、款冬花，夏月加五味子、麦冬，秋冬加麻黄；久病痰嗽去人参，以防痰嗽增益耳。

金代成无己著《伤寒明理论》，用《黄帝内经》四气五味理论，对《伤寒论》中桂枝汤、麻黄汤、大青龙汤、小青龙汤、大承气汤、大柴胡汤等20个常用方剂的君臣佐使、组方原理及方药之间的配伍关系进行了深入阐发，开方论之先河。如阐发桂枝汤："桂，味辛热，用以为（君），必谓桂犹圭也。宣道诸药，为之先聘，是犹辛甘发散为阳之意。盖发散风邪必以辛为主，故桂枝所以为君也。芍药味苦酸微寒，甘草味甘平，二物用以为'臣''佐'者，《黄帝内经》所谓风淫所胜，平以辛，佐以苦，以甘缓之，以酸收之。是以芍药为臣而甘草为佐也。生姜味辛温，大枣味甘温，二物为'使'者，《黄帝内经》所谓风淫于内，以甘缓之，以辛散之。是以姜枣为使者也。"

总之，宋金元时期由于政府对中医学的高度重视，中医基础理论的长足发展，临床医学的巨大进步，以及中医学自身发展的客观需要，促进了中医方剂学的发展，并对后世产生了重大影响。

参考文献

［1］李成文. 中医史［M］. 北京：人民军医出版社，2009：63.

［2］李经纬. 中医史［M］. 海口：海南出版社，2007：183.

［3］刘洋. 徐灵胎医学全书［M］. 北京：中国中医药出版社，1990：150.

［4］清·尤怡. 金匮要略心典［M］. 北京：中国中医药出版社，1992：3.

［5］章健. 宋代官刊方书和个人方书特点探讨［J］. 中华医史杂志，2001（2）：12-14.

［6］谷胜东. 金元时期社会因素对方剂学发展的影响［J］. 中华医史杂志，2003，33（3）：155-159.

［7］王琳，李成文．宋代香文化对中医学的影响［J］．中华中医药杂志，2010，25（11）：1874–1876．

［8］赵佶．圣济经［M］．北京：人民卫生出版社，1990：185–186．

［9］朱建平．中医方剂学发展史［M］．北京：学苑出版社，2009：79．

［10］李成文．中医各家学说［M］．上海：上海科学技术出版社，2009：21–22．

［11］李成文，张志杰，武士峰．刘完素对药引的运用经验［J］．中医杂志，2005，46（3）：235．

［12］金·成无己．伤寒明理论［M］．上海：商务印书馆，1955：45．

中医针灸的春天

河南中医药大学　李成文　叶险峰　闫杜海

宋代是针灸学发展的重要时期，晋唐以来长期的知识积累结出了丰硕的果实，针灸基础理论、临床治疗与实验教学等方面取得了较大的成就；针灸学专著以及含有针灸学内容的综合性著作增多，这与北宋社会背景有着极其密切的关系。

一、政府对针灸学的重视

北宋九位皇帝，除宋英宗赵曙、宋钦宗赵恒外均重视中医学，据《宋史》《宋会要辑稿》《宋刑统》等记载，北宋时期政府颁布的中医药卫生诏令就有200多项；尤其是开国皇帝宋太宗善艾灸，宋仁宗赵祯喜欢针灸，对针灸学研究的积极意义不可低估。政府组织校勘出版针灸古籍、开展针灸教育、编纂针灸著作、铸造针灸铜人等发展针灸的具体措施，对北宋针灸学的发展产生了重大影响。

1. 提高医学与医家社会地位

北宋政府重视中医学与针灸学的发展，建立了较为完备的中医药机构，设置"大夫""翰林"等医疗官职，等同于文官，这明显提高了医家的社会地位。宋徽宗为了提高中医学的社会地位，于1103年（崇宁二年）诏令在国子监设立"医学"，与太学、武学与律学三学并列，吸收儒生学习中医，造就有文化素养的中医学人才，更进一步说明政府对中医学的高度重视。

另外，北宋政府着重文治，重视文仕培养与选拔，积极推行科举制度，大量录用进士；受范仲淹"不为良相，当为良医"的影响，不少不愿入仕或不能入仕的文人进入中医学领域，改善了中医队伍结构，文化素质及整体水平明显提高，增强了针灸学研究力量。

2. 校勘出版针灸古籍

北宋政府鉴于许多重要医籍濒临亡佚，于1057年设置"校正医书局"，集中了掌禹锡、林亿、张洞、苏颂、孙奇、高保衡、孙兆等全国著名学者与医学家校勘古代重要医籍多达30多部，"正其讹谬，补其遗佚，文之重复者削之，事之不伦者缉之"（高保衡等《新校备急千金要方序》），并由国子监刻版印刷发行。其中包括皇甫谧的《针灸甲乙经》、孙思邈的《备急千金要方》等，促进了针灸学的普及与流传。

由于受宋学学风的影响，校正医书局的学者们虽然纠正了不少谬误，但在校勘过程中务求其速，常常缺乏众本对校，考据往往表现得过于自信，刻意求新，对针灸古医籍进行重新编次，删改原文，无端增补，误改误注之弊，也给后人学习、研究、整理古医籍留下不少困惑。

3. 太医局开设针灸专业

北宋政府继承唐代中医教育制度，王安石于1076年改革中医教育，将太医局从太常寺中分离出来，成为独立教育机构；建立完善的规章制度，包括各专业培养目标、行政设置、学科设置、课程设置、学制和考试、升级、毕业、奖罚等具体措施。太医局设置针灸专业，与大方脉、小方脉、风科等并列，定期招生，统一教材，改变传统师徒相授及自学为主的中医教育模式，培养了大批中医药与针灸人才，这对当代的中医教育影响巨大。

针灸科必修《素问》《难经》《诸病源候论》《本草经》《备急千金要方》《针灸甲乙经》等课程，采取太学的"三舍升试法"［学生分为外舍生（低年级）、内舍生（中年级）、上舍生（高年级），外舍生经月考、年考得升内舍，又经考试得升上舍］分级教学及其考试制度，每月1次私试，每年1次公试；成绩分为优、平、否三等，优良者升为内舍；每年1次会试，及格者升为上舍。还根据学生的品德和技术水平，将上舍分为上、中、下三等。为了使理论与实践相结合，培养高级针灸人才，规定学生学习期间参加临床实践，轮流为太学、律学、武学的学生及各营将士治病，年终根据每个学生的临床记录考察其成绩，按疗效高低分为上、中、下三等，其失误多者，酌量轻重给予处罚，严重者勒令退学。

4. 组织编纂《铜人腧穴针灸图经》

宋初针灸盛行，但历代相传的针灸书籍辗转传抄，差讹错谬甚多，有关经络循行路线，众说纷纭，莫衷一是，腧穴名称繁杂，部位不确，无以为准。因此，宋仁宗诏令著名的针灸学家、尚药奉御王惟一对前代针灸腧穴文献进行系统整理，充分说明了北宋政府对针灸学的重视程度。王惟一奉旨后，大量查阅文献资料，搜集历代《针灸甲乙经》《备急千金要方》《外台秘要》《太平圣惠方》等有关针灸著述，并结合自己的临床实践，加以反复考证、校勘、推敲，订正讹谬，"定偃侧于人形，正分寸于腧募……总汇诸说，勒成三篇"，于天圣四年（公元1026年）撰成《铜人腧穴针灸图经》，又名《天圣针经》或《图经》。《图经》集宋代以前针灸学之大成，记载腧穴657个，统一了各家之说，使经络循行和腧穴位置客观化、规范化，补充了腧穴的主治作用，增添了新的腧穴（如青灵、厥阴俞、灵台等），充实了针灸学的理论宝库，是继皇甫谧之后对针灸著述的又一次总结，继《针灸甲乙经》之后的又一部针灸巨著，并起到了承前启后的作用，对中医经络、针灸学术的发展与普及，有很大的推动作用。不仅是当时医学生及临床者的必读之书，也是我们现在学习继承和研究发扬祖国针灸学极有价值的参考文献。

《铜人腧穴针灸图经》刊行之后，王惟一恐其不易保存，日久湮没或传之出现讹谬之处，创造性地将《图经》刻于石碑上，名为"针灸图石壁堂"，放置当时京城开封大相国寺仁济殿内，昭示大众，便于学者观摩，永垂后世。元初迁往北京，由于朝代变更，星转月移，石刻已"漫灭不完"，字迹模糊难辨，故到了明代，竟然把它当作修筑京师城垣的材料，而埋入土中，沉睡几百年，直到1971年在北京出土，重见天日，但却不能恢复原貌。

北宋末年宋徽宗组织编写《圣济总录》，虽非针灸专著，然对经穴排列顺序、经络与腧穴关系作了较大调整，不仅将354腧穴全部归属十四经脉，并根据《灵枢·经脉》的记述，依经脉行走方向作了重新编排，对奇经八脉除任督脉以外的六脉所属穴位逐一作了说明，但尚有部分经穴的排列次序与经脉循行分布不符。

《铜人腧穴针灸图经》《圣济总录》与北宋政府另外编纂的《太平圣惠方·明堂》一起，进一步充实完善了经络学说，为统一经穴排列顺序，经穴理论的条理化、系统化、规范化奠定了基础，对后世影响较大。

5. 铸造针灸铜人

北宋政府为了方便针灸直观教学与治疗，宋仁宗于1027年又命王惟一主持设计铸造立体铜人模型，其铸铜人的意义和作用，正如夏竦所云："去圣浸远，其学难精，虽列在经络，绘之图素，而粉墨易糅，豕亥多讹……传心岂如会目，著辞不如案形，复令铜人为式。"王惟一受命后同工匠一起，花费将近1年时间，用精铜铸造等身大铜人两座，工艺精巧，仪如裸人，身高五尺三寸，其外壳分腹背两面，可以开合，扣起来是一个整体；体内脏腑齐全，体表外面标有经络腧穴及名称，不是用银刀所刻，而是用一种错金（即镀金）镀写的。体内穴道灌入水银（有人认为是水），外表涂以黄蜡，将所注腧穴名称覆盖，以考核学生或医生的针灸技术；若刺中某个穴位，起针时则水银随针而涌，否则稍许偏斜，则针扎不进也。正如夏竦为《图经》作序中所云，铜人"内分脏腑，旁注豀谷，井荥所会，孔窍所安，窍而达中，刻题于侧，使观者烂然而第，疑者涣然冰释……肇颁四方……景式万代……"，宋仁宗将其视为国宝，令一具置于翰林医官院，一具置于大相国寺仁济殿。靖康之变后，针灸铜人一具流入襄阳，不知所终；另一具也成为宋金议和条件之一被金人掳走；宋以后，历代统治者都视铜人为国宝。蒙古灭金后将针灸铜人运回大都（北京），放在太医院三皇庙中的神机堂内供人们观赏。因铜人出现缺损，1260年元世祖命尼泊尔工匠阿尼哥对其进行修复，历时5年完成（《元史·方技工艺传》）。"洪武初，铜人取入内府，图经尚存"（《大明一统志》），后不知去向。

针灸铜人的铸造成功，具有划时代的意义，它不但表明了我国冶炼术有很大的发展，更重要的是开创了针灸模型教学的先河，从某种程度上讲，也成为近代实验针灸学的先驱，它补充了《图经》和石碑的不足，使多年的纸上图像变成了直观的立体模型，也使针灸考核趋于标准化、统一化，给学习和临床治疗提供了极大的方便，大大提高了针灸教学和治疗的效果。铜人设计之精确，铸造之完美，这不仅是中医学史上的一大创造，而且在世界医学史上也是绝无先例的，体现了中华民族的聪明才智和文化成就。

二、印刷技术对针灸学的影响

北宋科学技术迅速发展，以活字印刷术、指南针、火药的发明与应用为标志。尤其是活字印刷术的进步，促使宋代出版业兴盛发达，结束了传统手工抄写的落后局面。国子监印刷出版了大量的《针灸甲乙经》《备急千金要方》《铜人腧穴针灸图经》《太平圣惠方·明堂》《圣济总录》等，民间刻书作坊也刻印了《针灸资生经》（王执中）、《备急灸法》（闻人耆年）等针灸书籍，从而使更多医家及文士们有机会学习、研究和掌握针灸技术。

三、中朝交流

唐代中朝医药交流频繁，中医著作如《神农本草经》《针灸甲乙经》《素问》《黄帝针经》《难经》《脉经》《明堂经》《诸病源候论》《新修本草》《备急千金要方》《外台秘要》《广利方》等陆续传入朝鲜。两宋时期，中朝医药交往更加广泛，宋真宗、宋徽宗等多次向朝鲜赠送《太平圣惠方》《神医普救方》等；而朝鲜的人参、牛黄、昆布等不断输入中国。由于朝鲜对中医学的高度重视，因此朝鲜所收藏的中国医书善本较多。故1093年朝鲜政府派遣黄宗愍向北宋政府呈送《黄帝针经》善本9卷，北宋以此为底本重新颁行，使中国失传已久的《黄帝针经》（即今之

《灵枢》）得以重见天日，广泛流传；这不但对针灸学的发展具有促进作用，而且对研究《内经》也作出了重大贡献。

总之，宋代由于政府对针灸学的发展高度关注，提高针灸学的社会地位，校勘整理针灸古籍，编纂针灸专著，开设针灸专业，铸造针灸铜人，大量出版发行针灸著作，使针灸得以流传与普及，促进了针灸学的发展与进步，对后世产生了重要影响。

参考文献

［1］阎杜海，李成文. 宋金元时期针灸学的发展［J］. 河南中医学院学报，2003，18（5）：79.

［2］李成文，卢旻. 北宋政府中医政策对中医学的影响［J］. 北京中医药大学学报，2005，28（6）：29.

［3］曾凤. 简论宋人对《千金要方》之校改［J］. 北京中医药大学学报，2005，28（2）：18.

［4］黄龙祥. 中国针灸学术史大纲［M］. 北京：华夏出版社，2001：9.

［5］李经纬，林昭庚. 中国医学通史·古代卷［M］. 北京：人民卫生出版社，2000.

［6］袁占盈，李成文. 略论王惟一学术成就的客观因素［J］. 中医研究，1989，2（1）：10.

［7］李成文. 中医发展史［M］. 北京：人民军医出版社，2002：56.

王惟一与针灸铜人

河南中医药大学　袁占盈　李成文

王惟一，北宋初期著名的医学家，曾为翰林医官、殿中省尚药奉御，精于医术，擅长针灸，熟悉方药。尤工砭石，撰著《铜人腧穴针灸图经》（因其成书于宋仁宗天圣四年，又谓《天圣针经》），铸造铜人、雕刻石碑，为促针灸学的普及和发展，做出了不可磨灭的贡献。

"科学的发展表现着特别明显的继承性，后一代人的科学研究，必须以前一代人已经达到的终点为起点，不能把现代科学同过去的研究成果割裂开来。"王氏正是在此基础上，继承前人的医学成就，另辟蹊径，独出心裁，标新立异，作出了三大贡献（铜人、石碑、《图经》）。

一、接受圣旨编纂《图经》

宋初针灸盛行，但历代相传的针灸书辗转传抄，差讹错谬甚多，有关经络循行路线，众说纷纭，莫衷一是，腧穴名称繁杂，部位不确，无以为准。王氏有感于此，多次上书仁宗皇帝要求编写图经，以统一整理各家学说，仁宗在当时整理古医书风气影响下，准王氏这一要求，并指定其负责此项工作。

王惟一奉旨，即大量查阅文献资料，搜集历代针灸著述《甲乙经》《千金方》《外台秘要》《圣惠方》等，并结合自己的临床实践，加以反复考证、校勘、推敲、订正讹谬，"定偃侧于人形，正分寸于腧募……总汇诸说，勒成三篇"，于天圣四年（公元1026年）撰成，名谓《天圣针经》，多称《铜人腧穴针灸图经》。汇集前人经络学说，总结前人针灸经验，对中医经络、经络学术的发展起了推动作用。该书宋刊本今已绝迹，今即通行的本子，乃是金·大定丙午年（1186年）闲邪聩叟加入《针灸避忌太乙图》而成五卷本，并由陈氏刻板印行。但该书未能尽善完美，某些方面仍囿于《千金》《外台》。

二、铸造铜人雕刻石碑

王惟一不仅是一位医学家，而且还是雕塑艺术家。在他编纂《铜人腧穴针灸图经》后，北宋王朝为了给针灸治疗、教学带来方便，1027年又命他持设计铸造立体铜人模型，其铸造铜人的意义和作用，正如夏竦所云："去圣浸远，其学难精，虽列在经络，绘之图素，而粉墨易糅，豕亥多讹……传心岂如会目，著辞不如案形，复令铜人为式。"王氏同工匠一起，花费将近一年时间，用精铜铸造等身大铜人两座，工艺精巧，仪如裸人，身高五尺三寸，其外壳分腹背两面，可以开合，扣起来是一个整体；体内脏腑齐全，体表外而标有经络腧穴及名称，不是用锥刀所刻，而是用一种错金（即镀金）镀写的。体内穴道灌入水银（有人认为是水），外表涂以黄蜡，将所注腧穴名称覆盖，以考核学生或医生的针灸技术；若刺中某个穴位，起针时则水银随针而涌，否则稍许偏斜，则针扎不进也；正如夏竦为《图经》作序中所云，铜人"内分脏腑，旁注谿谷；井荥所会，孔窍所安，窍而达中，刻题于侧，使观者烂然而第，疑者涣然冰释……肇颁四方……景式万代……"，当时仁宗皇帝看后，极为赞赏，视为国宝，命令一座放在医官院里，一座置于大相国寺仁济殿，同时令史官把铸造铜人这件事作为国家的一件大事，载入史册，铜人铸成后，声誉鹊起，一座在南宋时流入襄阳，不知所终。1128年金人侵入中原，朝廷忍辱求和，另一座铜人曾作为议和条件之一，而被金人掳去；元世祖再从金人手里夺回，于1206年命尼泊尔工匠阿尼哥（又名八鲁布）重修；明英宗时复修，留在明宫；清初放置于北京药王庙中，后移到太医院，但在庚子之役（1900年）被日本掳去，现藏日本国立博物馆，但根据陈存仁等人的考证，似乎不是王氏所铸铜人。

王氏铸成铜人后，为了使《天圣针经》广泛流传，永垂后世，又上书仁宗皇帝，把《天圣针经》刻在石碑上，仁宗准奏，并令史官记载皇帝主编的《图经》已经完成，把它刻在石上，以便传到后代。当时，印刷术虽有较大的进步，《铜人经》业已付梓，但由于印数少，不能广泛流传，在一定程度上仍然限制着针灸医学的发展和普及，于是王氏充分发挥自己的特长，创造性地将《铜人经》刻在石碑上，名为"针灸图石壁堂"，放置当时京城开封大相国寺仁济殿内，昭示于众。元初迁往北京，由于朝代变更，星转月移，石刻已"漫灭不全"，字迹模糊难辨，故到了明代，竟然把它当作修筑京师城垣的材料，而埋入土中，沉睡几百年，直到近年才得以出土，重见天日，但却不能恢复原貌。

铜人、《图经》、石碑是王惟一对中医学的三大贡献，在中国医学史上占有一定的地位，对后世有很大影响。

《铜人腧穴针灸图经》的问世，统一了各家之说，使经络循行和腧穴位置客观化、规范化，补充了腧穴的主治作用，增添了新的腧穴（如青灵、厥阴俞、灵台等），充实了针灸学的理论宝库，是继皇甫谧之后对针灸著述的又一次总结，是《甲乙经》以后的又一部针灸巨著，亦即是说《图经》是集宋代以前针灸学之大成，起到了承前启后的作用，对于针灸医学的普及和迅速发展，有很大的推动作用。它不仅为当时医学生及临床者的必读之书，也是我们现在学习继承和研究发扬针灸学极有价值的参考文献，其意义重大而影响深远。

铜人的铸造成功，具有划时代的意义，它不但表明了我国冶炼术有很大的发展，更重要的是开创了医学模型教学的先河，从某种程度上讲，也成为近代实验针灸学的先驱，它补充了《图经》和石碑的不足，使传统的纸上图像变成了直观的立体模型，也使针灸考核趋于标准化、统一化，给学习和临床治疗提供了极大的方便，大大提高了针灸教学和治疗的效果。铜人设计之精确，铸造之完美，这不仅是我国医学史上的一大创造，而且在世界医学史上也是绝无先例的，体现了中华民族的聪明才智和文化成就。

石碑的雕刻，不仅保存了《铜人腧穴针灸图经》，更便于学者观摩，而且和铜人一起，补充了《图经》之未备，三者相辅相成，也促进了针灸医学的广泛流传。

由于《图经》是集宋以前针灸医学之大成，因此，对后世校勘和理解《灵枢》，具有一定的参考价值。

五运六气——打开时间医学的钥匙

天津中医药大学　倪帆　袁卫玲　赵健

中医时间医学研究人体生命活动的周期性，认为人体生理、病理功能会随自然界的时序特点发生变化，随着时间的变化，在治疗上用药也有所不同。

中医对时间医学的认识，早在殷商甲骨卜辞就有记载："旬无祟，王病（疾）首，中日羽（彗）。"到了宋代，中医时间医学的发展达到鼎盛，医家十分强调时间医学知识的临床应用，在因时诊疗方面有了显著的突破。如《普济本事方》中记载了大量强调服药时机的内容，如养血地黄丸宜夜卧服，辰砂远志丸要夜卧生姜汤送服，实脾散应在中午服等等，归纳起来就是凡治疗肠道病变、水肿及肢节疼痛的药物宜在清晨服；养血、安神、平肝等药宜夜卧服；健脾益气药宜在中午时分服。《太平惠民和剂局方》记载的青州白丸子，在制作时水搅日晒的时间是"春五日、夏三日、秋七日、冬十日"，对中药的制作时间提出了要求。此外，南宋出现了按时取穴针刺法，如纳甲法、养子时刻注穴法，这对后来子午流注针法的出现有直接推动作用。这些关于时间医学的成就除了与中医学长期累积的经验有关，还与当时社会政治、经济、哲学思潮、科技等诸多因素密切相关。

宋代政治经济文化等的发展在中国古代历史中具有特殊的地位。著名学者陈寅恪曾说过："华夏民族之文化，历数千载之演进，造极于赵宋之世。"漆侠先生认为："在我国古代经济文化发展的总过程中，宋代不仅它的社会经济发展到最高峰，而且它的文化也发展到登峰造极的地步。"宋代政治、经济、文化的高度发展，对中医时间医学有极大的促进作用。

一、国家政策层面对医学发展的促进

北宋历朝皇帝把医学视为仁政之一，加之皇帝对医学有着极大的喜好，北宋的9个皇帝中至少有5个熟悉医学，因此宋代朝廷对医学十分重视。宋朝开办了世界上最早的药局管理药事，其中包括和剂局、药材所、卖药所及介于营利与慈善之间的机构惠民药局；还成立了世界上最早的国家卫生出版机构——校正医书局。这些机构的设立直接促进了当时整个医学的发展。

运气学说把四时气候的变化与疾病的发生联系起来，是中医时间医学的重要组成部分。宋徽宗敕纂的《圣济总录》，将运气学说置于首篇，甚至将运气学说上升到"天运政治"的高度，并且每年都发布"运历"。此外，太医局将运气学说作为医学考试的科目之一，当时流传一句医学谚语："不读五运六气，检遍方书何济。"《宋史·选举志》载："其考试第一场问三经大义五道；次场方脉试脉证、运气大义各二道，针、疡试小经大义三道，运气大义二道；三场假令治病法三道。"《宋太医局诸科程文格》是一本宋朝医学试题集，里面记载的考题广涉五运六气，可见宋朝廷对运气学说极度重视。究其原因，郑学宝认为宋朝统治者欲施行仁政，为民防疫治病，但既缺乏流行病学调查和统计资料，也没有完善的疫病预防和控制机制，而运气学说关于预测疾病发生的理论为施政者提供了一种依据。

由于朝廷的重视，掀起一股全民研究运气学说的热潮，众多医家也根据此理论阐发各自的医学思想，这直接推动了当时时间医学的发展。如刘温舒所著《素问入式运气论奥》是宋代医书中最早言及五运六气的，根据五运和六气之间的生克关系运气合参，从而推测气候和疾病变化的关系；陈无择的《三因极一病证方论》专设《六气时行民病证治》一节，即在运气理论的基础上，把疾病的发生发展与六年节律进行联系。依据运气学说，宋代出现了按时取穴针刺法，如纳甲法、养子时刻注穴法，这是子午流注针法的雏形，是中医时间医学的一个重大成就，对后世针灸学有很大的指导意义。

二、经济的发展促进了民众的养生诉求

宋代农业、手工业、商业等发展迅速，社会经济快速增长。经济高度发展，人民的生活水平显著提高，平均寿命也普遍延长，人们对养生有了更高的认识和追求。席鹏飞等认为宋金元时期社会发展的大环境、国家政策及社会人文环境等对该时期不同医家和学者的养生观点和方法（尤其是在老年养生方面）都有很大影响。如宋人陈直所著《养老奉亲书》是现存较早的一部老年养生学专著。蒲虔贯的《保生要录·饮食门》根据五味入五脏、五脏分别旺于四时以及五行生克理论，提出了四时的饮食五味要求。南宋周守忠所撰《养生类纂》曰："善摄生者，卧起有四时之早晚，兴居有至和之常制。"南宋洪迈的《夷坚志》是一部志怪小说集，全面展现了宋宁宗嘉泰二年以前宋代社会的世俗百态。它虽然不是一部专业医书，但书中记载了大量宋人的保健活动，如："政和七年，李似矩为起居郎……尝以夜半时起坐，嘘吸按摩，行所谓八段锦者。"又如："每岁初夏，辄舁一桌置庭前烈日中，偃卧其上，又以一桌覆之。当食时略起，食已复然，自旦迨暮乃罢。如是者竟三日。剧暑不渴，凡所谓暑药，未尝向口。"可见，当时因时养生的思想已渗透到人们的生活中，这是中医时间医学发展的一个重要体现。

三、理学思想对运气学说的影响

理学思想在宋代盛行，其阐述的太极、理、气、心、性、命及存天理、灭人欲等思想，对中医学尤其是时间医学的发展产生了极为深刻的影响。周敦颐以太极为阴阳五行之本原，创立了宇宙论，认为阴阳五行、万事万物皆由太极化生演变；张载认为太极为天、地、人三才合一之道，具有宇宙根本法则的意思，其包含阴阳天道，贯通于天、地、人；朱熹认为"总天地万物之理，便是太极"；王安石认为天地万物皆由五行变化所生。无论哪种思想，都是为了探寻客观世界的本质。这种学术风气传播到了医学界，促使大批医家致力于寻找一个主宰各种疾病发生和指导

用药的法则。于是运气学说就被用来阐发疾病，即把天地变化和人类的各种疾病都纳入干支配合的五行循环的固定格局之中，这样就把古往今来千变万化的疾病囊括无遗了。刘伯骥在《中国医学史》中提到："宗运气者，司天在泉，视岁而为药石，推衍岁气，与象数同玄。"说明运气学说与理学象数之理有一定的相似性，促进了"即物而穷理"的哲学思想的兴盛。

理学言天人之理，理学家将"天"作为宇宙本体，又将"人"抽象为一个总体性范畴，在此基础之上，从世界本原上说明了天与人的相合，并论证了天人合一的结合点在于"理""心""性"等，为天人为一提供了理论上的依据。中医时间医学的理论核心是"天人相应"，两者不谋而合，故宋代理学思想的兴盛对中医时间医学的发展有直接促进作用。

四、天文历法的发展对因时用药思想的影响

宋代是我国改历最频繁的朝代。从北宋开国（960年）到祥兴二年（1279年）共320年间，除宋初沿用后周《钦天历》外，共颁行了19历法。宋代这样频繁地改历，与当时天体运行的理论知识、观测实际天象的仪表器具以及计算方法的高度发展有关。如沈括改制了浑仪、浮漏、景表三仪，并运用所改进的仪器进行天文观测，得出了冬至日行一周而刻漏超过百刻、夏至日行一周而刻漏不及百刻的结论，撰成《熙宁晷漏》；苏颂研制出水运仪象台。在历法上，沈括提出编制"十二气历"；姚舜辅编制"纪元历"等。天文历法方面的高度发展，使医家对时间的认识更加准确，对五运六气的理解和阐述也更加明确，以择时用药思想指导临床应用更具有疗效。

宋代政治、经济、科技、文化发展迅速，直接促使中医时间医学在此阶段取得了突破性的进展。宋代社会因素对时间医学发展的影响具有重要的历史意义，以史为鉴，为当代中医时间医学的发展提供一定的参考依据。

参考文献

［1］李济仁. 中医时间医学研究与临床应用［M］. 北京：科学出版社，2015：11.

［2］漆浩，陈利苹. 中医时间医学全书［M］. 北京：学苑出版社，2008：32.

［3］陈寅恪. 金明馆丛稿二编［M］. 上海：上海古籍出版社，1980：245.

［4］漆侠. 宋学的发展和演变［M］. 石家庄：河北人民出版社，2002：3.

［5］谢嘉. 基于医学社会学的宋代医学发展原因分析及当代启示［J］. 兰台世界，2015，36（16）：30-31.

［6］钟喈. 古代医学考核制度对当今中医教育的启发［J］. 光明中医，2015，30（7）：1580-1581.

［7］郑学宝，郑洪. 略论宋代医学考试的特点［J］. 中医教育，2005，24（5）：74-77.

［8］席鹏飞，南金妮，何倩，等. 宋金元时期老年养生思想及对现代老年养生的启示［J］. 吉林中医药，2016，36（9）：869-871.

［9］姚海英. 从洪迈《夷坚志》看宋代的医疗活动与民间行医群体［J］. 贵州文史丛刊，2011（1）：47-51.

［10］洪迈. 夷坚志［M］. 北京：中华书局，1981.

［11］常存库，朱滨弟. 运气学说的流行与理学［J］. 中医药学报，1990（1）：9-12.

［12］陈谷嘉. 宋代理学天人关系论［J］. 湖南大学学报（社会科学版），2005，19（2）：12-18.

［13］胡静宜. 试论宋代改历中反映的科技成就［J］. 上海师范大学学报，1994（1）：78-84.

金元医学的文化多样性

北京中医药大学　谷建军　赵艳

金元时期是医学发展极为兴盛的百家争鸣时期，当时产生了在医学史上极具影响力的河间、易水、攻邪、丹溪四大医学流派和金元四大家，各派学术各具特色。中医学术的发展离不开社会学术背景，金元时期医学发展的多样性也从一个侧面反映了时代的文化多样性，其中尤以儒、道和巫术对医学发展影响最大。

一、儒医在金元医学发展中的主导地位

"儒之门户分于宋，医之门户分于金元"，《四库全书总目提要》的这个评价，一方面概括了金元时期医学流派丰富多彩的客观实际，另一方面也隐含了儒医在当时医学发展中的主导地位。

普遍的观点认为，儒医出现在宋代，宋以后，医学开始从道医向儒医的方向转化。由于医学体制的改变，医学生可"医而优则仕"，大大提高了医生的社会地位，并因范仲淹"不为良相，当为良医"的倡导，大批儒生进入医学行列。最具代表性的当然要数丹溪学派的创始人朱丹溪，他是儒学大师朱熹的传人，北山四先生之一白云山人许谦的高足，号称东南大儒，把医理与儒理进行了高层次的结合，使医学理论进入一个极高的层次，为世人所称道。

朱丹溪在《格致余论》序言中说，"《素问》，载道之书也。词简而义深，去古渐远，衍文错简，仍或有之，故非吾儒不能读"，一言《素问》之难，非儒生不能读懂，二言《素问》为载道之书，即载医道之至理，为医者必读之书。从这个角度讲，非儒不能医，儒医不应该算作宋以后的特产。

二、巫术在金元医学中应用的普遍性

与儒医相应的有巫医与道医，可以说是另一种门户之别，实际三者并不能截然分开。巫虽然产生于社会生产力十分低下的时代，但从掌握知识的角度来说，他们与道、儒一样，都是当时社会的学者，都可以称之为"儒"。三者所不同的只是处事的方法，巫者禁咒祈禳，侍奉鬼神，道者广施咒禁、存思、服气、导引按摩诸术，而儒者以《易经》等儒家经典来阐释医籍，排斥咒禁、服食、调气诸法。

虽然扁鹊把"信巫不信医"列为"六不治"之一，巫术却并没有从医学中完全消失，巫术虽渐行渐远，但有相当一部分融会到了医学之中。孙思邈《千金翼方》有专门的禁经篇章，记载了咒禁之术，唐代太医署设立咒禁科，到元明之际，又设立了祝由十三科。张从正虽为儒医，却也十分擅长咒禁，其《儒门事亲》卷五记载了诸咒法，如疮疖瘤肿篇治疗疮疖肿痛，咒曰："龙鬼流兮诸毒肿，痈疮脓血甚被痛。志心称意大悲咒，三唾毒肿随手消"，详述了此咒的操作仪式。咒后记载，此法得之于张氏之祖母韩氏，"相传一百余年，用之救人，百发百中"，并注明"此法不可轻侮，无药处可用之"。说明了张从正对此咒的重视，亦可见宋金元时期咒禁在医学中应用的普遍性。

三、道医在金元医学学术中的继承性

道儒之争在汉唐之际十分激烈，董仲舒"罢黜百家，独尊儒术"，确立了儒家在政治统治方面的主导地位，但在民间，道家一直兴盛不衰。《内经》中大量的道家思想在医学中长期占据主导地位，由此也使道医在一个时期内引领着医学的发展。

道医称之为"道"，主要在于这些医家的处世哲学。葛洪通晓儒家经典；陶弘景被称为"山中宰相"，参与朝廷诸事的决策，曾做过"诸王侍读"；皇甫谧"博综典籍百家之言"；孙思邈精通百家之说，数被征召而不就。这些医家都是儒生出身，为当时的知名学者，性格闲散不羁，喜好神仙之术，方出世为道医。这些道医的个性在金元医家之中也颇见一斑，著名的河间刘完素，有处士之名，曾被金章宗征召而不就。从其字守真，号通玄来看，充分显示了他对道家思想的尊崇。其学术专注于水火，认为人身形气精神，在于天地水火心肾的升降之间，为"修真之要"，也反映了道家学术的主要特点。

唐代号称盛唐，是我国封建社会的鼎盛时期，也是各家学术共同发展的时期。虽然汉代已经确立了儒家学派的统治地位，但由于李唐皇族崇尚老子，道家在唐代同样兴旺。加之彼时佛学也在中原立足，拥有一席之地，形成了当时儒者集儒、道、佛学于一身的特殊现象。进则兼济天下，退则独善其身，这一处世原则体现在众多的学者身上。入仕则经世致用，出世则悟道参禅，实际悟道参禅乃是无奈之举，经世致用才是儒者终身追求的目标。以至到宋以后，随着医学地位的提高，越来越多的儒生转而习医，以实现从官场难以达到的经世致用的人生抱负。

易水学派张元素与朱丹溪一样，都是科举不第，转而习医的典型。宋学不同于汉学，汉学重视考据训诂，宋学注重从经书的要旨、大义、义理着眼，去探究其丰富的内涵，即所谓的阐释微言大义。这种做学问的方法同样被医学家继承，运用到了医理的研究之中。张元素的"药物气味厚薄与升降浮沉"理论充分运用了《易》理和《内经》的相关原理，把药物的四气五味与其在体内的升降浮沉相结合，为药物研究开拓了新的视野；朱丹溪更是糅合了其宋儒先师的理学基本理论和《内经》的条文，进而发明了"相火论"与"阳有余阴不足论"，为中医理论注入了新鲜血液，使医学获得了空前发展。

儒医虽称之为儒，主攻医理，然养生之术作为医学的一个重要组成部分，对此的重视在医学界一直是一以贯之的。且不论汉唐时期众多的养生专著与专论，金元诸家也极重视养生，道医的服食、调气、导引诸法始终存而未废。如朱丹溪便擅长胎息之法，认为修习此法可以达到一个极高妙的境界。

金元医学处在一个学术与文化极为丰富的唐宋后续时代，充分继承了唐宋社会的学术文化特征，杂糅巫、道、儒于一身，是一个医学文化繁荣兴盛的时期。实际上，若要深入追究，道医与儒医并没有本质的区别。《晋书·阮瞻传》记载了一段王戎与阮瞻对道儒关系的讨论，王戎问曰："圣人贵名教，老庄明自然，其旨同异？"阮瞻回答说，"将无同。"意思是说，道家和儒家在根本上没有不同，所讲的都是"无"，即"道"，不同的只是儒者经世治用，道者独善其身而已。

参考文献

［1］元·朱震亨. 格致余论［M］. 南京：江苏科学技术出版社，1985：4.

［2］金·张从正. 儒门事亲校注［M］. 郑州：河南科学技术出版社，1985：266.

［3］许嘉璐. 二十四史全译·晋书［M］. 北京：汉语大词典出版社，2010：1111.

香药药香话中医

河南中医药大学　王琳　李成文

中国香文化是中华民族在长期的历史进程中，围绕各种香品的制作、炮制、配伍与使用而逐步形成的能够体现出中华民族精神气质、民族传统、美学观念、价值观念、思维模式与世界观之独特性的一系列物品、技术、方法、习惯、制度与观念。我国香文化源远流长，早在殷商时期甲骨文中就有"紫（柴）""燎""香""鬯"（芳香的酒）等记载。周代已有佩带香囊、沐浴兰汤的习俗。《诗经》有"采艾""采萧"等采集香药的诗歌。《礼记·内则》曰："男女未冠笄者，鸡初鸣，咸盥漱，拂髦总角，衿缨皆佩容臭。"《周礼》有以"莽草薰之""焚牡菊以灰洒之"等利用香药防治害虫的记录。汉朝《汉宫典制》还规定，"尚书郎怀香握兰趋走丹墀""含鸡舌香伏奏事"。这种以芳香之品制成各种香品或根据中医理论组成方剂，来防病治病，美化生活，洁净环境，陶冶性情的传统熏香与品香文化，在宋代达到了鼎盛，并对中医学产生了重要影响。

一、宋代香文化盛行

1. 中外经济交流促进了香文化的发展

两宋时期，科技、文化、经济高度发达，随着造船工业的发达及指南针的应用，航海技术进一步提高，"海上丝绸之路"比唐代更为繁荣，中外经济交流更加频繁。政府在广州、杭州、明州、温州、泉州、密州、华亭海，共设7个市舶司，专门管理海外贸易。其中泉州在南宋晚期雄居世界第一大港，并成为"海上丝绸之路"的起点。而香药进出口占据泉州首位，从真腊、渤泥、蒲端、安南、大食国等进口乳香、龙脑及栈香等香料，每年高达100000千克以上，尤其是南方王国进贡的乳香动辄以千斤、万斤计数，反映了航海贸易的规模。北宋时香药是市舶司收入中最大宗的物品之一，于是，出现了专事海外运输贸易香药的"香舶"。如1974年在福建泉州湾打捞出一艘完整的大型宋代沉船，就是著名的香舶；其货舱中有龙涎香、降真香、檀香、沉香、乳香、胡椒等，其香药重量将近2000千克。《宋史·太祖纪》载："（乾德元年，公元964年）己亥泉州陈洪进遣贡白金千两，乳香茶药皆万计。"《宋史·食货志》载："闽广舶务监督抽买乳香，每及一百万两转一""大食蕃客罗辛贩乳香直三十万缗"。由此可见当时香药贸易之盛况。大量进口香料，不但香文化得到普及，而且许多香料被用于防治疾病，促进了本草学、中医基础理论及临床医学的发展与进步。

2. 专门设立香药管理机构

宋代经济高度发达，中外贸易中进口了大量的香料，据《宋史》记载，宋初入贡的乳香动辄万斤，其中不少香药被用来防治疾病。为了有效管理香料的进口贸易，于太平兴国二年（977年）设置"榷易院"，创立了以乳香为主的进口商品专卖制度；并与后来的中成药专卖制度相配套。如宋·高承《事物纪原·东西列班·香药》："太平兴国中……始议于京师置香药榷易院，增香药之直，听商人市之，命张逊为香药库使以主之。此盖置官之初也。"部分香品如乳香等被列入禁榷物品，由政府专卖，民间不得私自交易。北宋祥符年间（1008~1016年）政府设置香药库，掌出纳外来香药、宝石等物。宋·庞元英《文昌杂录》："宋真宗时，宫内有28个香药库，用来贮藏各地进贡的名贵香料。"宋代还设有专为官府贵家宴会服务的"四司六局"，六局之中的"香药局"主要掌管"龙涎、沈脑、清和、清福异香、香叠、香炉、香球……及装香簇细灰"等事务，专司香料的使用。

3. 香文化普及

随着宋代生活水平的提高，香文化也从皇宫内院、文人士大夫阶层扩展到普通百姓。《清明上河图》中有多处描绘了与香有关的景象，在画中可看到一家香铺门前招牌上写有"刘家上色沉檀拣香"的字样。街市上有专门卖香的"香铺""香人";有专门制作"印香"的商家。人们在生活、饮食、建筑、婚育仪式、宗教活动、宴会庆典、节日习俗等日常生活中广泛使用香品，成为时尚。妆饰香品香膏，佩带香囊，居室厅堂焚香熏香，墨锭加香，食沏香点香茶，沐浴香汤，调服香药、香酒，品香、制香等，彰显出香文化既是精英文化，又是大众文化的独特魅力，香事仪式普及民间。尤其是宋代文人之间开始形成的"品香"文化，清新丽致，优雅从容。唐宋以后由于佛教、禅学思维的普及，与儒家思想的互动，文人对人生品味的升华，不断努力追求品香四德（净心契道、品评审美、励志翰文、调和身心），品香与斗茶、插花、挂画并称为修身养性的"四般闲事"。同时一些关于香的诗词、著作也相继出现，如苏轼的《和鲁直韵》、黄庭坚的《香之十德》、陈去非的《焚香》、朱熹的《香界》、丁渭的《天香传》等。尤其是洪刍的《香谱》为今存北宋最早，也是保存比较完整的香药谱录类著作，对历代用香史料、用香方法以及各种合香配方，广而收罗，反映出宋代香事活动高度发展的真实情况与价值取向。而宋代李昉等编修的《太平御览》，也专辑有"香部"3卷，专论香药及其典故。香已不单单是芳香之物，而是评价性情、审美、心灵的一种高品位的象征，是宋代社会生活中的时尚。

二、对中医学的影响

1. 本草增添新品种

宋代香文化的大力发展，对宋金元时期的中医中药产生了巨大的影响，尤其对外来香燥药物的应用，已然到了十分普遍的程度。熏陆香（乳香）、龙涎香、珍珠、犀角、象牙、珊瑚、木香、没药、血竭、阿魏、苏合香、龙脑、沉香、没石子、蔷薇水、番栀子花、摩娑石（黑琥珀）、硼砂、肉豆蔻、白豆蔻、安息香、芦荟、椰枣、丁香、无名异等百余种香药被《开宝本草》《证类本草》《大观本草》《政和本草》等众多本草著作收录。《开宝本草》"无名异出大食国";《苏沈良方》《普济本事方》《易简方》《济生方》等著名医家的方书中，也记载了大量的香药，丰富了本草学。同时中医学运用其药物理论研究香药的理气、解郁、化滞、开窍、启神等功效，还丰富了"四气五味归经"的药学理论。

2. 创制香药方剂

宋政府编纂的许多大型方书、专业人员及儒医撰写的方剂、本草与综合性医书中记载了大量的香药方剂。《太平圣惠方》以香药命名的方剂如乳香丸、沉香散、木香散、沉香丸等约120首，书中提到乳香65次。《局方》作为我国历史上第一部官修制药手册，其中"诸心痛门"以香药命名的医方就有沉香散3首、沉香丸1首、木香散6首、木香丸6首、丁香丸1首。特别是苏合香丸作为中医芳香开窍的著名代表方剂之一，用来治疗各种急性传染病、结核病、瘀血疼痛等症，目前公认为最早见于宋代的《局方》。《圣济总录》中以香药作丸散汤剂之名甚丰，如以木香、丁香为丸散的方就多达上百首，仅"诸风"一门即有乳香丸8种，乳香散3种，乳香丹1种；木香丸5种，木香汤1种；没药丸5种，没药散2种；安息香丸2种；肉豆蔻丸1种。其他如《济生方》四磨饮、《易简方》附香饮等方剂中也多伍用香药。

3. 促进临床医学发展

官方医书的记载和推荐，推动了芳香类药物在中医临床上的广泛应用。《太平圣惠方》中记录了多种芳香疗法，如嗅香法、佩香法、燃香法、浴香法、熏香法等。《圣济总录》用丹丸治疗风邪诸痫，狂言妄走，精神恍惚，思虑迷乱，乍歌乍哭，饮食失常，疾发仆地，口吐白沫，口噤戴眼，年岁深远者，取辰砂一两，酸枣仁、乳香各半两。上三味合并令匀，先令病人尽量饮酒沉醉，次取药五钱，酒一盏，调下，于静室中安睡，勿令惊动。沈括在《梦溪笔谈》中称香药对瘟疫暴发效果突出，成为百姓家中必备之药。集录了宋、金、元三代宫廷秘方的《御药院方》中，芳香温燥类药物更是占有相当比例，在治疗内外妇儿五官科的杂病门第八卷中，载方125首，其中使用麝香者15方，使用乳香者14方，使用丁香者11方。而在治疗风病、气病的方剂中，应用香燥类药物的比例更大。

宋代芳香药的大量应用，进一步丰富并完善了芳香化湿、芳香理气、芳香避秽、芳香开窍、理气止痛、活血通络等治疗大法。特别是以芳香开窍药物为主创立的"香药三宝"（苏合香丸、至宝丹、紫雪丹），以其清热解毒，开窍定惊的良好功效，用以救治高热神昏痉厥的急危病人，提高了中医急重症治疗水平，也为后世湿温病学的发展奠定了基础。

另如董汲著第一部小儿急性斑疹热专书《小儿斑疹备急方论》也有大量应用香药的经验。《小儿卫生总微论方》治痈疖用乳香膏、沉香散、鸡舌香散；食气积癖惊风用妙香丸、丁香饼子；赤眼肿痛用雄黄膏。《妇人大全良方》强调"诸香药并不可见火"，是对香药炮制方法提出具体的要求。

4. 对香药弊端的学术争鸣

香药的广泛应用，尤其是《局方》的盛行，造成过用、滥用香药之弊，也给中医学带来了不良影响。

对于寒邪侵袭、气郁痰瘀、荣卫阻塞、清窍被蒙诸症，利用香药芳香走窜，辛热散气之性，确有一定疗效。但不求辨证地盲目使用香燥类药物，或久用、重用，则极易耗气伤阴，反生他患。如苏合香丸十五味药中，除白术、朱砂、诃子三味药用量为六两外，其余十二味都属"燥悍香窜"，用量高达二十一两，即使用于气病和昏迷的患者，也不可孟浪。如《局方》中治疗一切气病，均用安息香丸、丁沉丸、大沉香丸、苏子丸、匀气散、如神丸、集香丸、白沉香丸等，此类成方多属辛散燥热之品，而气病包括冷气、滞气、逆气、上气等，不可一概通用，因而针对香药时弊的学术争鸣也随之而起。

北宋医家钱乙在《小儿药证直诀·脉证治法》中特别指出过食辛辣香燥之品伤阴可导致小儿脾胃病变。刘完素批评《局方》用药偏于燥热，指出"天以常火，人以常动。动则属阳，静者属阴……内外皆扰，故不可峻用辛温大热之剂"。反对滥用辛热之剂，倡导药用寒凉，创立了以阐发火热病机为中心内容的医学流派。朱震亨总结久服、误服、滥用香燥之品所产生的危害，指出《局方》虽曰：冷气、滞气、逆气、上气，皆是肺受火邪，气得炎上之化，有升无降，熏蒸清道，但仍以丁沉丸辈，以火济火，实实虚虚，"将求无病，反足以生病"。久服香药，可致"积温成热，香窜散气，服者无不被祸，自非五脏能言，医者终不知觉，及至变生他病，何曾归咎此丹？"批评《局方》忽视辨证，"一切认为寒冷"，滥用温热香燥药物和"一方通治诸病"的弊端。因而着力进行纠正，主张辨证用药，倡导滋阴学说，创立丹溪学派。故《四库全书总目提要》评价说："《局方发挥》出，医学始一变。"

总之，宋代香文化的发展、香药广泛应用于临床，促进了本草学、方剂学、中医治则及临床医学的发展与进步。但滥用也造成了一定的弊端，为医家所诟病。因此，深入了解香文化产生的社会背景、香药应用源流、滥用弊端，不仅有利于正确评价香药，准确地应用香药，而且还补充完善了以往对宋代中医药学发展成就研究的不足。进一步探求宋代医学发展的轨迹，考察其与社会文化的互动，拓展中国医学史的研究空间，加强跨学科的对话。丰富和发展医学史研究的取向与方法，从而更多地引发人们的深入思考。

参考文献

［1］李良松. 香药本草［M］. 北京：中国医药科技出版社，2000：9.

［2］陈瑞华，缪细泉，戴金瑞. 泉州湾宋代沉船中降（真）香的鉴定及考证［J］. 上海中医药杂志，1979（5）：54–57.

［3］元·脱脱. 宋史［M］. 北京：中华书局，1977.

［4］宋·高承. 事物纪原［M］. 上海：上海古籍出版社，1992.

［5］宋·庞元英. 文昌杂录［M］. 北京：中华书局，1960.

［6］宋·吴自牧. 梦梁录［M］. 杭州：浙江人民出版社，2006.

［7］元·朱震亨. 局方发挥［M］. 天津：天津科学技术出版社，2005.

品绘画艺术，赏中医图谱

河南中医药大学　王琳　李成文

我国绘画艺术源远流长，有着极其深厚的文化底蕴和人文精神。通过一定的画面，寓意一定的人生观、世界观和价值观，反映了不同时代社会和科学的发展与进步。宋代中国绘画艺术达到了鼎盛阶段，绘画理论日臻完善，画史、画论、绘画鉴赏集录、收藏著录等专著相继出现。绘画的繁荣与普及，使艺术家、文人和医学家将其应用到中医学领域，描绘本草形态、人体结构、经络腧穴、舌诊图谱、脉象图示、疮疡外观、治疗手法等，对中医学产生了重要影响。

一、宋代绘画艺术的盛行

1. 商品经济促进了绘画的繁荣

宋代科技进步，文化繁荣，商品经济迅速发展，流通领域不断扩大，城市化速度加快。如北宋京城开封有居民100多万，其中有2万多户经商，商业达160多行，商店达6400余家。"灯宵月夕，雪际花时，乞巧登高，教池游苑。举目则青楼画绣户珠帘，雕车竞驻于天衢，宝马争驰于御路。"

随着商品经济的发展，生活水平的提高，人们的精神文化需求日益旺盛，尤其对绘画艺术，不仅进行研究创作、鉴赏收藏，而且还推动了绘画艺术品向商品的不断转化，成为街肆买卖的商品。如北宋闻名画家燕文贵初入东京开封时，曾在天门道上出售自己的山水、人物画。另一位闻名画家许道宁也曾在东京开封端门外将自己所作的画随药卖出。汴京善画"照盆孩儿"的画家刘宗道，每创新稿必画出几百幅在市场一次售出。"刘宗道，京师人，作照盆孩儿，以手指影，影亦相指，形影不分。每作一扇，必画数百本，然后出售……"为了满足社会各阶层的审美需要，宫廷画、文人画、民间画、各成体系，彼此间互相影响、吸收、渗透，在内容、形式、技巧诸方面都取得了重大成就。"董元得山之神气，李成得体貌，范宽得骨法，故三家照耀古今，而为百代师法。"另外，还在山水、人物、花鸟三大主题之外，进一步开拓了历史故事画、风俗画、节令画、农村画、儿童画等题材，写实能力提高，构成了宋代绘画群彩纷呈、开阔多元的新面貌。如张择端《清明上河图》，燕文贵《七夕夜市图》、李嵩《货郎图》、李唐《灸艾图》、苏汉臣《秋庭戏婴图》、王居正《纺车图》等。

绘画进入手工业、商业行列的同时，也催生了绘画买卖交易市场的活跃。如北宋汴京最大的自由贸易中心相国寺，"每月五次开放，万姓交易，殿后资圣门前，皆书籍、玩好、图画……潘楼酒店，其下每日自五更市合，买卖衣物书画珍玩犀玉……潘楼东去十字街，谓之土市子，每五更点灯，博易买卖衣服图画花环领抹之类，至晓即散。"南宋时书画买卖更盛，都城临安行铺多达414家。

2. 专门设立了绘画管理和教育等机构

宋代绘画的繁荣，还得益于政府的重视及皇帝的喜爱。如赵匡胤收藏了大量的五代十国书画；宋徽宗赵佶更是工于山水花鸟画，技法独特，编纂绘画史论及名画目录著作《宣和画谱》，影响巨大。政府成立翰林图画院，与书艺局、天文局、医官局并列，开展画学教育，使中国绘画创作水平进入一个新时代。

（1）成立翰林图画院　北宋雍熙元年（984年）政府设置翰林图画院，招募画师，以繁荣绘画艺术，并承担为夷王作画的对外事务。宋徽宗更是重视图画院和院体画的发展，健全编制，扩充机构，广揽人才，集纳优秀画家，如张择端、李唐等，授以职衔，按等级分为待诏、艺学、祗候、画学生四个职别，同时提高画院画家的社会和政治地位。《宋史·职官志六·入内内侍省》中记载："翰林院勾当官一员，以内侍押班、都知充，总天文、书艺、图画、医官四局，凡执伎以事上者皆在焉。"并准许高职别的画家上朝，穿绯色（四品）和紫色（五品）官服，挂饰佩鱼。且"诸待诏每立班，则画院为首，书院次之，如琴院、棋玉百工皆在下"。南宋除了沿袭画院旧制外，又增设甲库、修内司等机构，集中更多的优秀画家供职，画院新人辈出，南宋四家中的马远、夏圭，减笔人物画家梁楷，花鸟画家阎次平等都是画院中坚，推动各门绘画的发展。

（2）建立画学教育　崇宁三年（公元1104年）宋政府设立了中国历史上第一所绘画教育机构——画学，分为佛道、人物、山水、鸟兽、花竹、屋木六科，开创了国家正规绘画教育的先河。画学设有书画学博士一名（北宋著名书法家、书画家、书画理论家米芾曾任此职），学论、学正、学录、学直等职吏各一名，生员以三十为额。制定了完善的学制、课程、教学计划、招生考试等制度。考核则摘古人诗句作为考题，重视画家文化素质培养，开拓艺术思维，培养了大批高素质的绘画人才。

同时"画学"也被正式列入科举之中，以画取仕。"益兴画学，教育众工，如进士科下题取士，复立博士，考其艺能。"（邓椿《画继》卷一·圣艺）画家可以经过应试而入宫为官，给处于民间社会底层的画工和画学杂流开通了一条与科举并行的入仕途径，极大地刺激了社会各阶层对绘画艺术的学习热情，从而推动宫廷绘画进入了历史的巅峰。

（3）设立"秘阁"贮藏图画　宋太宗赵匡义在太平兴国年间（公元976~982年）令天下郡县搜集古今名画，由黄居寀和高文进负责鉴定工作。端拱元年（公元988年）在崇文院（国家图书馆）的中堂设立"秘阁"，贮藏绘画珍品。

3. 绘画艺术的发展与普及

（1）绘画理论成熟　宋代不仅绘画技巧发展迅速，而且绘画理论也趋于成熟，画史、画论、绘画鉴赏集录、收藏著录等相继出现。宋政府主持编撰了《宣和睿览集》《宣和画谱》《宣和书谱》《宣和博古图》等艺术典藏巨著，董逌的《广川画跋》以考据为主兼及评鉴，郭若虚《图画见闻志》则以纪传体和史论相结合见长。其他如黄休复《益州名画录》、刘道醇《圣朝名画评》、郭熙、郭思的《林泉高致》、米芾《画史》、韩拙《山水纯全集》等。尤其是邓椿的《画继》是继《图画见闻志》90余年之后的又一部绘画史著作，对研究两宋绘画有着极其重要的史料价值。同时，《画继》中所体现的美学观点，也对我们更好的认识两宋绘画的流变和当时主要审美趋向有很大帮助，反映出宋代绘画活动高度发展的真实现况与价值取向。另外宋伯仁《梅花喜神谱》、李衎《竹谱》等还成为学画者临摹之范本。

（2）绘画艺术普及　商品经济的发展及绘画理论成熟，使绘画得以普及，并渗透到社会的各个方面。挂画和插花、点香、品茗被称为宋代生活四艺。人们在生活、建筑、婚育仪式、宗教活动、宴会庆典、节日习俗、医学、养生等诸多领域中普遍使用绘画作品，并成为一种时尚。民间还有专门从事绘画布置的室内装饰机构"帐设司"，负责宫廷、茶馆酒肆、家庭的绘画装饰、陈设以及屏风、画帐、书画等绘画作品的对外租赁业务。苏东坡的名句"可使食无肉，不可使居无竹。无肉令人瘦，无竹令人俗。"（苏轼《于潜僧绿筠轩》）即是这种风尚的真实写照。

二、对中医学的影响

宋代绘画的繁荣与普及，使许多医学家、画家、文人利用绘画技巧，如花鸟画对动物形象、解剖结构的注重；人物画创"白描法"，加强线条表现力；山水画精确表达不同地域、季节、气候的特征，用来描绘本草的形态，绘制人体结构挂图、舌诊图谱、脉象图等，对中医学产生了重要影响。

1. 绘制"形象医学"之医事图画

"形象医学"是以绘画的方式反映各种医学保健活动，诸如治病救人、患病请医、讲究卫生、揩齿刷牙、洒扫庭院、拦护水井、建造厕所、煮沸食物与牛奶等。宋代涌现出不同题材的医事画卷，如现藏北京故宫博物院的宋人绢本绘画《眼药酸》，是宋代眼科独立发展的实物见证。而现藏台北故宫博物院的宋代·李唐《灸艾图》，是我国最早以医事为题材的绘画之一，生动地描绘了乡村郎中为老翁治病的场景。

北宋·张择端《清明上河图》中有三处反映了北宋当时医药的盛况。第一处：赵太丞家。位于垒图的最西端，坐北朝南，在门脸上方书有"赵太丞家"四个大字，左侧招牌上写的是"治酒所伤真方集香丸"，右侧招牌上写的是"大理中丸医肠胃"，诊所中赵太丞正在给妇女怀中的小儿看病，整个画面人物形象鲜明。第二处：刘家药店。店铺前面高高地竖着一个大招牌，上面清楚地写着"刘家上色沉檀拣香"，在门槛上方又横着一块招牌，上面有"丸、散、丹店铺"等字样。第三处：杨家诊所。在刘家药店的斜对面，有"杨家应症"的竖招牌。这两家诊所及一家药店都在垒图的最西端，正是城内大街繁华之处，从诊所的布局和药店的规模以及它们所处的地理位置，明显地反映出了宋代中医药事业的发达。

2009年陕西省考古研究院在韩城市盘乐村发现发掘了一座保存完整的宋代壁画墓，首次发现了表现中医中药的整幅绘画作品，其中两男子在研究中医，一人双手分别托有大黄和白术两袋中药，另一男子手捧宋代最著名的医书《太平圣惠方》。为我国宋代医史研究提供了全新的素材。

2. 绘制解剖图谱

北宋绘制的我国最早之解剖图谱《欧希范五脏图》，体现了白描法用线条塑造形体的形态、质感、空间感等特点，比较准确地表现了人体的形态结构，开创了中医解剖学新局面。杨介等绘制的《存真图》，既有人体胸腹内脏的正面、背面和侧面全图，而且还有分系统、分部位的分图。如《肺侧图》《心气图》《气海横膜图》《脾目包系图》《分水阑图》《命门、大小肠膀胱之系图》，居于当时世界领先水平。宋·朱肱《内外二景图》也为特色鲜明的解剖图谱。这为中医提供了形态学基础，使传统推理思维方法转向与实体解剖并举，促进了脏象理论、针灸学说的发展，同时也促进了临床医学的进步。

3.诊断图谱

南宋·施发《察病指南》首次创造性地将历代脉学文献中提到的33种脉象，依其指下感觉一一描绘成脉图。它比单纯文字描述更加直观，提高了对不同脉象的认识和鉴别。

元·杜清碧《敖氏伤寒金镜录》，绘制了36幅舌象图，并列载方治于图下，成为我国现存最早的舌诊图谱，使舌诊作为中医诊断中的一种主要手段得到普及。"《敖氏金镜录》一篇，专以舌色视病。既图甚状，复著其情，而后别其方药，开卷昭然，一览俱在。虽不期乎仲景之书，而悉合乎仲景之道，可谓深而通，约而要者矣。"

元·李杲《脉诀指掌病式图说》辨析男女各种病脉之异同，并附图表加以说明，论述脉证诊法。

4.本草图谱

宋代药物学发展，特别重视本草著作插图，留存下了1000余幅药物写生图。

宋政府编纂的《图经本草》20卷，共载药物780种，并在635种药名之下绘制了933幅药图，且大多数为写实图，是我国第一部刻板印刷的药物图谱，把宋代本草研究推向一个新的高度。

宋·王介"善作人物山水，似马远、夏珪；亦能梅兰"，撰著《履巉岩本草》收药206种，每药一图，为今存最早之彩绘地方本草图谱。药图均系写生彩绘，绘图主要采用双钩法，线条流畅，比例匀称，形态逼真，并且常截取植株局部以表现全体。如接骨草（木）仅绘一树干和一叶，五叶藤（乌蔹莓）仅示一卷和一叶，红花、天仙莲重点描绘花序等，都较好地反映了它们的特征，表现出以马远、夏圭为南宋院体山水画"偏角山水"的新画风。"本图朱砂矿绿，历久如真，铁画银钩，古朴有力。宋以后之本草墨迹，以余所见，唯有明画家赵文俶所绘者可以并驾"，足见其绘图之精良！

宋·唐慎徽《经史政类备急草本》载药达1746种，附图933幅，所绘"草""卉""根""叶""茎""花"等，绘图质量上乘，可按图检索药物。如兰科植物石斛与天麻的木刻图，生动逼真。故此书以内容丰富、制图精细、实用性强而备受医家推崇。

宋·张存惠《重修政和经史证类备用本草》，书中900余幅插图，写实逼真，为我国现存最早的古代医药和动植物木刻系列图谱。明末著名藏书家钱谦益作跋赞曰："此书字画图绘惟宋版最精者可相上下，视元版则霄壤矣。"此书对后世影响很大，明、清之际不断有人翻刻重雕。

金·张元素《珍珠囊》，其书首列"药象阴阳"，将时、卦、季节、用药集于一图，首次将《黄帝内经》中的理论原则与具体药物相结合，使中药理论更加丰富而系统，对金元医家及后世甚至当代中药学发展产生重大影响。

宋·郑樵《通志·图谱略》卷七十五曰："图，经也；书，纬也……别名物者，不可以不识虫鱼草木。而虫鱼之形，草木之状，非图无以别……惟本草一家，人命所系，凡学之者，务在识真，不比他书只求说也。"宋代本草强调插图方法的先进性，生动地说明了插图对于辨别动植物药物、传播知识方面的重要意义。

5. 针灸图谱

《太平圣惠方》卷99有12张人形图，与正文所述穴位的名称、主疗疾病及针法相对应，每一张图上标有10~20个穴位，名称相同的对称穴位也一一标出，共标识了290个穴位；卷100附有45张人形图，结合正文所述穴位名称、主疗疾病及灸法，配以相应的人形图，每幅图上穴位不足10个，便于学习。这种理论与临床相结合、图文并茂的编纂体例既保持了全书体例的一致，又适应了不同治疗方法的特殊需要。

宋·朱肱《重校证活人书》绘制6幅"经络图"，把经脉循行文字以图的形式予以展示。为学习、理解经脉循行提供了形象、直观的史料，也对后世绘制经脉图提供了有益的借鉴，在经脉图的传承上具有重要的文献价值和学术价值。

宋·王惟一《新铸铜人腧穴针灸图经》，书中详述手足三阴三阳经脉和督、任二脉的循行路线和腧穴，参考名家学说予以订正，并绘制经脉腧穴图，无论在针灸腧穴学、治疗学，还是在解剖学、教育学等方面都有很高的价值。

宋·闻人耆年《备急灸法》，记述了22种病证如痈疽、肠痈、疔疮、突发心痛、小便不通、溺水、自缢等的灸治方法，且各病灸法均附有插图，如对推广灸法有积极作用。

宋·庄绰《灸膏肓腧穴法》，以膏肓穴于人体病理关系至重，附插图，专门介绍膏肓穴的主治、部位及不同流派的取穴法等。

宋·王执中《针灸资生经》附图46幅，结合本人针灸临床经验和心得，对针灸学作了较系统的介绍。

元·忽公泰《金兰循经取穴图解》首绘脏腑前后任督二图，统论经脉循行规律。

元·滑寿《十四经发挥》绘图16幅，包括正、背面骨度挂图和十四经的经穴分图。全书具有既注释以解疑，又绘图以示意，对经穴分布则缀以歌括的鲜明特色，成为后世学习针灸之范本。医家吕复赞曰："观其图章训释，纲举目张，足以为学者出入向方，实医门之司南也。"

元·胡元庆《痈疽神秘灸经》附插图论述十四经脉中治痈疽的主要腧穴及其灸治方法，颇有创造性。

6. 其他图谱

宋·朱肱《伤寒类证活人书》将脏腑解剖与经络、腧穴绘一图，别开生面。宋·李駉《黄帝八十一难经纂图句解》，对《难经》原文随句笺解，训释并重。并于序论部分绘以注义图17节，图文互释，相得益彰。金·成无忌《注解伤寒论》卷首增"运气图"，成为最早的《伤寒论》全注本。金·张从正《儒门事亲》撮要图，以图表的方式表述中医病因、病机、治则、方药等基础知识，类分缕析、直观明了。元·王好古《此事难知》共载专题论述104篇，附图表助述《内经》《难经》、脉法、针灸等，受到医家关注。元·滑寿《难经本义》一书，特列"图说"一篇，附图11幅，辨论精确，考证详审，并有重要发挥，故在《难经》注本中影响较大，600余年来，一直受到医家的推崇。

随着官方医书对绘画的运用和推荐、医学各类图谱的绘制，推动了绘画艺术在中医临床著作中的广泛应用。

（1）内科　元·李仲南《永类钤方》"诊脉图诀"，以医经为本，以图散形式对比论述"伤寒"与"杂病"两大证候的脉、病、证、治等内容，并以三因之说加以阐发。钤而为图，贯串彼此，互为发明，使人一览了然。

（2）外伤科　宋·东轩居士《卫济宝书》首绘"五发图"（癌、瘭、疽、瘤、痈）。颇为形象的"癌原图"，描述了其体表及肿瘤形状特点。《证治准绳》绘疮疡部位、形状图30多幅，是外科学中的出色著作。

（3）眼科　元·危亦林《世医得效方》载五轮图，以《灵枢》对眼与五脏关系进行图解。同时还绘制了"痨虫图"，说明肺痨的病变。元·《银海精微》，进一步发展了宋代眼科72证的说法，列举了80种不同的目疾，并逐一附图，以说明其病位、症状。

（4）养生　元·忽思慧《饮膳正要》，是我国现存最早的营养学专著，附21幅精美插图，全面阐述其食、养、医的作用。反映了当时国内各民族饮食医药文化的成就。另附本草图谱168幅。是现存唯一的元代本草图谱。在元代本草著述少有流传至今的情况下，本书食疗本草部分的内容弥足珍贵。明·高濂撰《遵生八笺》，养生专著，附脏腑配经络图、经络配四时图、春月气数主属图、肝神图等。

总之，宋代绘画艺术的发展使各种图谱、挂图、插图、配图等在中医学中得以应用，促进了解剖学、诊断学、本草学及临床医学的发展与进步。

因此，深入了解绘画艺术文化的产生、发展及其影响，不仅有利于补充完善以往对宋金元中医药学发展成就研究的不足，而且还可进一步探求当时医学发展的轨迹，考察其与社会文化的互动，拓展中国医学史的研究空间，加强跨学科的对话。丰富和发展医学史研究的取向与方法，从而更多地引发人们的深入思考。

参考文献

［1］宋·孟元老. 东京梦华录［M］. 北京：中国商业出版社，1982：1.

［2］宋·邓椿. 画继［M］. 北京：人民美术出版社，1964：78.

［3］元·汤垕. 画鉴［M］. 北京：人民美术出版社，1959：37.

［4］宋·孟元老. 东京梦华录［M］. 北京：文化艺术出版社，1998：12.

［5］宋·邓椿. 画继［M］. 北京：人民美术出版社，1945：124–125.

［6］日·丹波元胤. 中国医籍考［M］. 北京：人民卫生出版社，1956：536.

［7］元·夏文彦. 图绘宝鉴［M］. 上海：商务印书馆，1934：84.

［8］龙伯坚. 现存本草书录［M］. 北京：人民卫生出版社，1957：33.

［9］清·钱谦益. 牧斋有学集［M］. 上海：上海古籍出版社，1996：1523.

［10］黄龙祥. 针灸名著集成·十四经发挥［M］. 北京：华夏出版社，1996：454.

"婴戏画"折射出与众不同的儿科学

河南中医药大学　王琳　李成文

"子嗣"是中国传统观念中的重要思想，儿童卫生保健、身心健康历来为社会所关注。故历代画家所创作的以儿童形象、生活、健康、教育、游戏等为题材的各类婴戏图画，成为极受欢迎的画类之一。宋代是婴戏画繁荣发展的黄金时期，其中所表达的重子意识、重视健康等多种医学文化内涵，从一个侧面折射出政府、社会对儿童卫生保健事业的重视，反映了宋代中医儿科学发展的轨迹和动因。

一、宋代"婴戏画"的繁荣

"婴戏画"是中国古代绘画的特殊题材，从魏晋开始，儿童形象作为陪衬纳入人物画中。隋唐出现了专门表现儿童生活的婴戏图画，如张萱的《捣练图》、周昉的《调婴图卷》等。

宋代商品经济迅速发展，绘画进入商品流通领域，书画市场兴起，如开封的大相国寺、潘楼东街巷等。政府成立翰林图画院，进行画学教育，同时"画学"也被正式列入科举之中，以画取仕。在此双重力量推动下，绘画业迅速发展，尤其是儿童题材的婴戏画成为极受欢迎的画类之一，自成一派，走向成熟，并最终成为独立画科。据画史记载，仅宋代就有十二位画家善画儿童。故黄宾虹《虹庐画谈》将宋代画家选题之风尚总括为：一人、二婴、三山、四花、五兽、六神佛。

为了适应社会的广泛需求，宋代婴戏画的创作题材不断丰富，如下棋、捉迷藏、歌舞、耍刀枪、戏傀儡、捉蝴蝶、洗澡、吃梅、礼佛、采荷等。并出现了一批具有代表性的婴戏画作品及画家。如宋徽宗赵佶的宣和画院待诏苏汉臣《二童赛枣图》《萱草婴儿图》《秋庭戏婴图》《婴儿戏浴图》《婴儿斗蟋蟀图》《重阳婴戏图》《灌佛婴戏图》、佚名《冬日婴戏图》《婴戏图》、李嵩《货郎图》、章允恭《浴婴图》、苏焯《端阳戏婴图》等。"刘宗道,京师人。作《照盆孩儿》,以水指影,影亦相指,形影自分。每作一扇,必画数百本,然后出货,即日流布。实恐他人传模之先也。杜孩儿,京师人。在政和间其笔盛行……画院众工,必转求之,以应宫禁之须。"

婴戏画不仅有绘画、年画、版画、壁画等表现形式,在宋代众多的工艺品中,如瓷器、漆器、玉器、牙雕、玛瑙、剪纸、织绣、皮影、泥塑、布艺、面塑、砖雕、石雕、木雕、银饰等都大量使用了婴戏图画作为装饰图案。

"婴戏画"的繁荣,成为宋代独特的文化现象,也是民心、民情、民意的一种表达,对政府制定各项政策和法令、建立儿科疾病防治体系、引起社会力量对儿童的体恤和关心以及重视儿科医学发展,产生了一定的影响。

二、"婴戏画"的医学文化内涵

婴戏画作为绘画的传统题材,有着深刻的社会形态和思想文化内涵,尤其是画中所表现的重子意识、传达出的医学文化内涵,反映出"婴戏画"新的内在价值。

1. 生命观

宋代"坏胎""不举子"现象颇为严重,妇女常因为贫困和医学技术问题,厌恶生产、怀胎,以逃避生育,或在婴儿出生以后杀溺之。故对生命的重视,对生育及人口的增殖,成为上至政府宫廷下至百姓民生所关注的社会、医学问题。

《秋庭婴戏图》《长春百子图》《百子嬉春图》等婴戏画以"百"为"多",寓意"多子",表达出对人丁兴旺、多子多福的生命理想和期望。后世清乾隆皇帝在北宋画家苏汉臣《秋庭婴戏图》上特题跋曰,"庭院秋声落枣红，拾来旋转戏儿童。丹青讵止传神诩，寓意原存相让风。"示生命守候。南宋苏焯《端阳婴戏图》，画中婴孩手执石榴，也为多子之意。故在各种婴戏画中加入了很多民间吉祥符号，如寓意"连生贵子"的荷花，象征富贵多子的麒麟，预示放出晦气的风筝等，其他如梅花、竹、菊花、桃、香橼、葫芦、瓜、鱼、狮、鹿、凤凰等，以谐音、象征等手法，觉悟生命意识，阐释生命哲学。

2. 健康观

针对宋代婴儿夭折率较高以及儿童特殊生理特点，关注儿童健康，注重体魄锻炼也成为政府和民众的焦点。

苏汉臣专门绘制了一少妇携一女童正在观看两童子做击球运动的《蕉阴击球图》；四个男童围成一圈在玩蹴鞠的《长春百子》以示儿童身体锻炼的重要性。宋代古钱上的儿童蹴鞠图，一面为龙凤图案，一面铸有顽童蹴鞠图案。钱孔上、下、左、右各有一个作奔跑状的儿童，姿态各异，相互呼应，配合默契。河北省博物馆馆藏的童子蹴鞠图八角枕，鞠球在缝制外形上和现代足球并无二致。故婴戏画中注重健康的主题，从儿童天真可爱、健康俊美、神采生动的形象中，得到了鲜明的表达。

宋·《浴婴图》，反映了洗浴对儿童健康的重要性。宋代已有"洗儿"的生育习俗，佚名《小儿卫生总微论方》曰："须先洗浴，以荡涤污秽，然后乃可断脐。"

另外，为了使儿童健康成长，宋代还有祈福纳吉的仪式。苏汉臣的《五瑞图》，画面中五个儿童，头戴傩面，手拿道具，欢跳傩舞，分别扮演"福""禄""寿""喜""财"五神，祈福纳吉，消灾解难，以保儿童健康吉祥。

3. 教育观

宋代注重各类教育，从陶枕、图画、铜镜等婴戏画中，反映出许多新的育儿史实。如现藏台北故宫博物院的宋·《子孙和合图》中的三个儿童，正在盛满水的盆中作放船之戏。这种船上有楼阁、桅杆，属宋代远洋巨舰之列，以示科学技术教育的育儿理念。台北故宫博物院所藏苏汉臣的《秋庭戏婴图》中，镂空圆几上陈列着罗盘、T形图尺。另外还有利用光学原理，反映皮影映画技术的婴戏画，如中国历史博物馆藏宋代《儿童弄影戏》铜镜，图中一儿童双手持人偶坐于幕后，一童以小槌击鼓伴奏，幕前有四个儿童围观。《蕉石婴戏图》中三婴在帐帏后作木偶影戏人的表演。为宋代重视科学教育提供了史料。

三、政府与社会对儿童身心健康的重视

宋代众多的"婴戏画"所体现的生命观、健康观、教育观以及重子意识，反映出宋代社会关注儿童身心健康，保护儿童权益的强大需求。

1. 政府施胎养令、立养子法

绍兴八年（1138年），宋廷正式下诏，在全国范围内实行胎养助产令，禁止民间生子不举。令曰："禁贫民不举子，有不能育者，给钱养之。""州县乡村五等、坊郭七等以下贫乏人家，生男女而不能赡养者，每人支免役宽剩钱四千。"绍兴十一年，又规定："乡村之人，无问贫富，凡孕妇五月，即经保申县，专委县丞注籍，其夫免杂色徭役一年，候生子日，无问男女，第三等以下给义仓米一斛，县丞月给钱十千，专掌附籍。"乾道五年（1169年）下诏："应福建路有贫乏之家生子者，许经所属具陈，委自长官验实，每生一子，给常平米一石、钱一贯，助其养育。余路州军以此施行。"

另外为保障婴儿生命，防止流产，怀孕罪犯需产后再行拷决，违者视情节给予处罚。《宋刑统》规定"当决者，听产后一百日乃刑""产后未满百日而拷，决者，减一等。失者，各减二等"。并对违反此规定的行为进行惩罚。"若未产决者，徒二年讫，限未满而决者，徒一年。失者，各减两等。其过限不决者，依奏报不决法。"

宋政府立养子法，准许没有后嗣的民户领养遗弃孤儿为嗣。淳熙八年（1181年）明令："遗弃小儿为人收养者，于法不在取认之限，听养子之家申官附籍，依亲子孙法。"《宋刑统·户婚律养子》规定："诸养子，

所养父母无子而舍去者，徒二年……其遗弃小儿年三岁以下，虽异性，听收养，即从其姓。"

其他如"士庶敢有阉童男者不赦""继母杀子及妇者同杀人论""故杀子孙徒二年""杀子之家，父母邻保与收生之人，皆徒刑编置"。从制度上革除弊端、出台预防和杜绝杀婴、弃婴现象的法令，助民以举子。

2. 设置慈幼局、婴儿局

北宋的福田院、居养院、广惠仓等是宋代幼童救助事业发展的一个重要基础。淳祐七年（1247年），宋理宗下旨创建慈幼局，"令临安府置慈幼局，支给钱米，收养遗弃小儿，仍雇请贫妇乳养……于府治侧建屋。而凡存养之具纤悉毕备，其有民间愿抱养为子女者，官月给钱米，至三岁住支。所存活不可胜数。"九年（1249年）正月，又诏："给官田五百亩，命临安府创慈幼局收养道路遗弃出生婴儿。"慈幼局创立后，宝祐四年（1256年）宋廷又命"天下诸州建慈幼局"，次年又颁诏谕："朕轸念军民，无异一体，尝令天下诸州置慈幼局……必使道路无啼饥之童。"如宝庆府（湖南邵阳）、广德军（安徽广德）、无为军（安徽无为）、苏州、汀州（福建长汀）、建康府、江阴军（江苏江阴）等地都相继建立慈幼局，最多的时候每年各地政府收养的弃婴与孤儿多达两万人，并以此作为考核各地官员的标准之一。《梦粱录》卷18"恩霈军民"条中称："局名慈幼，官给钱典雇乳妇，养在局中，如陋巷贫穷之家，或男女幼而失母，或无力扶养抛弃于街坊，官收归局养之，月给米绢布，使其饱暖，养育成人，听其自便生理，官无所拘。"

政府在各地设立慈幼局、慈幼庄、婴儿局等幼童救助保护机构，形成了以政府为主体的慈幼恤孤政策。这种幼儿慈善机构，是中国历史上的第一家，不仅哺育、问疾，还重视教养。《宋史》卷178"振恤"篇中即有"崇宁初……孤贫小儿可教者，令入小学听读，其衣襕于常平头于钱内给造，仍免入斋之用。遗弃小儿，雇人乳养，仍听宫观、寺院为童行"的记载。

慈幼善政、教养并重，标志着宋代医学救助幼童事业经发展到了一个相当的水平。慈幼局运营方法的开创性，以及在拯救弃婴方面收到的良好效果，被后世所继承。

3. 设置儿科专业，发展儿科医学教育

我国古代的婴儿保健医学，在隋唐始见端倪，如隋·巢元方《巢氏诸病源候论》、唐·孙思邈《千金要方》中均有不少关于小儿的医学论述。但就儿科医学教育而言，还没有形成独立专业，唐代太医署医学教育设有医、针、按摩、咒禁4科，儿科则隶属于医科。宋代最早出现了儿科医学，传统的慈幼观念超出了社会伦理道德的范畴，跨入医学科学，并包容了医学科学的内容。宋太医局医学教育设9科，特设小方脉，为小儿独立专科，并以三舍教育法进行儿科医学专业教育，为中央和地方州郡卫生组织输送儿科医学人才。政府对儿科医学教育的加强规范，说明"慈幼"已不仅仅是一个政治或伦理学的问题，而是要落实在儿童医疗保健的具体实践之中。因此，由政府推动的儿科医学的发展、儿科医学教育的进步，也是慈幼观念自我更新的一个标志。

4. 建立儿科疾病防治体系

鉴于疫病对社会和儿童的巨大危害，宋代政府十分重视加强医疗卫生管理，建立专门的医疗机构，施行疾病监测、巡查、预警、警示和施药制度。

宋政府强化疫病流行监测、上报机制，景德三年（1006年）八月十三日，宋真宗诏："群臣上殿奏事，日不得过五班，如事干急速者诣崇政殿。"皇佑四年（1052年）冬十月，宋仁宗诏曰："比诸路饥疫相仍，朕念徭赋科调之烦，百姓未获休息，庐巷疾苦，或不得闻，转运、提点刑狱亲民之官，其思所以救治之术，条列以闻。"政府严令转运使、提点刑狱、亲民官等地方官及时准确地上报疫病流行和地方政府救治的情况。

同时，政府重视医学气象学理论，施行疾病预警机制，政府在《政和圣济总录》中，将"运气"学说纳入医学体系。宋徽宗于政和七年（1117年）十月一日颁布《以来年岁运历数颁告天下》，正式颁行"月

令"，这种国家编制运气历，提前公布以指导疾病的预防和治疗，对小儿天花、流脑、麻疹等流行性疾病的预警防治起到了积极的作用。如宋代就用"人痘"接种术，将痊愈的天花患者身上的痂皮，研成粉末，吹进健康儿童的鼻子里，用来预防天花。

宋代药物被列为政府专卖品，由国家惠民药局负责。凡遇到疫病流行时，由官府统一调拨，并承担临时性免费施药医疗。据《东京梦华录》载，汴梁城朱雀门外街巷有"熟药惠民南局"，大内西右掖门外街巷有"熟药惠民西局"，全国各地共设立有40个分局。据《宋会要辑稿》《续资治通鉴长编》等文献记载，都市发生疫病时，"太医局熟药所即其家诊视，给散汤药""和剂局取拨合用汤药……医人巡门表散""民有疾病，州府设施药局于戒子桥西，委官监督，依方修制丸散吮咀，来者诊视，详其病源，给药医治，朝家拨钱一十万贯"。

"痧、痘、惊、疳"是儿科四大要证，政府针对这些重大疾病，形成了系统的防治措施，编撰刊行《太平圣惠方》《太平惠民和剂局方》《圣济总录》等大型医典，确立防治规范。

如《太平圣惠方》首次提出"惊风"名称，使惊风从惊痫中脱离出来，并将其分为急惊风、慢惊风两大类，详细描述病因病理及临床症状。并列"治小儿急惊风诸方"和"治小儿慢惊风诸方"两节，记述治法方药。

"疳"作为一个病名，最早见于隋《诸病源候论》，《太平圣惠方》创立小儿五疳论，首先将疳证作为儿科专有疾病。并详述五脏疳之证候及"可治候""不可治候"，搜集各类疳证的治疗方剂近三百首，如用白矾、藜芦、黄连等研末塞鼻治小儿疳证颇有新意。其他还论述小儿内、外、皮肤、五官各科病证262门，各种儿科方剂近3000首。

《太平惠民和剂局方》作为国家的成药专书和药物配方手册，变儿科传统散剂为丸剂，更加适合小儿服用。

《圣济总录》详论初生儿养护及婴幼、成童疾病113种，每一病证先论病因病理，再论治法方药，选方精赅，体现了北宋政府对医学的重视及儿科学的进步。

5.社会力量对儿童健康的关注

宋代福建路上四州之一的汀州，是全国生子不举陋习最为严重的地区之一，且屡禁不止。绍兴五年（1135年）在社会力量的支持下，福建的建、剑、汀、邵四州军率先设立举子仓，汀州6县凡设举子仓22所，平均每处约贮米40石，成为克服杀婴陋俗，保护儿童生命健康的义举。此后政府还"将建、剑、汀、邵四州没官田产免行出鬻，官收其课，以给助民间举子之费"。至绍熙四年，举子仓的设立非常普遍，不仅在城市，甚至在乡村也广泛出现。

其他如南宋著名慈善家真德秀创办建康慈幼庄、袁甫创设的湖州婴儿局、赵粤始创的宝庆慈幼局等，都推动了宋代慈幼事业的发展。慈善改革家黄震，改革慈幼之政，提倡"保产"，对贫困而无力育养的孕妇之家，在分娩前支发钱米，以防弃婴事件发生。

四、儿科学发展与创新

在全社会重视儿童卫生保健的背景下，许多医家、文人等深入研究小儿生理病理及疾病的防治方法，使中医儿科学取得了长足发展，儿科理论体系形成，成为独立学科，诊断方法进一步提高，五脏辨证纲领基本确立；对麻、痘、惊、疳等儿科常见病有了较为深刻的认识。《小儿药证直诀》《幼幼新书》《小儿医方妙选》《小儿卫生总微论方》《小儿病源方论》《活幼口议》等儿科专著问世，促进了儿科学的发展与创新。

1.钱乙与小儿五脏辨治纲领

钱乙详述小儿生理病理特点，并在《内经》《难经》《金匮要略》《中藏经》《备急千金要方》脏腑分证的基础上，以五脏为基础，以证候为依据，将"风、惊、困、喘、虚"归纳为肝、心、脾、肺、肾的主要证候特征；用虚实寒热来判断脏腑病理变化，用五行来阐述五脏之间以及五脏与气候时令之间的相互关系，判断其预后，确立小儿五脏辨证论治纲领；化裁古方，创立新方，改革剂型，提倡用鼻疗、脐疗、熏洗、栓剂、捏脊等外治方法，对后世产生了重大影响。

2. 许叔微、刘昉与"虎口三关指纹检查法"

南宋许叔微在前人"虎口三关指纹检查法"的基础上，总结小儿虎口的脉纹形色变化与疾病的关系，提出"紫风红伤寒，青惊白色疳，黑时因中恶，黄即困脾端"。《幼幼新书》创立风关、气关、命关等诊断新理论，判断疾病轻重。另外钱乙总结的"面上证""目内证"的诊断方法，对寄生虫病、新生儿黄疸等的区分，至今对儿科临床仍有参考价值。

3. "痘疹"研究争鸣

天花、麻疹、水痘等发疹性疾病，致死率较高，严重影响儿童健康。北宋董汲在钱乙《小儿药证直诀》基础上编纂第一部儿科痘疹专书《小儿斑疹备急方论》，附方17首，提倡应用白虎汤等寒凉清解，反对滥施温补；并形成钱乙、董汲、阎季忠、张涣、初虞世为代表的寒凉派。南宋陈文中著《小儿痘疹方论》认为痘疹俱属邪盛正衰，病毒内陷之证，若不温托培元，扶持正气，则无力驱邪托毒外泄，每投辛温，主张温补；形成了陈文中、杨士瀛为代表的温补派。两派不同的学术主张与见解，推动了儿科对发疹性疾病的研究，对后世产生了重要的影响。

4. 儿童保健理论系统形成

宋代重视儿童健康，儿科医生倍增，儿科专业诊所出现。《东京梦华录》记载了1102年首都汴京的儿科诊所，张择端《清明上河图》中就绘有两处儿科诊所，上面写着"专治小儿科"和"小儿科"的字样，同时还出现了专门的小儿药铺。

宋代医学积极研究小儿时期生长发育规律及其影响因素，采取有效措施，对小儿的生长发育、喂养保健、食品卫生诸方面，形成自己独特的体系。如《太平圣惠方·小儿寿命长短法》专列小儿寿命长短法、小儿初生将护法、小儿断脐法、初生浴儿法、初生儿防撮口、着噤及鹅口重法、小儿常须慎护风池，不可暖衣，宜时见风日等等阐发儿童保健。在合理喂养方面，提出了拣乳母法、小儿始哺法、乳母忌慎法、初生儿与朱蜜法、乳小儿法等。

其他如《幼幼新书》专列"小儿养护"一卷，论述内容系统、完备。《陈氏小儿病源方论》更是创造性地提出了新的切合当时实际情况的"养子十法"，使儿科养护知识愈发充实。

总之，宋代婴戏画的繁荣，其所表现的医学文化内涵和社会背景，为深入探讨宋代医政领域的进步、研究政府为保障儿童健康所制定的各项政策和法令提供了重要的史料和佐证。宋代儿科医学在政府、社会、医家、文人共同促进之下，得到了长足的发展与创新，并最终使之成为独立学科。

参考文献

［1］宋·邓椿. 画继［M］. 北京：人民美术出版社，1964：78.

［2］郭文佳. 宋代幼儿生养与救助述论［J］. 烟台大学学报（哲学社会科学版），2003，16（3）：319-324.

［3］宋·脱脱. 宋史·食货志［M］. 北京：中华书局，1977：4339-4340.

［4］吴业国. 宋代官办慈善事业论述［J］. 南都学坛（人文社会科学学报），2005，25（1）：35.

［5］宋·李焘. 续资治通鉴长编：卷63［M］. 北京：中华书局，2004：1401.

［6］宋·李焘. 续资治通鉴长编：卷173［M］. 北京：中华书局，2004：4176.

［7］清·徐松. 宋会要辑稿：第3册［M］. 北京：中华书局，1957：2129.

［8］宋·吴自牧. 梦粱录［M］. 杭州：浙江人民出版社，1984：174.

［9］李成文，王琳. 宋金元时期儿科学成就及对后世的影响［J］. 河南中医，2007，27（8）：8-9.

漆文化中的中医学

河南中医药大学　王琳　李成文

　　中国漆文化历史悠久，它通过髹漆、漆画、漆器等形式影响和渗透社会的各个层面。漆文化的繁荣与普及，也波及中医学领域，医学家们研究漆对人体的危害与防治方法，应用漆来治疗疾病，利用漆器盛放、贮藏药物等，因而对中医学产生了重要的影响。

一、中国漆文化的历史渊源

　　中国是世界漆文化的发祥地，早在距今七千余年前的新石器时代遗址中，就发现了色泽光艳的髹漆木碗，四千多年前的虞夏时期，就有了不同艺术种类的漆器。《韩非子·十过篇》载："尧禅天下，虞舜受之，作为食器……流漆墨其上……舜禅天下而传之于禹，禹作为祭器，墨染其外，而朱画其内。"同时漆还被用作贡品，《尚书》有载："兖州，厥贡漆、丝。豫州，厥贡漆、枲。"

　　至战国，漆器业独领风骚，开始了长达五个世纪的空前繁荣，漆器生产被国家列入重要的经济收入。秦汉漆绘竞相追逐"丹漆雕几"之美，在青铜器衰落之时，创锥画、堆漆等髹漆新工艺，使中国漆文化达到了史上第一个高峰。如长沙马王堆汉墓出土精美漆器多达500余件，江陵凤凰山汉墓出土160多件，即是真实的写照。

　　两宋时期，制漆技术取得了重大突破，髹漆工艺雕漆、填漆、描金、戗金素材兼备，相映成趣，漆器品种增多，剔红、剔犀、戗金、堆漆等髹饰技法日趋成熟。元代开创"软螺钿"成为髹漆工艺上的全新装饰手段。

　　明清两代，中国漆文化进入全盛时期。漆器制作发生了根本性的变化，分为14大类，多达上百个品种，"蟠螭金凿五色毯，钿螺椅子象牙床"，漆工艺与建筑、家具等相结合，由实用转向陈设装饰的斑斓新时代，形成了扬州螺钿、福州脱胎、百宝嵌、北京雕漆等7大工艺中心，可谓"千文万华，纷然不可胜识也"。

二、政府对漆文化的重视

周代确立"工商食官"制度。秦政府不但官营漆园，还有严格的律法。如云梦睡虎地出土的秦简，就载有秦代管理漆园的法令。西汉政府设立司马官职，专职漆园管理，如《金石索》卷五载有"漆园司马"和"常山司马"两颗汉印。

《新唐书·百官志》载："少府监，掌百工技巧之政……矢簇竹漆，屈柳之工半焉。"并立"漆作直官"掌管漆器生产工坊和施行漆艺专业教育。

宋政府不仅设立专门的漆业管理机构，还推行漆工匠世袭制，开办榷场，进行边境漆器贸易。元政府设油漆局，配备提领五员，同提领、副提领各一员，掌管两都宫殿髹漆之工，负责漆器生产。

明清两代政府的制漆机构除了"油漆作""漆作"之外，明代还特设丁字库，常贮生漆、桐油等物，并于永乐至宣德年间开设了专为宫廷服务的制漆机构——果园厂，使制漆中心由南方转移到北方，故有"宣德之铜，果园厂之髹器"之说。另外还在南京设立漆园、桐园，立百户二员，甲军一百余名管理，以示提倡。

三、漆文化的发展

1.漆经济的助推

漆文化作为中国优秀的传统文化，影响至社会的各个层面。在漆经济的助推下迅速发展。宫廷建筑、庙宇寺观、车服仪仗、日常生活用具、兵器车船、婚嫁丧葬祭祀等，无不用漆髹饰。如北宋的青溪县，每年成千上万斤的漆供应造作局和应奉局。

"漆器千件，邑推首富"，汉代以漆和漆器作为衡量财富的标准，官僚贵族，包括民间中小地主和工商业者，都经营漆器、生漆和漆林，《史记·货殖列传》则载有："陈、夏千亩漆，齐鲁千亩桑，渭川千亩竹，此其人皆与千户侯等，然是富给之资也。"又载："木器髤漆千枚……漆千斗……此亦比千乘之家。"《盐铁论》记载："夫一文杯得铜杯十。"

宋代商品经济兴旺，漆与漆器等作为商品走进千家万户。淮安出土的北宋绍圣元年杨氏墓葬中70余件漆器就有"杭州胡家造"等黑书铭记商标，杭州出土的宋代漆碗、漆盘，也都有"壬午临安府符家真实上牢"的朱书铭文。据《东京梦华录》《梦粱录》载，开封、临安均有漆行和漆店，《清明上河图》中更有漆店的描绘。宋代沉船"南海一号"出土文物数千件，其中发现不少漆器碎片。明清时期扬州的"漆货巷""罗钿巷""大描金巷""小描金巷"等更是著名的生漆、漆器商品集散地。

2. 漆文化的普及

漆工艺品作为馈赠友人礼品，风尚社会，是中国漆文化发展到极高阶段的一个重要标志。如唐代鉴真大师东渡日本，携漆艺高手弟子和大量的漆器盒、盘和宝象等工艺品，打破漆文化的地域性色彩，使它走向了世界。

漆学著作、制漆名家不断涌现。如五代·朱遵度的《漆经》；明·黄成的《髤饰录》；雕漆张德刚、螺钿姜千里；清代制漆大师沈绍安等，特别是卢映之、卢葵生祖孙，更有"不羡前朝果园厂，扬州刻手说卢家"之誉。

漆画是从漆艺传统中走来的民族画种，具备独特的美学品格和光泽，有壁饰、屏风和壁画等不同表现形式，是人们鉴赏收藏的珍品。宋徽宗赵佶善画各种奇花异鸟，常用生漆点睛，十分生动。而在漆器上的绘画，如长沙彩绘车马人物花纹漆奁、信阳漆瑟、荆门漆奁上的《迎宾图》等，更意味着漆文化的发展进入到了一个审美自觉的时代。

　　漆器与丝绸、陶瓷、景泰蓝并驾齐驱，堪称中国四大手工艺品。并远销国外，更有"珍贵的黑宝石""东方难得的珍品""髹饰之光""人间国宝"之称。

　　以"漆"命名的诗词、书法、漆文、漆书、成语等也相继进入人们的精神生活。《五十二病方》载有漆王神，反映出漆文化对意识形态的影响。唐·王维《漆园》、宋·萧崱《漆》、元·王冕《漆树行》、清·施闰章《漆树叹》等诗歌，对漆文化的情怀加以表达。彝族的唢呐、琵琶取材于漆树，还有传唱千年古曲《漆树花》。

　　孔子住宅的壁中发现的古文经书，以漆墨为之，南朝梁周兴嗣《千字文》将此誉为"漆书壁经"。唐·王维《谢集贤学士表》："如臣不才，岂宜滥吹，将何以编次漆简，刊定石经。"唐·张彦远《历代名画记·叙画之兴废》："嗟尔后来，尤须靳固，宜抱漆书而兴叹，莫将枲柿以藩身。"

　　此外，清代画家、书法家金农创书法新形体，以"漆书"来命名。漆烟还成为文房四宝之一，作画、写字经久不褪，是上好的书写材料，明代制墨家程君房的"漆烟"制墨法，久负盛名。

四、漆文化对中医学的影响

　　漆的广泛应用，漆文化的普及，也促进了中医学对山漆、生漆、干漆、干漆炭、漆花、漆籽、漆油、漆木等药性和临床应用方面的研究，并寻找防治漆所致过敏性疾病的方法。

1. 用漆描述疾病

　　《五十二病方》最早有"漆"病的记载，并使用咒禁之法减轻或消除。《灵枢·经脉》《杂病源流犀烛·肾病源流》以"面如漆柴"为证名，阐述心肾危重病变；《素问·大奇论》将脉来如沥漆相交，左右相缠相傍的脉象命名为"交漆脉"。1993年四川双包山2号汉墓的"涪水经脉木人"周身髹有黑漆，红色漆线描绘体表经脉路线，成为我国最早的人体经脉模型，为研究古代经脉医学提供了史料。

2. 首次发现了过敏性疾病的发生机制

《战国策·赵策》载："豫让又漆身为厉，灭须去眉，自刑以变其容。"过敏性疾患，属于免疫系统功能障碍导致的各种变态反应性疾病，在隋代以前中医学还未认识到这种疾病的发生机制。但随着漆文化的发展，对漆的认知不断加深，隋巢元方在《诸病源候论》漆疮候中首次记载了"漆疮"（亦名漆咬）这一过敏性疾患，成为最早的免疫学研究。"人有禀性畏漆，但见漆，便中其毒……亦有性自耐者，终日烧煮，竟不为害也。"指出此系因人之禀性畏漆，即属漆敏感体质，感受漆气而发。这对接触性过敏性病变的认识，尤其是对个体差异的认识，无疑是十分正确的，极大地丰富了中医体质学说和病因学说。

在首次发现了过敏性疾病发生机制的同时，中医学还对其临床表现和治疗进行了大量研究。《诸病源候论》载："喜面痒，然后胸、臂、胫、腨皆悉瘙痒，面为起肿，绕眼微赤。"《千金方》载："治漆疮。汉椒汤洗之，即愈。"《简明医彀》曰："近新漆器，或漆污身，感其气，则面身肿热痛痒。或谓木形人，患漆毒，甘草、滑石各三钱，连翘钱半，水煎成，调雄黄、青黛服……或面身俱患，甘草煎汤浴，安。"《外科大成》曰："漆疮初时发痒，形如瘾疹，次则头面虚肿，遍体破烂，流水，作痛似癞，甚则寒热交作……宜服化斑解毒汤，再杵生蟹冲酒，滤去渣饮之。已溃成疮，流水处用生柳叶三斤水煎洗之……其未破处发红斑作痒者，用二味消毒散揩之。"《纲目》载："凡人畏漆者，嚼蜀椒涂口鼻，则可免。生漆疮者，杉木汤、紫苏汤、漆姑草汤、蟹汤浴之皆良。"

3. 漆药研究

历代本草及综合性著作对其药名、性味、归经、主治、功效、禁忌等进行了深入研究，并用其防治疾病。

干漆、生漆一名，出自《神农本草经》，列为上品，别名漆渣、渣底、漆脚。"干漆，味辛温，无毒。主治绝伤，补中，续筋骨，填髓脑，安五脏，五缓六急，风寒湿痹。生漆，去长虫。"《别录》曰："干漆，疗咳嗽，消瘀血痞结腰痛，女子疝瘕，利小肠，去蛔虫。"《药性论》曰："干漆，杀三虫，主女人经脉不通。"张元素《珍珠囊》载："干漆，辛，平，有毒。"《雷公炮制药性解》曰："入胃、大小肠三经。"《本草求真》曰："入肝、脾等。"

清漆出《备急千金要方》去三虫丸方。

漆树出《蜀本草》，又名山漆、渣苗。野漆树始载于《植物名实图考》，云："野漆树，山中多有之。枝干俱如漆，霜后叶红如乌桕叶，俗亦谓之染山红。结黑实，亦如漆子。"

漆叶出《本草图经》："华佗所服漆叶青黏是也。"《本草纲目》曰："漆叶，主劳疾，杀虫。暴干研末，日用酒服一钱匕。"《本草求原》云："治中漆毒：漆叶取汁搽，或煎水候冷洗，忌洗暖水及饮酒。"《本经逢原》云："漆叶，涂紫云疯，面生紫肿，散瘀。"

《本草纲目》曰："漆花，治小儿解颅、腹胀、交胫不行方中用之……漆，性毒而杀虫，降而行血，所主诸证虽繁，其功只在二者而已。"漆子"治下血"。

漆树木心、漆树皮出《陆川本草》，辛，温，微有小毒。捣烂酒炒敷，接骨。

其他如漆类药物的禁忌畏恶、炮制等研究。《本草经集注》云："半夏为之使，畏鸡子。"《经验方》云："怕漆人不可服。"《本草从新》曰："虚人及惯生大疮者戒之。"《本草求原》曰："胃虚人忌之。"《本草纲目》云："干漆入药，须捣碎炒熟。不尔，损人肠胃，若是湿漆，煎干更好。亦有烧存性者。"

4. 创制漆药方剂

随着对漆类药物研究的深入，其在方剂中的应用也日益广泛。如政府编纂的许多大型方书以及医家等撰写的方剂、本草与综合性医著中都记载了大量的漆药方剂。

宋政府《太平圣惠方》不仅有以漆药命名的干漆汤、干漆丸、化虫干漆丸、补益干漆丸、干漆煎丸、金漆丸等，而且其虎杖散、木香丸、芫花丸、琥珀散、硇砂丸、延胡索散、桂心牡丹酒等方剂中均伍以干漆，特别是干漆丸，成为中医化瘀通经、治疗经来脐腹疼痛的著名代表方剂之一。《局方》作为我国历史上第一部官修制药手册，也记载了大量漆药方剂。如没药散、附子散、四物汤、圣散子、三棱煎丸等。《圣济总录》更是有7个不同药物组成的干漆汤，另外还有干漆散、丸、木香干漆丸、漆香散、陈漆丸、当归丸、地黄煎丸等。明政府《普济方》记载干漆丸、油漆膏、巴戟丸、香绵散等漆类方剂。

在此影响下，以漆药命名的各种方剂大量涌现。如《外台》引《崔氏方》七味干漆散；《产科发蒙》《鸡峰普济方》干漆丸、鳖甲干漆散；《幼幼新书》干漆散；《肘后方》《医心方》引《古今录验》《医方类聚》的各种干漆丸；《伤寒微旨论》生漆汤；《济阴纲目》归漆丸；《本事方释义》槟漆丸；《疡医大全》《解围元薮》雄漆丸；《医学入门》漆雄丸；《张氏医通》漆黄丸；《卫生总微》干漆芫荑散；《医统》雄漆膏。其他如《外台》引《古今录验》大薯蓣丸；《奇效良方》五痹通治方、胀满通治方、积聚通治方；《妇人大全良方》穿山甲散、砂丸；《小儿药证直诀》安虫丸；《寿世保元》紫金丸；《博济方》煎麦散、木香硇砂煎丸；《医方考》麦煎散等方剂中也多伍用漆药。

5. 漆药的临床运用

漆类药物大多药性峻猛，对缠绵难愈之奇难痼疾疗效显著。

（1）妇科疾病　《千金方》卷四："干漆汤主月水不通，小腹坚痛不得近。""治月经不通，脐下坚结，大如杯盘，发热往来，下痢羸瘦，此为血瘕。疗之之方：生地黄三十斤取汁、干漆一斤为末。上二味，以漆末纳地黄汁中，微火煎，令可丸，每服酒下如梧子大三丸，不知加之，常以食后服。"《圣济总录》载："治胞衣不出及恶血不行：干漆（碎，炒令烟），当归（切，焙）一两。上二味捣罗为散。每服二钱匕，用荆芥酒调下，时一服，以下为度。"故干漆成为治妇人经闭、癥瘕之圣药。《沈氏女科辑要》载："《局方》圣散子、三棱煎丸，俱用砂、干漆。此皆峻厉之剂，用而中病，固有神效；若妄试轻尝，鲜不败事。"

（2）儿科虫积 《幼幼新书》载："干漆散，主小儿疳蛔心痛。"《太平圣惠方》载："治小儿蛔虫咬心，痛，宜服化虫干漆丸方。干漆（二钱），胆子矾（一钱），上件药，捣罗为末，用葱白汤煮面糊和丸，如麻子大。二三岁儿，以石榴皮汤下二丸，日三服。"

（3）内科心痛、痨瘵 《圣济总录》干漆丸："九种心痛，腹胁积聚滞气。干漆二两，捣碎，炒去烟，细研，醋煮面糊和丸，梧子大，每服十五丸至十七丸，热酒下，醋汤亦好，不拘时，日进二服。"尤其对肺痨等疑难肺病的治疗，宋·杨仁斋《仁斋直指方》提出"治療疾，杀瘵虫"，李中梓《医宗必读》确立了"补虚以补其元，杀虫以绝其根"的治疗大法，认为"能杀其虫，虽病者不生，亦可绝其传疰耳"，强调杀虫的重要性。而干漆具杀虫之效，追积杀虫，效如奔马，是为良药。对因瘀血而成劳瘵者，仲景用大黄䗪虫丸，于补剂之中，加大黄、干漆、水蛭等破血之药。《本草经疏》载："干漆，能杀虫消散……然亦有瘀血停积，发为骨蒸劳瘵，以致咳嗽者，得其消散瘀血之力，则骨蒸退而咳嗽亦除也。"喻嘉言《医门法律》认为用干漆："此干血劳之良治也。血结在内，手足脉相失者宜之……今世人一遇五劳羸瘦，用滋阴而不愈，则坐以待毙。呜呼！术岂止于此耶？"《本草纲目》载："漆，性毒而杀虫，降而行血，所主诸证虽繁，其功只在二者而已。"故漆类药物增加了中医肺病用药范围。

干漆除内服外，亦有火烧熏鼻，吸烟之法。《本经逢原》云："干漆灰，性善下降而破血，故消肿杀虫通月闭，皆取去恶血之用……削年深坚结之积滞，破日久凝结之瘀血，斯言尽干漆之用矣。"《圣济总录》云："治喉痹欲绝不可针药者，干漆烧烟，以筒吸之。"《本草原始》云："妇人产后血晕，以旧漆器烧烟熏之即醒。"《解围元薮》载雄漆丸，外用，"治烂风疮，秽臭恶者"。

6.养生保健美容

明·高濂《遵生八笺》作为中医注重身心统一的养生专著，在《燕闲清赏笺》中把赏鉴漆器、漆画等作为养生的一个重要内容。

漆及漆类药物在养生保健美容方面也发挥其积极的作用。《本经》曰生漆"久服，轻身耐老"。《本草崇原》云："久服则中土之精，四布营运，故轻身耐老。"我国民间有食用漆油、漆蜡酒、漆蜡茶、漆花蜜、漆蜡肥皂等养生保健、美容的习俗，如滇东北傈僳族将漆蜡作产妇和绝育手术者的滋补保健品。《华佗传》中记载了华佗授樊阿以漆叶青黏散方，使其年寿百余。《千金方》以干漆、柏子仁、山茱萸、酸枣仁各等分，为末蜜丸，治五劳七伤。《太平圣惠方》的地黄煎丸，均伍用干漆，适宜中老年人精血亏虚、须发早白、腰膝酸痛者服用。补益干漆丸则对虚劳膝冷疼痛，下元伤惫效果显著。《医方类聚》引《千金月令》地黄干漆丸，"久服走及奔马，八十有子息"。

《圣济总录》揩齿秦椒散方，特以干漆为君，每日早晚揩齿，髭发白即变黑。陈漆丸延年养性，黑须发。《普济方》油漆膏，用香油浸漆滓疗头疮。新疆阿斯塔纳531号唐墓出土了一件外表涂有黑漆的木质假鬓，上面还绘有白色忍冬花纹，颇为奇特。"白赛雪、红似血、黑如铁"，生漆以其独有的特质，起到了装饰美发的作用。故民间有"髪光泽如髹漆"之称。

另外髹漆的漆筷、漆器食盒、药盒、药柜以及用漆树木材做成的家具、马桶等也在防虫、防霉等卫生保健中起到了积极的作用。如长沙马王堆的凤纹漆食盒；北京故宫博物院的明·万历太医院专用黑漆描金双龙纹药柜，可盛药140种；北京御生堂中医药博物馆的清代医用冰箱等。

五、漆文化对防腐医学的影响

尸体防腐固定是防腐医学中一个古老、多领域的研究课题，传统方法很多，如用酒沐、冰盘、汞、砷与乙醇等处理、阻断空气、恒温、深埋等。《考工记》曰："漆也者，以为受霜露也。"漆用作棺椁的防腐处理，也属尸体防腐固定中的一个环节。

《礼记》记载帝王的棺要四重，而且要用水牛、雌犀牛的皮革作棺被，一层一层用漆咬合，各厚三寸，合为六寸，此为一重，达到"棺椁黑光照人，刀所不入"。

1973年出土的长沙马王堆一号汉墓的女尸，凤凰山168号汉墓的男尸，时逾2100多年，均形体完整，全身润泽，成为防腐医学上的奇迹而震惊世界。其棺椁内外髹漆，色泽如新，内棺盖口还用胶漆封固，避免水湿和虫蛀，并赋予棺椁良好的密闭性，在减慢尸体氧化、防腐中也占有重要的位置。

总之，中国漆文化的博大精深，对中医学产生了重大影响，漆类药物被广泛应用于临床，促进了病原学、本草学、方剂学、中医治则及临床医学的发展与进步。

参考文献

［1］俞志慧. 韩非子直解［M］. 杭州：浙江文艺出版社，2000.

［2］马王堆汉墓帛书整理小组. 五十二病方［M］. 北京：文物出版社，1979：116.

［3］隋·巢元方. 诸病源候论［M］. 沈阳：辽宁科学技术出版社，1997：168.

［4］明·孙志宏. 简明医彀［M］. 北京：人民卫生出版社，1984：506.

［5］胡晓峰. 中医外科伤科名著集成［M］. 北京：华夏出版社，1997：627.

［6］冉先德. 李时珍医学全书［M］. 北京：中国中医药出版社，1996：877–878.

［7］清·顾观光. 神农本草经［M］. 北京：学苑出版社，2007：101.

［8］梁·陶弘景. 名医别录［M］. 北京：人民卫生出版社，1986：37.

［9］清·张璐. 本经逢原［M］. 北京：中国中医药出版社，1996：189.

［10］唐·孙思邈. 备急千金要方［M］. 北京：中国中医药出版社，1998：
　　66.

［11］宋·赵佶. 圣济总录［M］. 北京：人民卫生出版社，1962.

［12］清·沈又彭. 沈氏女科辑要［M］. 南京：江苏科学技术出版社，1983：
　　79.

［13］宋·刘昉. 幼幼新书［M］. 北京：中医古籍出版社，1981：69.

［14］明·缪希雍. 神农本草经疏［M］. 北京：中国中医药出版社，1999：
　　219.

［15］清·喻昌. 医门法律［M］. 北京：中国中医药出版社，1999：336.

［16］明·李中立. 本草原始［M］. 北京：人民卫生出版社，2007：231.

四般闲事中的养生智慧

山东中医药大学　徐睿瑶　李俊德

四般闲事是宋代文人士大夫阶层高雅的生活艺术，是基于嗅觉、味觉、视觉和触觉等基本感觉而衍生出极富艺术修养的一种生活方式和态度，旨在将调节情志与食疗等养生方式有机结合从而起到身心健康的协同作用。四般闲事绝非游手好闲，而是对于现代养生具有参考意义的修身养性方式。

一、四般闲事的含义

根据《梦粱录》卷十九"四司六局筵会假赁"一章中明确记载"烧香点茶，挂画插花，四般闲事"可知，备受宋代文人推崇的闲事为品香、点茶、挂画和插花。

中国香文化历史悠久，品香即点燃香料后静享其馥郁之气香薰之妙。香料多为芳香性中药材，中医认为气味由鼻吸入通过经络传遍全身，从而产生影响人体生理系统的作用。因此，从养形来讲，品香直接具有调气血、通经络、促排毒的作用。不同的香料有不同的功效，比如檀香可理气和胃；沉香可行气止痛、温中止呕；丁香可温中暖肾……广义来说，能够起到预防、治疗作用的香料皆为中药。由于中医师参与指导用香，使人们对各种香料的产地、性能、炮制、作用、配伍等都有了专门的研究，合香的配方也更加严谨和细致，中医坚持合香与合药一致，需讲究君臣佐使，十二经络择一行。中国香文化发展至宋朝达到鼎盛时期，此时用香十分平民化，燃香治病养性之说已十分普及。文人士大夫围绕香席进行的文学活动不计其数，文人们也对品香亲力亲为，熟谙合香之法，更信奉"与善人居，如入芝兰之室，久而不闻其香，即与之化矣"之说，熏香成了高雅人士生活的基调和必需品。黄庭坚、苏轼、朱熹等大文豪都是香席的爱好者，许多流芳百世的文学作品也是在品香时创作的。燃香由最早的驱虫祭祀之由发展成一种成熟的养生美学，无不在朴素明净中体现了高雅和精致的文化底蕴。

《神农本草经》有云："神农尝百草，日遇七十二毒，得茶而解之。"这里的"荼"即茶，可见茶本身就是一种中药，而现代将茶叶提取物开发成中成药和保健品的不在少数。喝茶降压、喝茶防癌等说法也是经过药理和临床试验验证的。中国茶文化兴于唐，发展到宋朝是一个极致期。茶文化有很多表现形式：茶诗、茶词、茶道、茶器等，可以从茶席中得到全面体现。到了宋代，茶席可谓高雅生活情趣的一个象征，更不拘泥于一室，为追求天人合一的境界，很多文人雅士将茶席设在自然之中，把捉意于自然的艺术品设在茶席上，焚香、插花、挂画常在各种茶席间出现。

宋徽宗赵佶的《文会图》描绘了宋代文人宴饮雅集的盛大场面：设一巨榻，榻上摆放菜肴、果品、插花等，文士雅士围榻而坐，或举杯欲饮，或高谈阔论，或闭目养神，或细声耳语。画下方有一组人物和桌几器具：桌上一大瓯刚刚冲点好的茶汤，童子正在分酌乳花；炉中炭火炽盛，汤提点中的水将沸；桌旁的都篮水瓮，桌上的茶瓶茶盏，以及侍者们各司其职，这是一个宋代上流社会的点茶场景。

苏轼有言："文以达吾心，而画以适吾意而已。"挂画又称挂轴，由天杆、地杆、轴头、天头、地头、边、惊燕带、画心及背面的背纸组成。最早的挂画与茶事有关，可表达人生感悟、闲情雅趣等，多以书法为主，后来配以画作，多以山水画来表达意境，演变至宋朝，出现多种形式，挂画赏画更成为文人雅集、香席茶席上不可或缺的活动。书画是情性的外在表现，文人雅士通过赏画交流人生哲理以达到养心安年的目的。由于受当时写意山水画、工笔花鸟画的影响，插花从构图到技法上都以中国的绘画艺术理论作为借鉴，特别是文人插花，已从写实的技法发展到写意的技法。

二、四般闲事形成的理论依据

结束了五代十国割据动荡不安的局面，宋政府十分鼓励手工业和工商业的发展。受社会大环境"重文教，轻武事"的影响，民风淳朴，文学活动层出不穷。宋朝的经济、文化发展迅猛，文学气息浓厚。生活更是讲究慢条斯理，与天地感应，与万物契合。宋代文人四般闲事的养成受到当时文化背景、经济水平、宗教信仰等复杂因素的综合影响，形成了一套独特的理论体系。

1. 道法自然

道法自然是老子的哲学思想，人法地、地法天、天法道、道法自然，老子推崇自然而然，无为之治的摄生理念。

受原始思维的影响，古人认为人体与自然是一一对应，并有所感应的，于是创立了朴素的辩证法，运用阴阳和五行解释万物。人体内在脏腑经络与外在自然存在对应关系，"五运""六气"之说则建立起了气候变化与人体健康、疾病之间的对应关系。人与自然是相通的，故一切人事均应顺乎自然规律，达到人与自然和谐。这里的自然不是狭义的自然，而是一种无状之状。任何事物都有自己的自然欲求和倾向，而在体味和感悟闲事的过程中，人们往往会感知到这种欲求而顺应之。

2. 宋代理学

宋代理学是儒学的一种特殊形式，讲究"存天理，灭人欲"，融合了道家无为思想与儒家中庸思想，更加讲究中和而治。普遍追求格物致知以穷理，这种思维方式被运用到了中医养生中。穷理尽性，修身正心，可谓得道，中医养生存在一定的"理"，要通过格物致知去研究其内部既在的"理"才能更加清晰地判断邪正的盛衰，疾病的转归，也更能清晰地指导心境的变化。

3. 和于术数

《黄帝内经》有言："上古之人，其知道者，法于阴阳，和于术数，食饮有节，起居有常，不妄作劳，故能形与神俱，而尽终其天年，度百岁乃去。"此句传达了益寿延年的法则。张介宾《类经·一卷·摄生类一》注："术数，修身养性之法也。"宋代流行起来的四般闲事则是遵循了"法于阴阳、和于术数"的养生态度，闲事讲究闲以养心，不乱术数。和于术数最主要的还要讲究一个"和"字，喜怒哀乐之未发谓之中，发而皆中节谓之和；中也者，天下之大本也，和也者，天下之达道也。致中和，天地位焉，万物育焉。在体味四般闲事的过程中可以磨炼意志，药香环绕的意境中先"中"后"和"，与闲人雅士交流思想时也有助于提升自己，感悟术数。

三、四般闲事对现代养生的指导意义

四般闲事发展到今天已经不单纯是烧香、点茶、挂画和插花四项文艺活动了，其中最重要的是一个"闲"字，也是现代养生该抓住的精髓。

刘安在《淮南子·本经》中有言："质真而素朴，闲静而不躁。"意在向世人传达闲适利于养生之道，此后他又写："推移而无故，在内而合乎道，出外而调于义，发动而成于文，行快而便于物。其言略而循理，其行悦而顺情，其心愉而不伪，其事素而不饰。是以不择时日，不占卦兆，不谋所始，不议所终；安则止，激则行；通体于天地，同精于阴阳，一和于四时，明照于日月，与造化者相雌雄。"道出了"闲修"的奥妙。遵其道，合乎德，任凭事物自然发展而不以规矩不去限制，那么则不用择良辰吉日，不必占卜卦文，形体自然与天地相通，精神与阴阳同融，精气与四季相和谐，神明与日月相辉映，形神与万物为一。

四般闲事兴盛的外部文化环境乃集儒释道之精髓的宋代理学，唯心主义色彩浓郁，人们推崇事物要从心而论，处世要得太平先要养其心，于是亲近自然的一些文艺活动被当成养心养性之首选，兼具药疗和食疗的价值。这类闲事使人们能够在感应自然之力的同时纳入天地清气与谷气相结合充盈先天之气，而且四般闲事都是功夫道，是需要花心思和时间的，这是一个抛却烦丝、锻炼心力的过程，通过守神全形、保形全神

来使形神合一、二者兼养，则问以达到"保身、全生、养亲、尽年"的
状态。

参考文献

［1］徐睿瑶，李俊德. 日本香道与中医学的关系初探［J］. 世界中西医结合
　　　杂志，2015，10（6）：853-854.

［2］阮浩耕. 茶走进文人雅集——读宋徽宗《文会图》［J］. 杭州：生活品
　　　质，2009（11）：54-55.

［3］王志红. 我国宋代插花艺术发展的特点［J］. 开封教育学院学报，
　　　2015，35（1）：1-4.

格物致知下的中医"穷究""穷理"

河南中医药大学　赵东丽

一、宋代理学对格物致知的解读

儒家古代典籍《大学》中首次提出"格物致知"之说，未作解释，到宋代才对此命题作了充分的解释与深入的发挥，并且形成了深厚的理论体系。

北宋哲人程颐对《大学》中"格物致知"非常重视，提出"知者吾之所固有，然不致则不能得之，而致知有道，故曰'致知在格物'"。既解释了"致""知"之义，也指出"格物"为"致知"的途径与方法。此后，程氏明确指出"格物"这种方法的实际运用，即"穷致其理"——"格犹穷也，物犹理也，犹曰穷尽其理而已也"。并指出"格物穷理，非是要穷尽天下所有之物，但于一事上穷尽，其他可以类推"。

南宋朱熹在对"格物致知"的理解上也同程颐一致。他在《大学章句》中对"格物致知"的"补传"中言："所谓致知在格物者，言欲致吾之知，在即物而穷其理也。盖人心之灵莫不有知，而天下万物莫不有理。惟于理有未穷，故其知有不尽也。是以《大学》始教，必使学者即凡天下之物，莫不因其已知之理而益穷之，以求至乎其极。至于用力之久，而一旦豁然贯通焉，则众物之表里精粗无不到，而吾心之全体大用无不明矣。此谓格物，此谓知之至也。"二者同样认为"格物致知"即是穷理、穷尽天下之物以获得新知的过程，并一再强调"穷理""至极"，认为只有将道理追究到极致才是真正的"格物致知"。这种理学思想的影响对中医理论的直接影响即是，中医辨证施治方法在宋代的彰显及相关理论的提出与实践上的运用。

二、宋代对《伤寒论》一书的重视及研究

宋代对辨证施治方法的重视，首先表现在对张机《伤寒论》一书的广泛关注。汉代张仲景在其《伤寒论》序中提出其"勤求古训，博采众方，撰用《素问》《九卷》《八十一难》《阴阳大论》《胎胪药录》，并平脉辨证，为《伤寒杂病论》"，希望此书能达到"虽不能尽愈诸病，庶可以见病知源"的效果。其《伤寒论》一书将理法与方药相结合进行辨证论治，并创立了三阴三阳的六经辨证方法，对中医学的发展意义重大。然而，《伤寒论》一书直到唐代并未能得到广泛的关注，孙思邈在其《备急千金药方·伤寒》中记述"江南诸师秘仲景要方不传"，致使当时医者用药多"与仲景本意相反"。到宋代，大量研究《伤寒》的著作兴起，蔚为风气。如有韩祗和的《伤寒微旨论》、钱乙的《伤寒论指微》、朱肱的《南阳活人书》、庞安时的《伤寒总病论》、许叔微的《伤寒百证歌》《伤寒发微论》《伤寒九十论》、郭雍的《伤寒补亡论》、成无己的《注解伤寒论》《伤寒明理论》、刘完素及后人所著的《伤寒医鉴》《伤寒直格》《伤寒心要》等。

三、宋代的伤寒学派

与之前研究《伤寒论》多重视收集与整理不同，宋代医家对《伤寒论》的研究则从不同角度进行，有个人的创见。如成无己的《注解伤寒论》，本为注解之作，但因《伤寒论》序言中有选用《素问》《九卷》《八十一难》之言，成无己也从这些书中找寻《伤寒》理论的基础，以经释论、辨证明理。除此之外，成无己在前人基础上，提出"七方""十剂"的概念，总结并发展了《伤寒论》中的制方理论。朱肱在《伤寒论》三阴三阳六经辨证的基础上，提出三阴三阳病，乃是足三阴三阳经络为病，并进一步说明了六经病与经络的关系。在研究中，他更重视表里阴阳的辨证，对同一症状的表里辨证深刻，并能进行全面分析。朱肱还将发热、恶寒、恶风、头痛等同类证候放在一起归纳分析，说明各自的不

同病机与治法，总结并发展了《伤寒》的理论。而郭雍、韩祗和等人则从证候、治疗方剂、温病论治等不同方面对《伤寒论》进行补充。宋代医家从各个方面对《伤寒论》进行研究，发展了其中的理论，指导临床医学，并形成了专门研究《伤寒论》的学问，具有深远影响。后世医家也循此途径，对伤寒理论进行发挥和创新，使伤寒学派得以发扬光大，成为我国医学史上的公认学术流派。

四、从晋唐时期的从方论治到宋金元时期的从证论治

汉代张仲景提出"辨证"理论后，并未引起足够重视，至唐代，治病仍旧多拘泥于从方论治。汉至唐这一时期问世的中医药著作中多为方书，如葛洪的《肘后备急方》、范汪的《范东阳方》、陈延之《小品方》、释僧深的《僧深药方》、陶弘景的《本草经集注》、姚僧垣的《集验方》、甄立言的《古今录验方》、孙思邈的《备急千金要方》《千金翼方》等。且这种从方论治的治病方法，一直到金元时期仍有较大影响。朱丹溪在《局方发挥》中指出，当时人对于宋徽宗时所整理的《校正太平惠民和剂局方》的"官府守之以为法，医门传之以为业，病者恃之以立命，世人习之以为俗"可见从方论治的深入人心。宋代理学穷尽物理学术研究方法的提出，使医家不再满足于只是通过记诵药方来诊疗疾病，而是试图进一步寻求疾病发展的根源，以此作为施治的方法。因此，在对《伤寒论》一书研究的基础上，提出了大量辨证施治的理论。如钱乙创作了《伤寒论指微》，精通《伤寒论》一书中理论的同时，将辨证施治理论用于儿科疾病的诊疗，从虚实寒热等方面对儿科进行五脏分证论治，确立了儿科五脏辨证的纲领。许叔微则在《许氏伤寒论著三种》三书的基础上，指出"伤寒治法，先要明表里虚实"。"伤寒最要辨表里虚实为先。有表实，有表虚，有里实，有里虚，有表里俱实，有表里俱虚。先辨此六者，然后用药，无不差矣。"提出"表里虚实"四字为纲领的辨证施治方法，对后世产生很大影响。严用和在总结前代医家理论的基础上，对于脏腑实热、虚寒的辨证论治，重新认识与归纳，发展出肝胆、心小

肠、脾胃、肺大肠、肾膀胱各脏腑的虚实论治，并表现出重脏腑、重脾肾、重调气的学术思想。另外，刘完素、张元素、李杲、王好古、朱丹溪等医家也都从不同方面总结脏腑辨证的理论，形成各家理论特色。总之，在整个宋金元时期，医家几乎都将视点聚焦在辨证施治方法上，此一治病原则也成为宋代中医诊治疾病的特色。

后世医家不仅从理论上对《伤寒论》辨证施治加以发挥，而且总结了辨证的原则，并对此理论不断加以强调。如初曾学儒，后转而习医的明代医家薛己，提出"凡医生治病，治标不治本，是不明正理也"，而此处的"治本"，首先指的就是"辨证施治的原则"。而孙一奎则更明确地提出了治病"首重明证"的道理，认为"凡证不拘大小轻重，俱有寒热虚实表里气血"之分，只有详细分辨不同病证，治病方法才能有权变而不会拘泥于一种。

参考文献

［1］金·成无己. 注解伤寒论［M］. 北京：人民卫生出版社，2012.

［2］宋·朱肱. 类证活人书［M］. 天津：天津科学技术出版社，2003.

［3］刘景超. 许叔微医学全书［M］. 北京：中国中医药出版社，2006.

［4］王道瑞. 严用和医学全书［M］. 北京：中国中医药出版社，2006.

［5］宋·钱乙. 小儿药证直诀［M］. 北京：人民卫生出版社，2006.

［6］宋·朱熹. 四书章句集注［M］. 北京：中华书局，1983.

［7］宋·程颐. 二程集［M］. 北京：中华书局，1981.

［8］严世芸. 宋代医家学术思想研究［M］. 上海：上海中医学院出版社，1993.

"格"字当先，"析字解经"

河南中医药大学　赵东丽

一、格物致知的源流及宋代的解读

"格物致知"一词，在儒家典籍《礼记·大学》篇中被首先提出，在其对八目——格物、致知、诚意、正心、修身、齐家、治国、平天下的论述中提到："欲诚其意者，先致其知。致知在格物。物格而后知至，知至而后意诚。"《大学》在提出这一概念后，并未作任何解释，导致后世学者对此争论不已。

1. 东汉以来对"格物致知"的解释

东汉郑玄在《礼记注》里首次对"格物致知"进行解释："格，来也。物，犹事也。""知，谓知善恶吉凶之所终始也。"总体来说，也就是指通过事物的发生，可以了解善恶吉凶的由来。唐代孔颖达也将"格"训释为"来"，并且进一步对郑玄的注解进行诠释："致知在格物者……若知善深则来善物，知恶深则来恶物。言善事随人行善而来应之，恶事随人行恶亦来应之……物格而后知至者，物既来则知其善恶所至。善事来则知其至于善，若恶事来则知其至于恶。既能知至，则行善不行恶也。"二人都讲到自身的学习对善恶因果的决定作用。北宋司马光与二者不同，将"格"解释为"扞、御"，认为只有抵御住外物的诱惑，才能最终通晓德行、了解至道。但同前面二者相同的是，司马光对格物致知的理解仍旧停留在被动地接受或抵御外物以招致善恶这一层面上。

2. 宋代对"格物致知"的重新解读

直到程颢、程颐二人，第一次将"格"解释为"穷、至"，才一改原来的被动接受为主动探究，积极地追问外在事物事理。他们一再强调："格犹穷也，物犹理也，犹曰穷其理而已也。穷其理，然后足以致之，不穷则不能致也。""物，事也，凡事上穷极其理，则无不通。"在他们看来，所有外在的事物如诗书、古今、物情、人事，皆表现出一定的道理，通过反复研究思索，最终可以达到止于至善的境界。"子曰：诵诗、书，考古今，察物情，揆人事，反复研究而思索之，求止于至善，盖非一端而已也。"

理学的集大成者朱熹继承二程对格物致知的解释，并作了进一步的发挥。"格，至也。物，犹事也。穷至事物之理，欲其极处无不到也。""致知之道在乎即事观理以格夫物。格者，极至之谓，如格于文祖之格，言穷而至其极也。"（《大学或问》卷一）总之，在对外物的观察与穷理的活动中，最终达到至善、至极。

二程对格物致知的解读，不仅与宋代理学精神中的讲求义理、疑经解经的思潮相合，而且对于中医的学术风气也产生了很大影响。如宋代医学家的解经并从经典中创立个人理论、中医辨证论治思想的主流地位等等，无不是受到这种思潮的启发。而其中成无己析经解经的方法更是与此密切相关。

二、成无己的生平与儒学影响

成无己，宋代聊摄（今山东阳谷县）人，约生于1063~1064年，靖康后，聊摄纳入金地，遂为金人。成氏所在的山东省阳谷县，与二程所在河南洛阳距离较近，且都接近于宋代的学术文化中心，所以应该为其接受宋代儒学思想影响在地理上提供了方便。其次，严器之在《伤寒明理论》序中称其"家世儒医，才识明敏，记闻赅博"。儒医的家世，使其更易接受儒家思想的影响。

三、成无己的"析字解经"与格物致知

成无己精通伤寒学，钻研几十年，著有《注解伤寒论》十卷、《伤寒

明理论》三卷、《药方论》一卷等。纵观这些著作，可见其中共同之处：成无己有意从源头上解读经典，并以此为基础进行发挥，即追本溯源。

1. 成无己从根源对证候异同的辨析正与格物致知之"穷究"根源相合

在辨证论治中，成氏更加注重从根源上辨析证候的异同，务必使后学能够识证辨病，因论明理。如对战、振、慄的辨析："战者，身为之战摇者是也。慄者，心战是也……战之与振，振轻而战重也；战之与慄，战外而慄内也。"从证候本身的情状辨析，更让人易于明了。再如对四逆与厥的辨析，先对四逆下了明确的定义"四逆者，四肢逆而不温者是也"，继而从经中引论并且通过所用药方不同来说明二者区别，可谓穷究根源。

前面说到，二程及朱熹对"格物致知"的论述，多将"格"解为"穷""至"，从对外物的穷究而获得新知。这种穷究的过程，必是最终上溯到对其源头的探究。成氏从源头对经典的解读，也恰恰反映出其穷究本源以格物致知的过程。

2. 成无己对于原始理论的引用与格物致知之追本溯源相一致

成氏从源头解经还表现在对于原始经典理论如《内经·素问》《针经》《难经》等的引用。如对于《伤寒论》条文"伤寒表不解，心下有水气，干呕发热而咳，或渴，或利，或噎，或小便不利，少腹满，或喘者，小青龙汤主之"，成氏引用《针经》中的"形寒饮冷则伤肺，以其两寒相感，中外皆伤，故气逆而上行"来解读。又如，以《难经》"脉不应病，病不应脉，是为死病"来解读《伤寒论·厥阴篇》的"伤寒下利，日十余行，脉反实者死"等等。

3. 成无己析字解经的解读经典方法与朱熹阐释模式不谋而合

成氏解读《伤寒论》的特色更主要表现在析字解经的方法上。对于《伤寒论》中的一些病证，成氏多先从文字上解析，然后再加以发挥。《注解伤寒论》中《伤寒论》"太阳病，发汗，遂漏不止，其人恶风，小便难，四支微急，难以屈伸者，桂枝加附子汤主之"一条，成氏在对病因病机仔细分析后，指出"四肢微急，难以屈伸者，亡阳而脱液也"，后又引《针经》中的话来解释脱液，即"骨属屈伸不利"。另如，在解释"风温……若被下者，小便不利，直视，失溲"时，引用了《内经》原文"膀胱不利为癃，不约为遗溺"，继而又对其中的"癃"作解释："癃者，小便不利也。"在《伤寒明理论》中，这样从字义引入医理阐述的例子更多。如对于"蒸蒸发热"与"翕翕发热"的区别，成氏先从词义解读："所谓蒸蒸发热者，谓若熏蒸之蒸""所谓翕翕发热者，谓若合羽所覆"，进而指出蒸蒸发热为其热在内，而翕翕发热为其热在外。让人读后豁然开朗。又如对"伤寒劳复"解释为"劳为劳动之劳，复为再发也。是伤寒差后，因劳动再发者是也"。这种解释清楚明晰，一见即能明白其义。再如对"伤寒郁冒"的注解："郁为郁结而气不舒也，冒为昏冒而神不清也。"这样的解读在文中大量出现，可见，成无己是有意为之。而这种解读方式，先从文字入手，然后对于其所蕴医理进行阐释发挥，正与朱熹等人的阐释方式不谋而合。

宋代理学家程颐曾经指出，对于书上事理的一个探知办法便为先通晓文义，然后探究其内在旨意，言"凡看文字，须先晓其文义，然后可以求其意，未有不晓文义而见意者也"。朱熹同样认为，对于书中事理的探究，应当从文字上着手，"若不从文字上做工夫，又茫然不知下手处""凡读书，先须晓得他底言词了，然后看其说于理当否"。具体的阐释方法为："本之注疏，以通其训诂；参之《释文》，以正其音读，然后会之于诸老先生之说，以发其精微。"（《论语训蒙口义序》）看来，无论是程颐，还是朱熹，都指出了"格物致知"在穷究书本道理上的应用方法，即先从文字、从字义分析着手。不但如此，朱熹在其对四书的整理中也实践了这种阐释方法。如《中庸章句》三十章下的注释为："悖，犹背也。天覆地载，万物并育于其间而不相害。"又有："川流者，如川之流，脉络分明而往不息也。敦化者，敦厚其化，根本盛大而出无穷也，此言天地之道，以见上文取辟之意也。"这种从文字训诂、句读入手，进而参考各家义理以对理论内容进行发挥的阐释方法，也正为成氏注解《伤寒论》所用。除了以上的析字解经外，成氏在每卷后还有对于文中出现的生僻字释音之举，如"衄，女六切"。另有一些在注音后再加释义，如"谵，职廉切，病人寐而自语也"。

　　通过成无己与朱熹二人出生时间的比较我们可以发现，成氏（生于1063~1064年）比朱熹（生于1130年）出生大约早七十年。那么，成无己"析字解经"之举便不可能是受到朱熹思想的影响，二人应该同是接受了二程"格物致知"理论的影响。

参考文献

［1］清·阮元. 十三经注疏［M］. 北京：中华书局，1980：1673.

［2］宋·程颐. 二程集［M］. 北京：中华书局，1981：143，316，1191.

［3］宋·朱熹. 四书章句集注［M］. 北京：中华书局，1983：4，37，38，44.

［4］张国骏. 成无己医学全书［M］. 北京：中国中医药出版社，2004：171.

［5］黎靖德. 朱子语类［M］. 北京：中华书局，1986：185，435.

一场有滋有味的中医盛宴

河南中医药大学　赵东丽

一、宋代理学对格物致知的解释

"格物致知"一词，源自儒家典籍《礼记·大学》篇中对八目——格物、致知、诚意、正心、修身、齐家、治国、平天下的论述。原文为："欲诚其意者，先致其知。致知在格物，物格而后知至，知至而后意诚。"这一概念被提出后，后世历代学者争相解释，并无定论。

宋代程颐、程颢二人，将"格"定义为"穷""至"，认为"格物"就是"穷理"的过程，是在对外物的不断追寻中得到道理。只有在不断追究之下，外物之理才能够显现出来，否则就无法得到事理。并指出"或读书讲明义理；或论古今人物，别其是非；或应事接物而处其当，皆穷理也"（《遗书》卷二十五），即认为，所有外在的事物如古代诗书、古今、人事与事物的道理都是由此来获得，并最终达到止于至善的境界。后来，理学的集大成者朱熹同样持这种观点，且认为这种追求只有达到极致、穷尽，才能真正了解事物之理，提出"格者，极至之谓，如格于文祖之格，言穷而至其极也"。理学较早阶段的三人，同样将对"格物至知"的关注点聚焦在"穷理"上，并且一再提出要追寻到穷尽、极致方能得到真理。

对"格物致知"这种解释的提出，正与宋代经学研究中的疑古惑今、疑经变古思想相一致。这种思维方式引发了宋代各界对所在专业源头经典的追溯与讨论，形成宋代学术界极具特色的治学方法。宋代中医也在这种学术思想的影响下，形成了自己的研究特色。

二、宋代理学对中医学术思想的影响

1.循至源头经典的解释与解读

宋代之前，除了几位专门注释整理经典医籍的学者，如王冰、王叔和等，其他对中医理论进行系统性阐述的医家较少，且这种论述也多以个人对医学理论的理解为主，即使这种理解与源头经典理论有相似之处，也大多不加以考证。如南齐褚澄，其《褚氏遗书》中内容多据《内经》理论加以阐述发挥，但在论述中却也不从根源上考究。宋后，大量医家从《内经》《伤寒论》等医学经典中寻求自己理论的根源，作为自己理论的佐证。如，罗天益《卫生宝鉴》中，多处以《内经》理论为基础来阐发自己的学术观点。如"《痹论》云：阴气者，静则神藏，躁则神亡，饮食自倍，脾胃乃伤。谓食物无务于多，贵在能节，所以保冲和而遂颐养也。"以《内经》原文来说明饮食有节的重要作用。再如，"人之生也，由五谷之精，化五味之备，故能生形。经曰：味归形，若伤于味亦能损形。"几乎每一个理论都要从医学经典中寻求源头与依据。其医案中也多次引经据典。如对中山知府次子薛里的诊断，其中引用《内经》多处作为其诊病与治病依据。如对诊症"阳主声，阳既亡而声不出也""今发汗过多，气血俱衰，筋无所养，其病……"的判断，则用"阳气者，精则养神，柔则养筋"与"夺血无汗，夺汗无血"来加以力证。其用药也以《内经》等经典为依据。如"《内经》曰：热淫所胜，治以甘寒，以酸收之。人参、黄芪之甘温，补其不足之气，而缓其急搐，故以为君；肾恶燥，急食甘以润之，生甘草甘微寒，黄柏苦辛寒，以救肾水而生津液，故以为臣……"，像这样的例子，在其《卫生宝鉴》中比比皆是。

不仅罗天益如此，其他医家也多有援引经典之举。如王好古《阴证略例》在分析"谵言妄语"一证时引用《内经》与《难经》内容作为论据，如"《内经》云：谵妄悲笑，皆属于热。《难经》谓：面赤喜笑烦心，亦属于热。大抵此等证脉皆洪实，按之有力"等。而李杲在《脾胃论》一开始则大段引述《内经》中多篇经典以为佐证，如《五脏别论》《阴阳应象大论》《通评虚实论》《经脉别论》，之后又有《平人气象论》

《灵枢经》《调经篇》《生气通天论》《五常政大论》《六节脏象论》等等。其《内外伤辨惑论》中也多处引用了《内经》《难经》之言。另外，诸如许叔微、成无己、严用和、刘完素、张元素、张从正、朱丹溪等大家，也都多处引用《内经》等经典原文，或作为自己立论之基础，或作为诊病、用药之依据。看来，大量引用原文经典已经成为宋代及之后医家较为一致的行为。而这种有意识地将理论寻究至原初经典的行为，明显与"格物致知"通过问求外物，寻求根源以达新知的精神相一致。

2. 引经据典，各抒己见，形成理论体系

宋金元中医理论家虽说喜欢追源溯典，但也并非一味地拘泥于经典中的理论阐释，而是对经典理论有自己的理解与发挥，从而形成各自有特色的理论体系。如对脾胃理论的探讨。《内经》中对脾胃的论述散见于各篇之中，而宋代理论家则从不同侧面对脾胃进行论述，形成自己的理论特色。宋代医家钱乙在辨证论治中就十分重视脾胃的重要作用，北宋尚药奉御孙用和之子孙兆更是提出"补肾不若补脾"之说，将对脾胃的强调发挥到极致，对后世产生很大影响。而许叔微在其《普济本事方》中首先提出"有人全不进食，服补脾药皆不验，此病不可全作脾虚，盖因肾气怯弱，真元衰劣，自是不能消化饮食"，发现肾气怯弱对于脾虚的影响。严用和在此理论基础上进而提出"补脾不若补肾"的理论，指出"肾气若壮，丹田火经上蒸脾土，脾土温和，中焦自治"。自此，"补脾不若补肾"与"补肾不若补脾"二者，一则强调先天，一则强调后天，以其鲜明的理论倾向而在后世不断得到提及，形成两派。其实，发现二者学术争鸣的同时，我们还看到两种说法都更加重视脏器间的关系与相互影响。孙兆的"补肾不若补脾"提出"脾胃气旺，则能饮食，饮食既进，能主荣卫，荣卫既旺，滋养骨髓，保精益血"，重视后天脾胃对骨髓、精血形成的影响；而许叔微、严用和也指出先天肾气对于后天脾胃的影响。在各自将理论追究到极致、形成各自学说的同时，也能关注到问题间的相互联系与影响，不至于偏颇一方，真正做到了格物致知。

另外，如朱丹溪的滋阴学说认为"阳常有余，阴常不足"与张景岳提出的"阳非有余，阴常不足"，也使中医呈现出争鸣的局面。中医理论中一个很重要的问题，即对阴阳理论的阐发。但《内经》中多泛泛而谈，并无一定的针对性。到元代医学家朱震亨，不但发展了《内经》的学说，并且结合《周易》《礼记》《通书》《正蒙》诸书中的理论，在"天人合一"的基础上提出"阳有余而阴不足"的论点。同时，这一理论也是对此时期局方之学所形成弊端的矫正。这一学说对后世影响很大，致使医林形成寒凉之用药习惯。至张介宾，则针锋相对提出"阳非有余而阴亦不足"，指出阳气在人生命中的重要作用，提出"天之大宝只此一丸红日，人之大宝只此一息真阳"。并且在"阴阳互根"的思想指导下，强调阴阳间的相互作用与不可分割的关系，进而提出阴阳同补的理论。这矫正了丹溪翁后学所致的偏颇，有力地指导了临床实践。

无论是朱丹溪、张介宾还是许叔微、严用和等的理论，都有一定的针对性，且尽量从各方面对自己的论述进行完善，将每一理论"穷究"到极致。朱丹溪将其理论放入《格致余论》中体现出与"格物致知"的关联，张介宾等医学家虽并未如丹溪翁一样明确指出此点，但从其内容乃至精神我们亦可见出所受到格物致知理论的影响。

参考文献

［1］元·朱震亨. 朱丹溪医学全书［M］. 北京：中国中医药出版社，2006.

［2］明·张介宾. 张景岳医学全书［M］. 北京：中国中医药出版社，2002.

［3］刘景超. 许叔微医学全书［M］. 北京：中国中医药出版社，2006.

［4］王道瑞. 严用和医学全书［M］. 北京：中国中医药出版社，2006.

［5］宋·朱熹. 四书章句集注［M］. 北京：中华书局，1983.

［6］宋·程颐. 二程集［M］. 北京：中华书局，1981.

［7］严世芸. 宋代医家学术思想研究［M］. 上海：上海中医学院出版社，1993.

中医药文化中心南移之滥觞

河南中医药大学　许敬生　李成文　陈艳阳　李具双　梁润英

一、前言

历史发展到宋代，在文化方面，经过几千年的积淀，结出了丰硕的果实，许多大型工具书问世，各种学说纷呈，理学逐渐形成并且盛行；科学技术高度发达，尤其是活字印刷术的发明，极大地提高了书籍的出版速度和书写质量，扩大了书籍在文化传播方面的影响。在医学方面，成就更是灿烂辉煌，宋政府极为重视医学，在汴京成立了太医局、惠民和剂局、校正医书局，令大学者林亿、孙奇等编纂、校注出版了大量的医学著作，涌现出大量的儒医与名医，如著名医家王怀隐、钱乙、张锐、林亿、成无己、王惟一等。1127年"靖康之变"，南宋建都临安，北方处于金的统治之下，虽然战乱频仍、社会动荡、饥饱失时、瘟疫频发，医学仍取得了突破性的进展，先后出现了刘完素、张元素、张从正及李杲等著名医家，从多方面丰富并完善了中医基本理论与治疗方法，活人无数，对后世影响巨大，北方医学发展达到了顶峰时期。

宋室南迁后，随着政治中心的南移，经济文化中心也转移到了以江苏、浙江为中心的长江以南地区，医药文化的中心也逐渐转移，如雨后春笋般，南方出现了一系列著名的医学流派，如新安学派、永嘉学派等，其中犹以朱震亨为代表的滋阴学派的出现，对后世的影响最大，标志着医学中心南移的最终完成。可以说从元以后，一直到明清，南方的医学舞台上是群星璀璨，百家争鸣，医学中心完全转移到了南方，而北方却逐渐失去往日的辉煌。中医药文化作为中国文化的组成部分，必然受着当时政治、经济、文化等多种因素的影响，那么，它们之间又存在什么样的关系，从深层次探究促使医药文化向长江以南地区转移的原因，有助于我们进一步了解和掌握宋元时期医药文化发展的盛况，以及形成著名医家的基础与条件，并为医史研究增添有价值的资料。

二、北宋时期北方医学的高度繁荣与南方医学的相对落后

（一）北方医学的高度繁荣

在北宋"兴文教、抑武事"的政策背景下，学术环境自由，大量的读书人通过科举考试进入社会上层，形成了一个包括皇帝在内，上自朝廷重臣，下至各级官吏及地方乡绅的庞大的有文化教养的阶层。在言论相对自由的社会氛围和文化事业相对发达的条件下，这批人讲学论道，著书立说，热心于文化发展事业，使宋代的文化蓬勃发展，在哲学、文学、史学、科技、艺术、宗教、教育、出版等各个文化领域都表现出极大的创造力，留下了光辉灿烂的业绩。出现了如胡瑗、孙复、范仲淹、欧阳修、周敦颐、二程、张载、司马光、三苏、朱熹、陈亮、叶适、文天祥、王应麟等大学者，以及"濂学""洛学""关学""荆公新学""永康之学""闽学""蜀学"等很有影响的学派。一部《宋元学案》，95%是宋代的。宋代编写的大型工具书"宋初四大书"《太平御览》《太平广记》《文苑英华》和《册府元龟》最为出名。宋词亦发展到顶峰时期。同时，两宋科学技术的发展达到了前所未有的高度。火药、指南针与活字印刷术三大发明的逐渐完成与实际应用，给医药学的发展带来了千载难逢的机会。宋代文化、经济、科学技术呈现一片繁荣景象。史学大师陈寅恪先生曾说："华夏民族之文化，历数千年之演变，造极于赵宋之室。"历史研究大家邓广铭先生也认为："宋代文化的发展，在中国封建社会历史时期之内达于顶峰，不但超越了前代，也为其后的元明之所不能及。"这样的评价实在是不为过。

在经济繁荣、文化昌盛的条件下，无论是官办医学还是民间医学，都呈现出一片生机勃勃的景象，大量著作问世，名医辈出，显示出北方先进的中医药文化。

早在宋初，宋太宗就下旨"大搜京城医工，凡通晓神农本草、黄帝内经及善针灸药饵者，校其能否，以补翰林医学及医官院侯"，京城汴京集中了全国一流的医学人才。各种国家医疗机构如校正医书局、太医局、惠民和剂局等亦设在此。在北宋政府发展医药的政策之下，官方的医事活动呈现出一派丰富多彩的景象。这些工作的规模与影响之大远远超过任何个人的成就。

1. 官方医学的兴盛

宋政府多次下诏全国征集图书，尤其关心医学书籍的征集和整理，在古医籍的整理与医学知识的普及方面，北宋政府作出了很大的贡献。宋以前的主要经典著作得以流传至今，不能不说是宋校正医书局的功劳。经他们校正的医书所发挥的作用，也是不言而喻的。

（1）着手进行本草著作的整理　开宝元年（公元973年），宋太祖诏令刘翰和道士马志等人整理，后又命李昉等重新刊定，为《开宝重定本草》，收药983种，较前增加了一百多种药物，而且在药物分类上也有所进步。宋仁宗嘉祐二年（公元1057年），政府又命掌禹锡、苏颂、林亿等人，历经四年，修订《嘉祐本草》，增药82种。公元1061年，政府又令各地将所产药物绘图呈上，由苏颂编辑成《图经本草》。北宋末年，通仕郎艾晟将唐慎微的《经史证类备急本草》略加修订并作序，改名为《大观经史证类备急本草》，由国家刊行。在《本草纲目》问世前，该书一直是本草学的范本。仁宗时期，设置校正医书局，任命直集贤院、崇文院检讨掌禹锡、高保衡、林亿、孙兆等四人为校正医书官，对历代重要医籍进行了系统的搜集、整理，于熙宁年间（1068~1077年）刊行问世。主要有《素问》《伤寒论》《金匮要略》《千金要方》《脉经》《外台秘要》等十多种。

（2）组织医家编撰多部大型方书　公元978~992年，翰林医官院医官王怀隐奉诏负责整理前代方书，编成《太平圣惠方》，书成后，颁发各省（州）置医学博士掌管，并于公元1046年令何希彭缩编成《圣惠选方》60卷，作为教科书数百年。据记载，在编撰《太平圣惠方》的同时，还编辑了另一部方书《神医普救方》，达1000卷，已佚。徽宗崇宁年间（公元1102~1106年），政府药局编制了《和剂局方》，作为制剂规范的手册。以后陆续在大观、绍兴、宝庆、淳祐间作了增补，影响很大。北宋末年徽宗赵佶诏集海内名医，并出御府所藏200卷，共载方两万多首，定名为《圣济总录》，是集治疗学大成的一部专著。

（3）针灸学的辉煌　公元1023~1032年，宋仁宗赵祯接受王惟一的建议，敕令王适考订针灸经略，并先后铸铜人两尊，在中医教育和医疗史上是个创举。同时，王氏还著成《铜人腧穴针灸图经》3卷，由政府颁行。

北宋校正医书局刊印医书后，医学书籍大量普及，各科临床及伤寒学研究的专著增多，医学教育亦不断向前发展。医学人才的增多、疾病诊断水平的提高以及临床各科的进步不能不说是政府重视的结果。官方医学的兴盛，同时造就了大批名医，如林忆、王怀隐、王惟一等。

北宋历朝皇帝对医学之重视，是史无前例的，特别是在他们的影响下，一些文臣武将也多关注医学，如掌禹锡、欧阳修、王安石、曾公亮、富弼、韩琦、夏竦、宇文虚中也都参加古医书之整理，苏轼、沈括、陈尧叟、孙用和均有个人收集的医方著述，计北宋现存的医方与临床各科医书约近百种，宋医家、文人亦形成著书之风。王衮（北宋医家，太原人）积二十年临床经验，广集良方，遴选五百辑成《王氏博济方》，原书已佚，今有辑佚本。张锐（北宋医家，郑州人）编集的《鸡峰普济方》，载效验之方三千。王贶（宋医家，河南兰考人）编著《全生指迷方》，传本久绝，今有辑佚本。

2. 民间医学的主要成就

官方医学繁荣昌盛，民间医学也兴旺发达，出现了很多有影响的医家。如《伤寒论》研究大家成无己，宋聊摄人（今山东省茌平县），是注解《伤寒论》的首创者，注解后一直作为官定本流传至今，成为历代医家学习和研究《伤寒论》不可缺少的重要版本。郭雍，宋洛阳人，后隐居于峡州。他研究《伤寒论》，多于极平凡处，提出标新立异的见解，著《伤寒补亡论》，补仲景之缺略。钱乙（约1034~1113年），郓州（山东东平县）人，是宋代著名的儿科学家，被《四库全书》誉为"钱乙幼科冠绝一代"，其书《小儿药证直诀》亦受到很高评价，誉为"小儿经方，千古罕见。自乙始别为专门，而其书亦为幼科之鼻祖。后人得其绪论，往往有回生之功"。张锐，宋医家，蜀（今四川）人，后居郑州。以医知名，任官太医局教授，撰《鸡峰备选方》及《鸡峰普济方》，治病有胆识，影响甚广。

（二）南方医学的相对落后

长期以来，南方经济文化远远落后于北方，与北方先进的医药文化相比，社会上还普遍存在着巫术，干扰和影响医学的普及与进步。如宋神宗时（1068~1085年）江西卢州的巫师多达"三千七百家"。北宋前知江西洪州的夏竦在其《洪州请断妖巫奏》中指出："民病，（巫师）则门施符咒，禁绝往还，斥远至亲，屏去便物。家人营药，则曰神不许服；病者欲饮，即云神未听食；率令疫人死于饥渴。"不仅"荆楚之俗尚鬼，病者不药而巫"，而且整个南方地区也都严重地存在着"氓疾不治、遏巫代医"的社会问题。南方巫术的盛行，反映出文化的薄弱、医学的落后。巫术活动猖獗，广泛参与社会生活，阻碍了医药文化的发展。

当然，在北宋政府的重视下，南方亦出现了许多名医，如《伤寒论》研究大家庞安时、朱肱、许叔微等。庞安时（约1043~1100年），宋蕲水人，以善治伤寒名闻江淮间，曾有"庞安时能与伤寒说话"的传说，可见其疗效的显赫。所著《伤寒总病论》及研究《伤寒论》的创见，远远超出了仲景《伤寒论》的范围。对明清温热学派的形成，产生了积极的影响。朱肱，字翼中，北宋吴兴人。徽宗时授奉议郎、医学博士。他用综合分析的方法研究《伤寒论》，取得了一定成就，所著《南阳活人书》颇为医林推崇。许叔微（1079~1154年）精于医，著《伤寒百证歌》《伤寒发微论》等，阐发仲景论治思想，另著《普济本事方》，该书文辞典雅，每多新见，为后世医家所重。颇有成就的药物学家唐慎微（约1056~1093年），成都华阳人，世业医，唐氏对医药造诣颇深，经多年广采博辑，编成《经史证类备急本草》，增添大量新药，集北宋以前本草学之大成，是宋代药物学的最高成就，在中国药学史上占有重要地位。

与北方医学的蓬勃发展相比，南方医学成就显得如此薄弱和落后，此时，北方占据了全国医药文化的主导地位，是医药文化中心的所在地。这是中国长期以来经济文化发展的产物，也是北宋政府重视的结果，究其原因，我们可以从以下几点进行探索。

1. 北方长期以来形成的经济文化优势

社会物质财富和精神财富的开发及发展状况，决定了医学前进的步伐。汉代以前，中国的政治和文化中心大体在黄河中游流域的陕西、河南一带，中国几个最著名的文化古城长安、洛阳、开封等均分布在这一轴线上，至北宋时，我国政治经济文化中心仍在黄河中、下游流域，开封和洛阳是当时两个文化高度发达区，汇集了全国一流的学士文人。南方文化起步晚，与北方相比，长期处于落后状态。虽然不断发展，许多地区改变了文化贫困面貌，但还是难以与北方抗衡。经济发达导致政治和文化上的优势，三公九卿、儒林文苑、医林名人，主要集中在黄河中下游地区，南方则相对缺乏。南方医学不发达，究其原因，与早期地域生产力发展水平及经济文化开发程度有着直接联系。

2. 北宋政府对医学发展的重视

统治阶级对科学技术的态度、政策等，虽然不是科学技术发展的决定力量，却常常对科学技术发展起到延缓和促进作用。因此，在影响医学事业发展的诸多因素中，政策因素是最直接的，因为政策因素直接关系到医学事业的人、财、物的保障。近代学者谢观曾说过："中国历代政府重视医学者，无过于宋。"的确，在中国古代没有一个王朝比宋代尤其是北宋更重视医学的。在医政制度、编修本草和医方方面，特别是创设校正医书局校正印刷古典医著等，政府都给予了较多的关注。北宋统治者爱好医药，亲自收集医药，对医学的关注、扶持、倡导，对宋代医药发展产生了不容忽视的影响。石韫玉在《洪氏集验方》序中言："宋祖宗之朝，君相以爱民为务，官设惠济局，以医药施舍贫人，故士大夫亦多留心方书，如世所传《苏沈良方》、许学士《本事方》之类，盖一时风尚依然。"医家集多年经验，结合自家心得，名人雅士博采良方，去芜存精，择其菁英，争相著书，付之剞劂。不仅如此，宋政府还重视医学教育，注意培养医学生，同时也十分注意从民间选拔优秀者充实翰林医官院。雍熙三年（公元986年），太宗下诏诸州，令各地送医术优者入翰林医官院。徽宗政和三年（公元1113年）也"诏天下贡医士"。京城集中了全国一流的人才。

3. 特殊的政治环境下，儒医结合促进了医学的发展

宋代政治的重要变化就是发展了文官统治，注重文士的培养和选拔。如京师设国子学、太学，培养一般官员的后备人才，另设律学、算学、医学等，培养相关专业人才。这些文士具有古籍整理所必备的传统文化知识，其中一部分文士进入医学队伍，参加医籍的整理研究工作，极大地提高了医药队伍的文化水平。著名政治家范仲淹提出的"不为良相，当为良医"的观点，将医与相并列，改变了人们的传统观念，医生的地位得到提高，形成宋代"重方药"之风。宋代士人知医，已成为一种时尚，涌现出大量的儒医，推动了医学理论的发展和临证经验的提高。加之政府极为重视医学，编纂、校注出版了大量医学著作，为医学的发展奠定了良好与坚实的基础。

1127年，金灭北宋，赵构偏安江南形成宋金对峙局面。在女真族的残暴统治之下，北方医学并没有因为朝代的更替而停止发展的步伐，刘完素、张元素、张从正、李杲的出现，开创了金代医学新局面，历史上称之为"北方医学"，标志着其发展到了一个新的高度，代表着当时最先进的医药文化。刘、张、张、李四家，作为开创北方医学新局面的杰出人物和一代名医，各以自己的特色，独当一面。勇于革新的医家们，扬其所长，自立一说，各树一帜，自成体系。刘河间之于火热，张洁古之于病机，张子和之于攻邪，李东垣之于补土，由于师承授受，传习方式的不同，他们分别形成了以刘完素和张元素为代表的两大学派，即河间学派和易水学派。

刘完素（公元1110~1200年），字守真，金代河间（今河北省河间市）人。著有《素问玄机原病式》《素问病机气宜保命集》《宣明论方》《三消论》等。刘氏在学术上以首创"火热论"著称，创造性地发展了许多具有独特见解的医学理论和治疗方法，力图矫正当时用温燥药治疗热性疾病的风气，变革当时"多赖祖名，倚约旧方，耻问不学，特无更新，纵闻善说，反怒为非"的保守思想，以敢于创新的精神，创立了"寒凉派"，成为医学流派再次兴起的先导。刘氏的火热致病说作为金元学术流派之一，不仅在当时有革新意义，也确为后人所取法，对明清温病学派的形成有着积极而深远的影响。

与河间学派媲美者，是以张元素为首的易水学派。张元素（公元1151~1234年），字洁古，金代易州（今河北省易水县）人，二十七岁科考，因犯讳黜落，从此弃仕途而发奋学医，终成一代名医。他的著作不少，保存下来的以《医学启源》和《脏腑标本寒热虚实用药式》为代表。其子张壁、门人李杲、王好古，深得其传，并大有补充和发展，使其影响长达两百余年。

自刘河间、张元素首倡，张从正继承了刘完素的学术思想，力主以寒凉药物攻邪，他针对当时社会尚温补的特点，旗帜鲜明地倡导"汗吐下"祛邪论，疗效卓著，盛名于世，时人称为神医，在当时，这是医学上的一次大改革。李杲受业于张元素，尽得其学，益加阐发，创立了"脾胃学说"，是补土派的创始人，是著名的金元医家之一，为"易水学派"的中坚和主将，著有《内外伤辨惑论》《脾胃论》《兰室秘藏》等。

这两派之间互相影响、互相促进，影响近二百年，名医辈出，师承发扬，尤其在医学各科的进步及学术争鸣上，更获得了突飞猛进的发展，标志着我国医学学术思想水平在金代已达到了一个新的、更为活跃的阶段。这是以往任何时期医学成就所不能比拟的。对于这一时代的医学成就，历史学家做了充分肯定，如王祎说："金氏之有中原也，张洁古、刘守真、张子和、李明之四人著作，医道乎于是中兴。爰及近时，天下之言医，非刘、李之学弗道也。"（《青岩丛录·论医》）

在金人统治之下的北方，社会动荡，战乱频仍，饥困劳役，民不聊生，经济文化受到了严重的摧残。可是这个时期却医学大家辈出，不同学派纷呈。这种奇特的现象实在耐人寻味。这个时期的"医道中兴"，颇值得研究。这说明中医药文化并非只有在北宋初期那种"太平盛世"的环境下才能发展，而是有它自身的发展规律。分析起来大致有以下五个原因。

一是宋代学术昌明，特别是理学成为儒、道、佛三教合一的新儒学，这种占统治地位的哲学思想必然对中医药文化进行渗透和影响。其结果导致了医学理论的学术争鸣，各种新学说犹如花叶替荣，交相辉映。特别是以刘完素为首的河间学派和以张元素为首的易水学派，整整影响了北方医学一个多世纪。所开创的学术争鸣之风，一直延续到清代，为中医学的理论发展揭示了一条正确道路。

二是当时社会动荡，变乱很大，天灾人祸，饥困劳役，疾病丛生，大批病人急需救治，促使医生钻研医技，救死扶伤，客观上造就医学的发展。

三是医家个人所处的环境不同，临床经验亦异，见仁见智，开展争鸣，自然就活跃了学术气氛，新学说、新成果不断涌现，形成灿烂多姿、异军突起的中医学繁荣时期。

四是与医家个人的素质有关。纵观金代刘完素、张元素、张从正、成无己等医学名家，均有深厚的文化素养，如张元素"八岁试童子举，二十七试经义进士"，李杲则"受《论语》《孟子》于王内翰从之，受《春秋》于冯内翰叔献"，亦有着高尚的品格，身怀救世之心，在金人的统治下，他们不愿入朝做官，"不为良相，当为良医"，便深研岐黄之学，救民众于水火。

五是不同程度和形式的民族歧视政策的结果。金朝统治者任用掌握兵权、钱谷的官吏，规定了先女真、次渤海、次契丹、次汉人的四等级顺序，而且，女真人为官的相对数比汉人为官的相对人数多得多，据《金史·百官一》的统计，明昌四年，"见在官万一千四百九十九，内女真四千七百五员，汉人六千七百九十四员"，绝对数量上，汉族官员多于女真官员，但相对数量上则远远不及，这样，金朝统治者便从官吏的质与量牢牢把关，使汉族士人不能染指实权，因而许多人被迫拒于仕门之外。儒士放弃仕途，大多转入医门，如李庆嗣"举进士不第，弃而学医"，纪天锡"早弃进士业学医"（《金史·方伎传》），麻知己虽"博通五经"（《金史·文艺下》），但亦科场失意，转而隐居习医，与名医张从正等交游；张元素亦是对科举衷心向往，"八岁试童子举，二十七试经义进士，但犯庙讳下第"（《金史方伎传》），由此而开始习医。金代医学的发达，固然有多方面的因素，其中，政治方面的歧视，也有着一定的关系。综合而言，是民族的苦难造就了这一代医学大师。

（三）南宋时期南方医学的逐渐兴盛

1. 南方人才的优势为南移打下了人才基础

南方古称为蛮夷之地，经济文化向来落后。到北宋时有了较大改观，发展速度明显加快。南方文化尽管迅速发展，当时的政治文化中心仍回旋在洛阳、开封两京东西轴线上。北宋统治者"竭三吴以奉西北"的政策反映了当时南北方政治文化与经济状况的对比。然而，由于南方的政治文化地位已随着经济力量的上升而提高，在及第进爵的刺激下，南方的知识分子猛增，文化水平相应显著提高。至北宋末年，在进士考试中已取得了绝对的优势，为政治文化中心的南移打下了基础。

以福建为例，进士数量的不断增长即是标志。自唐中宗神龙元年（705年）至五代后唐明宗天成年间（926~929年）的220多年间，福州中进士者仅36人；自宋太宗太平兴国五年（980年）至宋哲宗元年（1098年）的118年间，即有各科录取者302人（另有恩科81人）；自宋徽宗建中靖国元年（1101年）至宋孝宗淳熙八年（1181年）的80年间，则有1037人（另有恩科481人、医学1人），是以前300多年总和的3倍多。即便排除宋代科举录取名额持续增加的因素，宋代福建被录取人数日盛一日的势头也是显而易见的。宋仁宗嘉祐年间，王安石的舅舅江西人吴孝宗指出"古者江南不能与中土等。宋受天命，然后七闽、两浙与夫江之东、西，冠带诗书，翕然大盛。人才之盛，遂甲天下"（《容斋四笔》卷5《饶州风俗》）。文化普及，平民百姓、凡夫俗子都有不同程度的文化水平，如"蜀人好文，虽市井胥吏辈，往往能为文章"（《杨工笔录》）。

政治中心代表性人物籍贯分布的改变，是文化中心迁移态势的外在表现，据统计，《唐宰相世系表》中宰相总计人数369人，其中9/10皆为北人。北宋太祖、太宗两朝，将相重臣几乎全是北人。北宋中叶以后，南人当宰相的见多。浙江曾有24人担任宰相，北宋4人，南宋20人。根据与科举势力和文化最有关的各地状元分布，我们亦能窥之一二。北宋时，状元分布人数按多少排列，北方地区总共35人，南方地区总共30人，北方多于南方。再者，据分期统计，北方状元前期有24人，中期8人，后期仅3人，呈日益减少趋势。南方在北宋前期有7人，中期13人，后期10人，在北宋中期超过了北方。南宋时，两浙的状元数量遥遥领先，为23人，占南宋状元总数49人的46.9%，福建13名，名列第二。朱熹亦十分敏感地注意到中国学术中心的南移。他云："岂非天旋地转，闽浙反为天地之中？！"（《朱子语类》卷一二八）

2. 南方经济的繁荣为南移打下了物质基础

文化中心渐移的同时，南方经济亦迅速发展。南方地区气候潮湿，雨量充沛，地多丘陵，土质坚实，有利于发展种植业。在以农业为主的时代，毫无疑问，南方占有的自然条件比较优越，随着经济发展速度的加快，南方尤其是江浙一带在全国占据的位置越来越重要。如文献记载：唐贞元年间韩愈说"当今赋出于天下，江南居什九"，而到了宋代，时人说"东南诸郡，饶实繁盛"，又说"今之沃壤，莫如吴、越、闽、蜀""国家根本，仰给东南"。江浙经济的发展及在全国的影响也越来越大，到北宋时已成为国家经济税收的重要来源。如北宋时，杭州以山水之胜、人口之繁被誉为"东南第一州"（《宋本方舆胜览》卷一）。元祐年间杭州人沈括又言"杭为大州，当东南百粤之会，地大民众，人物之盛，为天下第一"，可见其经济的发达。实际上，南方经济文化的兴起从北宋时即开始，到南宋时已占据上风。尤其是东南地区势头迅猛，于北宋后期终于赶上并超过了北方地区。1127年宋高宗赵构南下，改都临安。从时间上来说，这是中国政治文化经济中心南迁的真正分野。地域文化格局发生了历史性的巨变，经济文化中心移向东南地区，由此奠定了地域文化的新格局。这意味着北方文化难以独领风骚，黄河流域凝聚力减弱。这给南方文化的发展带来了很大的影响。

3. 北方先进文化的传入加速了文化中心的南移

金兵灭亡北宋，引起了历史上又一次北方人口大迁移。史家所称的"建炎南渡"，即包含着这一内容："中原士民，扶携南渡，不知几千万人"（《系年要录》卷八十六，绍兴五年闰二月壬戌），结果是："建炎之后，江、浙、湖、湘、闽、广，西北流寓之人遍满。"（《鸡肋编》卷中）南下的人群中，以官僚士大夫、富人和有气节的士人、有一技之长可易地谋生的工商业者居多；文化素质较低、离开土地就无法生活的农民迁移者较少。数量巨大，有较高文化素质的北方人布满南方各地，对南方文化无疑是一次新的冲击，有力地促进了南方文化的发展。随着北方人的到来，南方短期内发生了巨大变化。其变化的指向，主要是改变了当地一些陋俗，提高其文化素质。李光说："自兵兴以来，北人多流寓二广，风俗渐变，有病稍知服药，不专事巫祝之事。"（《庄简集》卷十七《跋再刊初虞世必用方》）海南岛文化在北宋时几乎是一派原始蒙昧的状况。南宋初，"近年风俗稍变，盖中原士人谪居者相踵，故家知教子，士风浸盛，应举终场者凡三百人，比往年几十倍"（《庄简集》卷十六）。反映出北方文化传播的效果非常显著。因而南、北人才的转迁亦以宋政权的南渡为转折点。南渡以后的南方，称作人才的渊薮，无论在政治上、文化上，南人都占了绝对优势。南方在此基础上大力发展文化事业，效果显著。宋室南渡初，包括图书在内的物品几乎可以说一无所有，因而大力收购图书："令监司、郡守各谕所部，悉上送官，多者优赏……自是多来献者。"当然，也有不少地区自宋初即有许多藏书，但从整体上看，南方地区的图书事业发展于北宋中期，至南宋蓬勃兴旺，超过了北宋时的北方地区。两浙官方藏书之富，首推南宋时的都城临安。南宋时两浙文人才士层出不穷，文化普及，叶适有"家藏《诗》《书》"之语，陈傅良有"浙间人家家有《春秋传》"之语，表明普通居民家大多拥有一些书籍。同时全民文化普及，居民整体文化素质较高。叶适有"今吴、越、闽、蜀，家能著书，人知挟册，以辅人主取贵仕"之说，虽然有夸张的成分，但也反映了南方文化发展欣欣向荣的气象。北宋时即形成了东京、浙江、四川、福建、江西五大刻书中心，到南宋时，刻书的坊肆遍及全境，犹以浙、蜀、闽、赣、皖为盛，为两宋古医籍的校订、出版以及当时医书的大量刊行提供了便利条件；指南针的发明与应用，加上造船业的发达，更进一步促进了中外药物贸易、中外医生及医书的交流，对中医药学的广泛传播及自身内容的充实起到了重要作用。

北方人口大量南移，起着重大的作用。不但给南方带来了大量的劳动力，也带来了北方先进的生产技术，加上南方相对稳定的环境，统治者采取各种措施包括兴修水利、扩大耕地面积、安抚流民等促进农业、工商业的发展。南方经济开始出现飞跃式的发展。《宋史·食货志》说："高宗南渡虽失旧物之半，犹席东南地产之饶，足以裕国。"说明南方在劳动力大量增加、农业生产发展情况下，其经济力量支持了这个王朝达一百五十年之久。当时就有"苏湖熟，天下足"或"苏常熟，天下足"的说法。再从南宋人口增加速率之大，也可反映出当时经济上升的情况，据统计，绍兴三十年（1160年），为19299008人，至嘉定十六年（1233年）为28320855人。从南渡后人口繁殖的速度，也能充分反映出这种情况：1160~1223年的六十年间，人口增加了42%。

通过以上对比，我们可以清楚地看到，宋金对峙的中国经济文化，南北差距日益增大。人口是人类社会一切发展阶段的基本生产力，常年的战争，尤其是"靖康之变"彻底改变了北方的优势。南方人口的增加对南宋王朝是非常有利的，有了足够的劳动力，南部的进一步开发就有了可靠的保证，虽有南宋政治日趋腐败和阶级压迫日益沉重等不利于经济文化发展的因素，由于人民的辛勤劳动和热情创造，加上社会环境相对安定，文化的发展在南北对峙的特定历史条件下更显繁荣，取得了突出的成就。这一时期的南方，成了全国经济文化的重心，南方经济文化的繁荣和发展与北方经济文化的凋敝和萎缩形成了鲜明的对照，南方经济文化的优势也空前地显著。

4.南方经济与文化的发展为中医药带来了有利条件

经济的发达使得大量社会底层的人群有较多活动机会，使国内每一个丰衣足食的小康之家，都要令其子弟去读书应考，争取科名。科名虽只有小部分人能够争取得到，但在这种动力之下，全社会人们的文化素质得到了大大提高。受当时"尚医"之风的影响，为医药的发展提供了高素质人才，儒而兼医日益兴起，也成了相应的必然。优越的经济条件客观上对于南方医学事业的普及、医著的刊行、医学辅助设施的改进等有着直接的推动作用。南方经济的上升，大大促进了文化事业的空前进步。南方文化的兴盛，一扫过去落后的巫术，更重要的是为医学的发展提供了高质量的人才。

早在北宋时期，政府就提倡和重视医学，针对南方地区巫术普遍盛行，实行了倡医禁巫的政策，多次颁布了禁巫的法令，制定鼓励和推进医学的政策，使得医学各个方面都得到更加显著的发展，取得了一些前所未有的成绩。宋太宗淳化三年（992年），颁布一条诏令："两浙诸州先有衣绯裙、巾单、执刀吹角称治病巫者，并严加禁断，吏谨捕之。犯者以造谣惑众论，置于法。"这是中国历史上第一条禁止巫师治病的法令。宋仁宗天圣元年至三年（1023~1025年），宋廷在整个南方地区都实施了禁止巫师治病的法令。宋真宗时（998~1021年），戎州僻处川南，"其俗尚鬼，有病辄不医，皆听巫以饮食，往往不得愈"。周湛通判戎州，"禁俗之习为巫者，又刻方出于石"。戎州民众"自是始用医，病者更得活"。南宋时禁巫政策相沿不辍，通过提倡医学，普及医方，宣传巫医的危害，以抑制并削弱巫医的影响。宋宁宗时（1195~1224年），傅伯成出知漳州，"创惠民局，济民病，以革礼鬼之俗"。宋廷因"外无善医"，乃下令编撰医方、医理著作颁行天下，"以救民疾"。这些措施对于普及医药知识、提升南方地区的医药文化水平，作出了非常大的贡献：为医学的发展扫除了障碍，缩小了南北医药文化的差距，为南方医学最终赶上并超过北方医学奠定了基础。

此时东南地区的名医增加，南方出现了一大批著名的医家。对中医脉学做出较大贡献的严用和（约1206~1268年），庐山（今江西九江）人，所撰《济生方》和《严氏济生续方》，影响颇大。著名的妇科及外科专家陈自明（约1190~1270年），字良甫，临川（今江西抚州）人，撰写《妇人大全良方》，为妇科名著，《外科精要》重视辨证论治，甚有益于外科临证。王执中，东嘉（今浙江温州）人，著名针灸学家，精岐黄术，医疗经验丰富，所著《针灸资生经》，影响很大。法医学家宋慈（1186~1249年），建阳（今属福建）人，撰写《洗冤集录》，是我国现有第一部法医学著作，远传国外，颇受重视。此外，医学史上空前的两本脏腑解剖图谱《欧希范解剖图》与《存真图》均诞生于南方。南宋淳熙至淳祐（大约公元1174~1244年）年间，浙江温州地区也形成了以陈无择为龙头，以陈氏弟子王硕、孙志宁等为骨干，以《三因方》理论为基石，以《易简方》为学术中心的"永嘉医派"。这一学派，围绕编著、增修、校正、评述、批评《易简方》，开展热烈的学术研究和讨论，曾广受欢迎，风靡一时，流传域内。陈无择撰写的《三因极一病症方论》亦是影响久远的病因学著作。在大力提倡医学的情况下，南方医药卫生保健等亦全面发展，如清洁环境、灭蚊除害、推广火葬、开办商业性浴室、制定卫生法规等，都较前代有明显的进步，标志着南方人民医药卫生知识的提高。正因为有了南宋时期医药文化的逐步发展，才有了元代南方医药文化突破性的进展。

三、元代医药文化中心南移的完成

（一）元代医药文化发展的情况

元朝的确立，全国大一统的环境，促进了南北医学的交流，北方先进的医学迅速传入南方。同时南方经济的领先地位，深厚的文化底蕴，使南方医学在原有的基础上，取得了突破性的进展，出现了许多著名的医家及重要的医学理论。如著名的骨伤科医家危亦林（1277~1347年），南丰（分属江西）人，经十年撰成《世医得效方》十九卷，该书在骨科治疗上多有创新，为我国骨科学的发展作出了贡献；再如杜本（1276~1350年），元清江（今江西）人，撰写的《敖氏伤寒金镜录》为我国最早的舌诊专著；小儿科医家沈好问，钱塘（今浙江杭州）人，先世业小儿医，并以针灸供职北宋太医院，南渡后徙居于杭，杭人誉为"沈铁针"，犹善治痘证，后授太医院院判。

与此同时，北方先进的医学理论迅速南传，为南方医学发展作出了很大的贡献，特别是那些南渡的北方人功不可没。其中首推罗知悌。罗知悌，浙江钱塘人，他虽为宫廷寺人，但精通医学。南宋末年，随三宫被俘虏至燕京生活，一直到元泰定中（约公元1324年之后），约40年，才被释放回杭，在这漫长的岁月中，一直处在北方政治、经济、文化中心的燕京，他得金刘完素之再传，而旁通张子和、李东垣二家之说。后独赏朱丹溪之诚，授之以刘、张、李之学，成为北方医学传于江南的有功之人，培养了朱丹溪等一代名医，促进了南北医学的交流与融合。再如中州名医、浙西提判李判官，授刘完素、张元素之学，传于葛应雷、葛可久父子，"率与他医异"。《绍兴府志》谓滑寿医能决生死，与朱丹溪彦修齐名，滑寿是河南许昌人，后南渡江浙，《绍兴通志》称"滑寿医通神，所疗无不效"。苏州名医倪维德亦求金人刘完素、张子和、李东垣三家书读之，治病无不效，所编《原机启微》为今存较早之眼科专著。北方和南方学术在元朝的南方最大限度的融合，取得了巨大成就，对南方医学的发展产生了深远的影响。从此，刘张之学大行于江南，而朱丹溪的承前启后尤为出色，成为南方医学崛起的标志。

此时北方地区也出现了像王好古、罗天益等很有影响的医家，他们汲取张元素、李东垣两家之长，继承和发展易水之学，是易水学派的中坚人物，但到王好古弟子如皇甫黻、张沌、宋延圭（文之）、张可、戈毂英等，易水学派就已接近尾声、影响几无了。忽思慧、忽太必烈等少数民族医家，在少数民族医药文化上作出了一定的贡献，如忽思慧，总结十多年御膳房经验，所著《饮膳正要》是食疗和营养学的最早专著。但和迅速发展的南方医药文化相比，北方医药已是辉煌不再。一盛一衰，医药文化中心的南移是势在必行。我们亦可以从《元史》《明史》等所载的名医中了解到：从元代开始，南方即占有很大的优势。如被载入《明史》中且有著作流传，从而对后世医学有影响者，凡十一家，如滑寿、葛可久、吕复、王履、倪维德、戴元礼、王纶、汪机、李时珍、梁希变、王肯堂等。其中元末明初之际者，即占半数以上，他们且都在江浙一带行医。可见从医学人物与著作的多少与影响来看，从元代开始，南方已占据了上风，南方成为医药文化的中心。纵观整个医药文化发展史，对历代名医及名著做一统计，亦能清晰地看到医药文化发展的轨迹（表1、表2）。

表1 历代著名医家的地理性分布

地理位置	区域	秦汉前	秦汉	魏晋南北朝	隋唐五代	宋金	元	明	清	总计
北方	中原	4	1							5
	陕西	2	1		8			1		12
	河南			2	4	2		1		10
	河北	1				5	3		2	11
	山西							1		1
	山东		1		1	2				5
南方	四川				1	2		1	1	5
	湖北				1	1		2		4
	安徽		1	1				9	3	14
	江苏			5	2	1	4	9	14	35
	浙江				1	4		13	14	32
	福建			1		3		1	2	7
	江西					1	1	3		5
	广东								4	5
	云南							1		1
总计		7	4	9	18	22	8	42	42	
北方/南方		7/0	3/1	2/7	13/4	9/13	3/5	3/39	5/37	

注：本表以李经纬、程之范主编《中国医学百科全书·医学史》所载医家为统计对象，籍贯不详者，以主要活动地为依据。由于上古时代医家活动地较广，但基本上在黄河流域一带，难以用一省概括，故概以中原统括之。

表 2　历代医籍的地理性分布

地理位置	区域	秦汉前	秦汉	魏晋南北期	隋唐五代	宋金	元	明	清	总计
北方	陕西		1		41	3		22	87	154
	甘肃		3	4		1		4	28	40
	河南	1	9	7	39	35	15	49	242	397
	河北			2	13	37	15	20	169	256
	山西	5		3	7	12	4	25	105	161
	山东		4	52	7	17	7	64	449	600
南方	四川		4	5	11	15		19	268	322
	安徽			10		2	4	123	370	509
	江苏		1	47	5	26	21	318	1199	1617
	浙江			4	8	43	43	378	827	1305
	湖北	1	1			11	1	75	171	258
	湖南					6	1	17	264	288
	江西				8	32	18	72	405	540
	福建					28	1	50	179	258
	广东				5	4		23	160	192
	广西								61	61
	云南							12	49	61
	贵州							4	52	56
总计		7	24	134	144	272	130	1275	5089	7075
北方/南方		6/1	17/7	68/66	106/39	131/141	42/88	259/1016	1251/3838	

注：本表以郭蔼春主编《中国分省医籍考》为统计对象，其中时代不明者除外。

医学知识培育了医学人才，医学人才又促进了医学知识的积累，两者是辩证的统一。因此，表1、表2所反映的结果基本上是一致的。

据表1、表2统计，宋代以前，北方医家是南方的2.3倍，医著是南方的2.4倍。至宋代，从医著、医家的数量上看，医学文化出现了南北对峙的局面。北方以河北、河南为中心，南方以浙江、福建为中心。这种南北均势是医学文化中心转移的必然过程。但从医家的质量及北方医著在中国医史上的地位而言，此期的北方医学仍占有传统上的优势。即使到了南宋，金元四大家中金代三大家全部位于北方，这与我们前面所论是一致的。而从元代开始，南北方的医家、医著之比，南方已明显处于优势。到明清时期，这种优势进一步强化，北方无论从哪方面，都远远落后于南方。纵观整个医药发展史，我们亦能得出元代为我国医药文化发展的分水岭，标志着医药中心由北向南转移。

南方医药文化能取得如此大的成就，是在前代基础之上的继续发展，是当时特殊的政治环境和南方发达的经济文化等因素综合作用的结果。在蒙古族的统治下，民族歧视政策更加露骨。根据不同的民族和被征服的先后，把全国人民分为蒙古、色目、汉人、南人四等，实行民族分化政策，在官吏任免、法律地位、科举名额等方面都存在着等级区别。政治上的极不平等，造成大批仕子游离于仕途之外，即"至人不居朝廷，必隐于医"；另一方面，蒙古兵攻城后，尽管杀戮极重，但医生视为匠艺而得幸免，医学得以保存。南宋遗民郑思肖说，元分人民为十级，医生列于第五（一官、二吏、三僧、四道、五医、六工、七猎、八民、九儒、十丐），当时还规定医户得免一切差役。这些措施不仅提高了人们从医的积极性，而且对那些儒生文人也产生了很大的吸引力，于是出现了"弃向所习举子业，一于医致力焉"的风潮，或者科举不第，干脆业医。

大批儒士入医门，为医学的发展提供了知识广博的优秀人才，他们的道德修养、知识结构、思维方式等都有别于大多数墨守成规的家传者，这无疑为医学的发展提供了条件，正如元代名士傅若金之《赠儒医严存性序》中道："儒者通六籍之义，明万物之故，其于百家之言，弗事则已，事之必探其本始，索其蕴，极其变故，勿异夫庸众弗止焉……"（《钦定四库全书·傅与顾全诗文集》）正因为儒医具有这种"探其本始，索其蕴，极其变故"的修养，才使医学有较大的飞跃。儒医结合促进了医学的发展，同样也说明医生地位的提高，士人把医学作为放弃仕途后的首选。如丹溪少时"从乡先生治经，为举子业"，后又从许谦治理学，然两试于乡不售，之后，乃悉焚弃所习举子业，专致于医。

同时，人口问题是影响南北发展的重要因素。当女真族不断向北部扩张掠夺的时候，北方人民所受的种族压迫是十分严重的。因而北宋末年的"靖康之乱"，引起了我国历史上又一次大规模的人口南迁，从金兵开始南侵至绍兴和约签订的十七年间，宋、金直接冲突共七次，其他边境上的小接触不计其数。于是十几年来，常有大批流民不断向南移动，每次移动，又和战争局面的紧张密切地配合着。例如1126年汴京两次告急，首都人口即波动两次：一次在靖康元年正月，当徽宗南逃镇江时，百姓潜逃的也很多，在京的亲贵、官僚、地主南逃甚众；又一次在同年十一月，汴京沦陷，"衣冠""士族"、百姓、诸军夺门南奔的有数万。同时金兵侵略两河，八月河东战争失败，九月太原陷，十月真定陷，今山西、河北一带人民，纷纷渡河南奔，西北州县为之一空。

金元时期北方由于战争、瘟疫、天灾造成的死亡人数难以统计，其状惨不忍睹，实皆都是由战争所起。连年战争使得北方人口持续南迁，疾病流行，造成人口大量流亡和死亡，生产力持续下降，经济与文化遭到空前浩劫。这从总体上改变了中国人口的布局，南方人口密度明显高于北方，人口密集地区转移到江浙地区，福建、江西人口以前所未有的速度在增长，尽管金统治者设法加以阻止，但其效果是十分微弱的。经济文化的发展不仅涉及人口数量，还与人口的素质有关。金朝统治时期，由于文化落后的女真贵族实行暴虐统治和贪婪掠夺，以及蒙古军队日渐频繁的侵扰，乃至于社会凋敝，民不聊生，经济文化谈不上有多少进步。当时蒙古族是一个比金更原始的民族，经济、文化水平远远落后于宋朝，所以，北方在同等条件下，要由一个落后的民族达到汉民族的经济文化水平，大约需要几十年。因此，无论在数量上还是质量上，人口问题都制约着北方的发展。金元政府虽然也采取各种措施，吸收汉民族优秀文化，培养各方面的人才，但总体来说，数量较少。各类技术人才集中在南方，北方高层次的人才少，各方面发展停滞不前，南北差距日益拉大。北方先进的医学思想来到了相对落后而又正在发展的南方地区，使南方医学迅速崛起。北方社会由于经济衰败，文化荒芜，人口稀少，在此基础上的中医药发展也严重受阻，河间、易水学派在盛行一百多年之后，因后继无人，很快就衰落下去，从此北方医学繁荣不再，面对迅猛发展的南方医学，已难以望其项背。因而，医药文化中心转移到南方是历史发展的必然趋势。

（二）以朱丹溪为标志的医学文化中心南移的完成

1. 朱丹溪医学思想的形成

朱震亨（公元1281~1358年），字彦修，浙江义乌人。朱震亨早年并非学医，而是师从许文懿学习理学，《丹溪翁传》中对此有详细记载："翁自幼好学，日记千言。稍长，从乡先生治经，为举子业。后闻许文懿公得朱子四传之学，讲道八华山，复往拜焉……遂为专门。"可以说，朱丹溪在理学上已取得比较大的成就，传记中亦详细地记载了他学医的原因及经过："一日，文懿谓曰：'吾卧病久，非精于医者，不能以起之。子聪明异常人，其肯游艺于医乎？'翁以母病脾，于医亦粗习，及闻文懿之言，即慨然曰：'士苟精一艺，以推及物之仁，虽不仕于时，犹仕也。'乃悉焚弃向所习举子业，一于医致力焉。"丹溪中年开始学医，四处拜访名师，终遇罗知悌，"罗遇翁亦甚欢，即授以刘、张、李诸书，为之敷扬三家之旨"，丹溪翁"居无何，尽得其学以归"，朱丹溪"以三家之论，去其短而用其长"，并结合临床实践，撰写了大量的著作，如《格致余论》《局方发挥》等。因为朱氏"遇病施治，不胶于古方，而所疗则中，然于诸家方论，则靡所不通，他人靳靳守古，翁则操纵取舍，而卒与古合，一时学者咸声随影附，翁教之亹亹忘疲……学者多诵习而取则焉"，在当时影响颇大。朱震亨学兼刘完素、李杲及张从正三家之长，儒医兼备，成为一代名医，有着其客观和主观的原因。

（1）理学的影响　宋代理学盛行，而其中集大成者，当推南宋之朱熹。元仁宗1313年发布的国家主课考试以朱熹的《四书集注》为官方解释之命令，更使朱子之学登上至高至尊的神龛，全国士人的思想几乎完全受其支配与控制。新儒学占据正统之文化地位，它对民族医学产生作用是必然的，而它的影响、渗透、制约主要是通过医生来实现的。朱丹溪就是理学渗入医学的首创者，他的医学思想深受理学影响。朱丹溪曾拜朱熹的四传弟子许谦为师。他对许谦所授理学，潜验默察，"每宵挟册，坐至四鼓"，后"自悔惜日之沉冥颠跻，汗如雨下"，坚持攻读理学四年，日有所悟，学业大进，成为一位学问渊博的理学家。这对他后来转攻医学，奠定了坚实的哲学理论基础。理学主张清心寡欲，节制声色嗜好，"格物""穷理"思想，对中医学的"相火"理论有深刻的影响。从"天地阴阳之升降盈虚未尝暂息，阳常盈，阴常亏"（程颢语）中嬗变而来的"阳常有余，阴常不足"（《格致余论》）的观点，就可以看到朱氏医学理论中理学的痕迹。他的著作《丹溪心法语录》，"心法"即《大学》"诚意正心"之义，"语录"亦宋元以来理学家所习用的名词，可见他对理学是修养有素的。宋元理学对丹溪学术思想，对医学畅开宏论，是起了一定的作用的。

（2）《素》《难》诸经的启示　丹溪重视经典著作，他在《格致余论序》中说："三十岁时……取《素问》读之，三年似有所得""至四十岁，复取而读之，故以质纯，遂朝夕钻研，缺其所可疑，通其所可通"。他特别强调《素问》是载道之书。他穷究《素问》《难经》诸书，提倡医学理论，针对当时《局方》盛行，丹溪先生悟曰："操古方以治今病，其势不能以尽合。苟将起度量，立规矩，称权衡，必也《素》《难》诸经乎！"同时取则仲景之方，而融会仲景之理与法，"使方而不使于方"。可见，丹溪先生是非常重视经典著作的。

（3）医学师传的熏陶　丹溪师事罗知悌学医，罗氏虽然是河间的再传弟子，但他并未专守一家之言，而是富于革新精神、敢于吸取众长的一位医学家。他曾对丹溪说："医学之要必本于《素问》《难经》，而湿热相火为病最多，人罕有知其秘者，兼之长沙之书，详于外感，东垣之书，详于内伤，必两尽之，治疾方无所憾，区区陈、裴之书，泥之且杀人。"（《宋濂集》）丹溪拜师之后"因见河间、戴人、东垣、海藏诸书，始悟湿热相火，为病甚多，又知医之为书，非素问无以立论，非本草无以立方"（《格致余论·序》）。后之医家在评价金元四大家的时候，常说朱丹溪集诸家之大成，实际上，他的老师罗知悌已身兼三者之长（再传金代刘完素之学，更旁通张戴人、李东垣之长），为丹溪学说的形成奠定了思想理论基础。

2. 丹溪学说对当时和后世的影响

金元时期，新说肇兴，百家争鸣，开创了学术史上的新局面。这一时期，河间、易水之学在北方盛行整整两个世纪，而丹溪学说几乎独占了元朝中后期的医学。不仅如此，明代前期医学也为丹溪一派所垄断，丹溪弟子们继承、发展、传播丹溪之学，构成了明代前期医学的主要势态。其说于元末明初之医学界占有重要地位，影响之大，几与仲景相埒。如方广说："求其可以为万世法者，张长沙外感、李东垣内伤、刘河间热证、朱丹溪杂病数者而已。然丹溪实又贯通乎诸君子，犹号集医道之大成也。"（《丹溪心法附余序》）被尊为"医道之宗工，性命之主宰"（《丹溪心法序》）。正因为丹溪学说影响的深远，才成为中医史上南方医学中心形成的标志。丹溪学术，源远流长，影响巨大，与他丰富的著述及众多弟子有着重要的关系。在著述方面，亲撰有《格致余论》《局方发挥》等数种名著外，门人冠以"丹溪"二字为名著作，不下数十种，如《丹溪心法》《丹溪手镜》等。在授徒传学方面，如戴仲积、戴元礼父子，尤其是元礼作为丹溪学派之中坚，是继承、发扬师说最得力者，确实是无愧于师，功不可没。再如刘氏父子，父叔渊受业于丹溪之门，为彦修之高弟，于刘纯继之，医道大行，声名大著，洪武中，居咸灵，把丹溪之学传于西北，如王纶所说："丹溪南医也，刘宗厚世其学，以名于陕西。"以及赵良本、良仁兄弟、王安道、赵道震等均为丹溪高徒。至于私淑丹溪的就更多，较著名的有方广、刘纯、徐用纯、王纶、汪机、虞抟等。师从和私淑丹溪的医家几乎都集中在江、浙、皖一带，特别是上述人物，大都是仕途明公，社会名流，又是医界闻人，学多擅长。他们不但促进了南方医学的发展，而且把丹溪学说推向各地，使之风靡全国，盛极一时。丹溪学说甚至影响到日本，于明朝时传入日本，直到现在日本还有丹溪学社。作为元代著名的医学大家，朱丹溪的学术思想及其医学经验，不论是当时，还是对后世，尤其对南方医学的发展，其成就和影响都是十分巨大的。主要表现在：其一，纠正了宋元时期滥用温燥的弊病，恢复了辨证论治的传统。其二，滋阴降火说的创立，为明清时期温病学的形成和发展奠定了基石，后世温病学派受其影响颇深。其三，杂病方面，阐明了气、血、痰、郁等病机，丰富了临床医学内容，经门人发挥，使朱氏之学对后世内科学的发展，产生了深远的影响，因此后世称"杂病用丹溪"。其四，后世在丹溪学术思想的基础上，进一步发扬光大。如明嘉靖年间，休宁名医方广，历经五年星霜倾注心力，辑勘、阐释丹溪之学，编著而成《丹溪心法附余》；吴师朗在探索丹溪的滋阴法后加以创新，提出补脾阴的治法。此外，程正道、程国彭、吴正伦等诸多医家也特别垂青于丹溪之说，心得与发挥并进，著述与实践同行，成就颇大。

（三）宋元医药文化中心滞后于经济文化中心南移的原因

如前所述，1127年"靖康之变"标志着我国政治经济文化中心的最终南移。医药文化作为中华文化的组成部分，必然受着政治、经济、文化诸多因素的影响，那么，在南宋朝廷建立之后，医学中心为何没有南移，而是慢了一拍，一直到元代才完成，这里有以下几点不容忽视的因素。

政治中心的转移具有独立性、快速性和瞬间性，它往往是随着都城而定。

都城是一个国家最高权力机关所在，它的迁移也就意味着政治中心的转移，它对经济文化有着非常重要的影响，但可以不与经济文化的发展同步。经济文化中心的转移是一个潜移渐进的过程，与医学中心的转移是协调的，而只有南宋时期是例外。这与当时特殊的政治环境及我国的文化体制有着很大关系。中国古代的文化教育与科举考试紧密结合在一起，尤其是强调文治的宋朝，大学士、大文人往往同时也是大官僚。因此，由于军事上的失败与政治上的妥协，宋王朝被迫南迁时，当时的文人名士及达官贵人也几乎跟着倾巢南下，北方一时间文化上出现空白，这就形成了时间上文化中心南迁的明确分野。医学虽然属于中华文化的组成部分，但却有其特殊性，医学事业是民众的事业，更多的名医深入扎根在民众之间，他们往往不具备政治上的因素，宋室南迁时，只有宫廷的御医需要跟随转移，那些民间的医生是不可能也没有必要跟着一倾而下的，因而一段时间内，医学还是按原步伐发展，形成慢了一拍的情况，这种情况只会在日后的医学发展中逐步得到协调。

中国古代在政治思想领域中占有绝对统治地位的是儒学，到南宋时理学开始占据统治地位，但皇权至上、崇经尊古习惯的影响依然非常大，凡是古贤及御制的医方、方术都成了神圣不可侵犯的东西。

这种狭隘性的一面，阻碍了中医学的创新和发展。宋朝廷偏安南方，造成了南方地区《和剂局方》的盛行，正如朱丹溪在《局方发挥》中批评说："据证验方，即方用药，不必求医，不必修制……自宋迄今，官府守之以为法，医门传之以为业，病家持之以立命，世人习之以成俗。"这种说法虽然有全盘否定之嫌，但是也指出了当时医生因循守旧，墨守成规，泥于《局方》，造成温补香窜流弊成风的状况。在这样的情况下，医学理论要想有所突破，当然是比较困难的。与此同时，北方地区为女真人所统治，由于战事频繁，统治者无暇顾及，对于医药学的发展采取比较开明的态度。广大医家在新文化、新习惯的冲击下，思想有所解放，敢于怀疑"古方"及宋朝廷编修的"御方"，产生"古方不能尽治今病"（张元素语）的革新思想，刘完素从伤寒论治的束缚下脱离出来的"火热论"，张从正提出的"汗下吐三法"，李杲的"脾胃论"，呈现出生动活泼的医事盛况。到了元代，朱丹溪才开始打破南方这种沉闷的气氛，导致了中医学突破性的发展，最终成为医药文化中心南移的标志。这在《丹溪翁传》中有详细的记载："时方盛行陈师文、裴宗元所定大观二百九十七方，翁穷昼夜是习。既而悟曰：'操古方以治今病，其势不能以尽合。苟将起度量，立规矩，称权衡，必也《素》《难》诸经乎！然吾乡诸医鲜克知之者。'遂治装出游，求他师而叩之……居无何，尽得其学而以归。乡之诸医泥陈、裴之学者，闻翁言，既大惊而笑且排，独文懿喜曰：吾疾其遂瘳矣乎……翁以其法治之，良验。于是诸医之笑且排者，始皆心服口誉。数年之间，声闻顿著。"

在灾荒接连不断、疫疾频繁流行以及缺医少药的情况下，激发了时代赋予医学界穷究病源和图强更新的紧迫使命，儒术独尊的沉闷学风被打破，继之形成争鸣创新的局面，促使中医学术呈现飞跃性的突破。这实际上也反映了战争对医学发展的双面影响。短时间内，由于战乱、疫疠盛行，对医学的发展提出要求；但战争、灾荒等带来生产力的破坏，又将严重地阻碍医学文化的发展。这是动乱社会中医药学发展特殊的一面，也是南宋北金时期真实的写照。战争后北方医学长期的衰落也反映了这一点。

医学文化中心滞后于整个经济文化中心的转移，还与医学自身的特点有关。

与其他文化相比，医药文化的发展需要更长时间的积累，所谓"医不三世，不服其药""三折肱为良医"，尽管对此有多种理解，但可以说明一点，医学人才之难成。医学发展具有继承性的特点，要想成就一批名医，形成有影响的医学流派，绝不是短时间内所能完成的。尤其对于医学长期落后的南方，要超越北方医学的发展，成为全国医药文化中心，是需要一段时间的。医学作为一门实践性极强的科学，除了医学知识的传授外，更重要的是在临床实践中不断探索。宋金时期，北方战乱频繁，疾病流行。社会的需要为北方医家提供了更多的实践机会，这也是医学文化中心没能在宋金时期完成转移的重要原因。医药文化中心未能在南宋实现转移，还有一个重要的旁证。据元代戴良所著《丹溪翁传》中记载："（丹溪翁）遂治装出游，求他师而叩之。乃渡浙河，走吴中，出宛陵，抵南徐，达建业，皆无所遇。"可见，直到元初，江浙皖一带名医仍然十分稀少。

因此，将医学文化中心的转移点划归于宋代或南宋均是不确切的。我们认为，医学文化中心的南迁，应稍迟于整个中国文化中心的南迁，以元代朱震亨为代表的滋阴派在医学舞台上独领风骚、声震朝野，标志着医药文化中心南移的完成，此时无论是医家、医著的数量还是质量，南方医学均占有绝对的优势。尽管此期的易水学派在河北仍有一定的势力，但影响远不如滋阴派，南北医学发展的兴衰对比已明确无疑。元朝成为我国南北医学发展的分水岭。明清时期，医学的继续发展也证明了这一点。

四、医学文化中心南移对后世医学的影响

医药文化中心南移以后，对后世医学的发展产生了深远的影响。元明清时期，南方医学加快了发展的步伐，学派林立，名医辈出，呈现一派兴盛的景象。

1. 温病学说形成

首先，形成于明清时期的温病学说，使温热病最终从伤寒病的束缚中脱离出来，成为与伤寒学说相辅相成的一大学术派别。其中江浙医人是作出了巨大贡献的。吴有性（江苏人），于1642年著成《温疫论》一书，创立"戾气"学说，对温病病因提出了伟大创见，突破了历代的固有认识，把温病与伤寒明显地区分开来，在温病学发展史上，写下了极为重要的篇章，是温病学说的奠基人。在吴有性《温疫论》的基础上，清代著名的温病学大家叶桂、薛雪、吴瑭、王士雄继续对此进行研究，最终形成了完整的温病学体系，其他一些为温病学发展做过较大贡献的医家如张凤逵、程衍道、陈平伯、张璐、余霖、周扬俊、戴天章、柳宝诒等也都是南方人，他们在学术上相得益彰，极大地丰富和发展了温病学说。温病学说的创立，纠正了一千多年以来"温病伤寒混称"的现象，拯救了无数人的性命，在全国产生了很大的影响。温病学说的形成，不是偶然的。与当时该地区经济、文化、科学的发达，以及交通便利、人口流动大、温病流行频繁等因素密切相关，更是元以来医学中心南移到苏皖浙一带的表现，标志着南方医学发展到了一个新的高度。

2. 温补学派崛起

明清时期另一个极有影响的流派——温补学派起源、兴盛于南方，其代表医家薛己、李中梓、赵献可、张景岳等都是南方人氏，主要集中

在江浙一带。温补学派重在滋补脾肾，针对明清时期滥用"丹溪之说"造成的寒凉流弊，起到了一定的纠偏作用。作为八大医学流派之一，和温病学派一样，是南方医学中重要的医学流派。它的出现不是偶然的。各位医家或师承家学，如薛己等；或儒医兼备，如李中梓、张介宾、张璐等，均显示出个人深厚的医学功底和浓厚的医学氛围，反映了当时医学发展的兴盛。

3. 新安医学的兴盛不衰

"新安医学"是指新安地区（今安徽南部六县以及江西婺源一县的古称）医家对中医理论与临床应用成就的概括，是我国南方医学中很有影响的一个地方医学派别。新安医学肇自东晋，成于北宋，止于清末，昌盛不衰达数百年，其历史持续之久，学术创新之丰，医家之众，医籍之多，影响之大，在医学发展史上是空前的。难怪当代著名医家余瀛鳌叹"新安医学之医籍在以地区命名之中医学派中可谓首富"。它对于南方医学，甚至中医学的发展与进步所起的推动作用，一直为历代学者所公认。新安医学人才济济，名医辈出，传世之作层出不穷，在基础医学、临床医学、方剂本草学等各个领域都取得了具有全国影响的成果，为当时及后人瞩目。出现了张杲、程汝清、王国瑞、程充、汪机、吴正伦、吴昆、程衍道、江瓘、方有执、孙一奎、张守仁、徐春圃、陈嘉谟、方广、丁瓒、程林、汪昂、程国彭、吴谦等一大批著名的医家。出观一大批有相当影响的医学著作，如张杲《医说》是最早医史著作，吴昆《医方考》为第一部医方注释专著，江瓘《名医类案》属第一部医案专著，徐春圃《古今医统大全》、程兴轩《医述》被列入清代十大医著。以及《素问吴注》《医方集解》《石山医案》《重楼玉钥》《医宗金鉴》《赤水玄珠》《医学心悟》《杂证会心录》等医学名著。

新安医学能取得如此大的成就，与徽商的兴起，经济的发展，深厚的文化底蕴是分不开的，如道光《徽州府志·艺文志》载徽州明清两朝治经的情况：明时经162部，史185部，子237部，集514部，清时经310部，史121部，子278部，集579部。进一步说明元明清时期新安地区医学、文化、经济的兴盛与发达。

4. 孟河医学声名卓著

明清时期，苏浙皖地区的医学在全国范围内处于领先水平，而孟河更是名医辈出的地方。近代名医丁甘仁曾说："吾吴医学之盛，甲子天下，而吾孟河名医之众，又冠于吴中。""伯雄祖先尚有……岳瞻、文纪，略晚于费尚有的法徵麟、法公麟，乾隆年间的沙晓峰、沙达因、费士源均名重一时。"与费伯雄家族同时的费兰泉、晚清马培之等均以各自独特的诊疗经验享誉医林，当时这个江南小镇居然容纳了十几家中药房，足见其医事之繁盛了。

除此以外，南方出现的医学流派和著名医家还很多，如吴县医学等。至于著名医家就更仆难数了。如王肯堂、李时珍、陈实功、孙一奎、缪希雍、喻嘉言、徐大椿、赵学敏等。此时的医学发展已达到相当的水平，限于篇幅，不可能将医家著述一一举例叙述，在此我们借助几组数据来展现。如在甄志亚主编的《中国医学史》"公元1368~1840年（明清鸦片战争前）"这一章节中共提到医家姓名128人次，除去籍贯不明16人次，重复23人次（其中北方人只有王清任一人被重复一次），共提及医家89人，只有张淡是山东人，武之望是陕西人，傅山是山西人，王清任、李廷昰是河北人，共5个北方人，再除去朱橚是朱元璋第五子，及受命于朝廷而编辑医书的吴谦、蒋廷锡，剩下81人全是南方人，其中江苏人氏24人，浙江人氏23人；再如俞慎初《中国医学简史》"明代著名医药学家"与"清初（1840年之前）著名医药学家"两节中共提到医家69人，除去3人籍贯不详，南、北方人氏之比例为60∶6，江苏人氏18人，浙江人氏22人；至于陈邦贤《中国医学史》"明代的著名医学人物"与"清代的著名医学人物"两节中提到的14位医家则全是南方人，与其他文献反映的数据资料结论是一致的。所以，此时的医学中心落在以苏杭为轴心的江南地带是无可争议的事实。

总之，明清时期的南方，几乎垄断了当时各个有影响的医学流派，名医辈出，著作累累。而此时的北方经济文化已难以与南方抗衡。从明初的科举考试亦能反映其文化的荒芜。1397年2月，明朝例行会试，出榜之后，人们发现本科进士52人，全为南方人，大江以北竟无一人登第，主考官刘三吾道出了实情，他认为北方在元朝的残酷统治下民不聊生，文化受到极大摧残，历数十年来，北方举子文章不如南方举子，这已是众所周知的事实，南北同榜，必然会出现南优北劣的局面。最后不得不在科举考试中采用南北卷，南北为六四之比，以勉强维持南北人数的均衡，方才平息了这场科举史上的"南人北人"之争。所以到清初，朴学大家顾炎武评论北方文化的衰落时说："今日北方有二患，一曰地荒，一曰人荒。"地荒是物质文化的退步；人荒是缺乏人才，是精神文化的落后。与顾炎武的话相映成趣的是康熙帝的诗句："东南财赋地，江左人文薮。"以财赋而言，明代苏州一府垦田数不足全国的九十分之一，而税粮的征收却几乎占全国的十分之一，以人文而论，清代江苏的状元约占全国一半，而苏州的状元又近乎江苏的一半。南北人物多寡的差异十分显著，似与先秦时相反，北方人才已是月落星稀。经济的落后、文化的荒芜，医学也失去了发展的基础和动力，衰落成为必然。元代以后，北方地区不曾形成有影响的医学流派，就是有名的医家也寥寥无几。南北医学差距之大、对比之鲜明，已是一目了然。

五、结语

本文旨在说明宋元时期医药文化中心南移这一历史事实。宋元医药发展史就是整个医药文化中心由北向南转移的历史，宋元时期是医药文化发展的转折点，是一部浓缩了的中医药南北兴衰史。

宋元时期是中医学发展史上一个重要时期。历史发展到北宋，科学技术高度发达，三大发明广泛应用，尤其是活字印刷术的发明更是促进了文化的发展。文化繁荣昌盛，经济持续发展，宋政府高度重视医药的政策使两宋医学获得了长足的进展。尤其是代表着全国政治、经济、文化同时也是中医药文化中心的开封-洛阳一带，更是集中了全国一流的人才，宋政府在此设立了太医局、惠民和剂局、校正医书局，校注出版了大量的医学著作，使一些濒临灭绝的古籍重新刊行；北方医学迅速发展，涌现出大批名医，到了金朝，著名医家刘完素、张元素、张从正、李杲的出现，使北方医学的发展达到了巅顶之峰。尤其河间与易水之说，整整影响了北方医学一个多世纪。至此，北方医学的兴盛与繁荣已达到前所未有的程度，是全国医药文化的中心。

1127年，随着"靖康之乱"，宋室南渡，临安迅速成为全国的政治中心。文化的高度发达，为医药学的发展提供了高素质的人才，经济的日益繁荣，为医学的发展奠定了坚实的物质基础，南方医学开始摆脱落后的状况，向前发展，出现了陈无择、宋慈、严用和等一大批有名的医家。以上所述，并不意味着标志汉文化中心南移的临安南宋王朝的建立同时又可作为医学中心南移的分野。此时的南宋医学与北金相比，还存在一定的差距，河间与易水之说，代表着当时最先进的医学，是全国影响最大的学派。南方医学这时无论从数量还是质量上说，都无从与先进的北方医学抗衡。但毫无疑问，南宋是南方医学发展的重要时期，是成为全国医学中心的过渡时期，它的发展酝酿着医学高峰的到来。

元朝的确立，全国大一统的环境，促进了南北医学的交流，北方先进的医学迅速传入南方。一代名医朱丹溪，作为"金元四大家"最晚出者，身兼李、刘、张之学，取长补短，结合自己的临床实践，提出了"阳常有余，阴常不足"的观点，创立了滋阴学派。丹溪医学成就之卓越、著述之丰、弟子之多、影响之广，远远超过了其他三大家。整个元代后期，甚至到明前、中期，医学界几乎都由朱丹溪医学思想所主宰，因此以朱丹溪为代表的滋阴派的出现，标志着南方医学中心的确立。

从此，南方成为全国医药文化的中心，医学发展更为迅速，名医辈出，学派不断涌现：温病学派、温补学派在南方兴起，其代表医家全部来自南方，尤其集中在苏浙皖地区；新安医学、孟河医学、吴县医学成为有名的地方医学，名医更是数不胜数。而此时的北方，由于常年战乱的影响，文化和经济备受摧残，河间、易水之说也因后继乏人，辉煌不再，北方医学呈现一片萧条景象。一直到明清时期，重大医学流派不再产生，著名医家也屈指可数，正如顾炎武所说："今日北方有二患，一曰地荒，一曰人荒。"所谓"人荒"，就是人才缺乏，正是其写照。和蓬勃发展的南方医学相比，北方医学有如日落西山，两者差距日益增大，医学中心处于南方已是一目了然。

纵观其转移的过程，我们可以得知，医药的发展受着政治、经济、文化、战争诸多因素的影响，政治中心作为国家权力机关的象征，往往是人才荟萃之地，经济的繁荣是医药学得以发展的基础，文化的发达为医学提供高质量的医学人才。因而，元以后，医学中心的转移不是偶然的，而是多种因素综合作用的结果。其中，经济因素是主要的。但医学的发展也有其特殊性，它与政治、经济、文化中心有时也不完全同步。元、明、清三朝均建都于北方，由于当时的生产水平所决定，南方地区在经济发展上有着天时、地利、运输等各方面的优势。所以，经济中心一直在南方。在此期间，虽然政治文化军事活动的中心落在北方，医药文化中心却一直在南方，长达数百年不衰，医药中心与政治文化中心的分离，又一次显示了医药学发展的独立性和特殊性。这将给我们有益的启示。医药学的发展受政治、经济、文化等多方面的影响，但为何又不能完全统一，这之间有着何种联系，这是我们需要探讨的另一个问题。

参考文献

［1］范文润. 中国通史［M］. 北京：人民出版社，1949.

［2］严世芸. 宋代医家学术思想研究［M］. 上海：上海中医学院出版社，1993.

［3］丁光迪. 金元医学评析［M］. 北京：人民卫生出版社，1996.

［4］甄志亚. 中国医学史［M］. 上海：上海科学技术出版社，1995.

［5］鲁兆麟. 中医各家学说［M］. 北京：北京医科大学中国协和医科大学联合出版社，1996.

［6］刘时觉. 永嘉医派研究［M］. 北京：中国古籍出版社，2000.

［7］李济仁. 大医精要——新安医学评析［M］. 北京：华夏出版社，2000.

［8］徐衡之. 宋元明清名医类案［M］. 天津：天津市古籍书店，1988.

［9］浙江省中医药研究院文献研究室. 丹溪医集［M］. 北京：人民卫生出版社，1999.

［10］姜春华. 历代中医学家评析［M］. 上海：上海科学技术出版社，1999.

［11］李志庸. 张景岳医学全书［M］. 北京：中国中医药出版社，1999.

［12］黄英志. 叶天士医学全书［M］. 北京：中国中医药出版社，1999.

［13］任继愈. 中国哲学史简编［M］. 北京：人民出版社，1973.

［14］柳诒徵. 中国文化史［M］. 北京：中国大百科全书出版社，1998.

［15］李良松. 中国传统文化与医学［M］. 厦门：厦门大学出版社，1990.

［16］钟明善. 中国传统文化精义［M］. 西安：西安交通大学出版社，1999.

［17］顾建华. 中国传统文化［M］. 长沙：中南工业大学出版社，1998.

［18］杨东莼. 中国学术史讲话［M］. 上海：上海东方出版社，1996.

［19］李经纬. 中国古代文化与医学［M］. 武汉：湖北科学技术出版社，1990.

［20］周振鹤. 中国历史文化区域研究［M］. 上海：复旦大学出版社，1997.

［21］张家驹. 两宋经济重心的南移［M］. 武汉：湖北人民出版社，1957.

［22］清·陈梦雷. 古今图书集成·医部全录［M］. 北京：人民卫生出版社，1991.

［23］易守菊. 金元医学发展的政治增变因素［J］. 中医文献杂志，2001（1）：34.

［24］李孝刚. 宋代医家方书初探［J］. 上海中医药杂志，1995（8）：2.

［25］宋·范仲淹. 范文正公集［M］. 北京：中华书局，1965.

［26］郑兰英. 北宋三位政治家医学教育思想评述［J］. 福建中医学院学报，1999（4）：42.

［27］王九林. 医学文化中心的南迁［J］. 南京中医药大学学报，1997，13（5）：293.

［28］方春阳. 朱丹溪弟子考略［J］. 中华医史杂志，1984，14（4）：209.

［29］蔡捷恩. 宋朝禁巫兴医述略［J］. 医古文知识，1997（3）：6.

［30］徐洪兴. 千秋兴亡·宋［M］. 长春：长春出版社，1999.

［31］薛益明. 论金元时期学风的转变［J］. 中医文献杂志，2001（2）：156.

一杆戥秤的学问

河南中医药大学　姬永亮

计量是利用技术和法制手段，实现单位统一、量值准确一致的测量活动。度量衡作为计量的重要组成部分，在国计民生事务中发挥着极其重要的作用。在传统中国医药学中，涉及长度、容量、衡重的医药计量，对疾病治疗而言意义重大。

由赵匡胤建立的宋朝，是中国封建社会经济、文化、科学技术发展繁荣的一个重要时期。北宋与南宋时期，政府较为重视度量衡管理。度量衡量值相对稳定，相关技术有所创新，度量衡器的使用比较普及。这一时期的度量衡发展，在中国度量衡史上有着承前启后的地位。

在中医药学领域，宋代学者在研究著述中，对于涉及药物的度量衡，各抒己见。笔者在参考诸位前贤专著、论文的基础上，分别探讨宋代官方度量衡制度、医药著作的相关考证，以期在该问题上略起拾遗补阙、补充短板之功。

一、宋代官方度量衡制度

1. 尺度

丘光明等学者根据文献记载和前人的研究成果，参照实物资料，考订出宋代各尺的尺度值。其中宋代官方颁布的太府尺系列，包括太府布帛尺、三司布帛尺、文思尺，其标准量值一尺合今31.4厘米，在使用中多为31.2~31.6厘米。

取一尺合今31.4厘米的中间值，根据"十分为寸、十寸为尺、十尺为丈、十丈为引"的换算关系，可以推算出宋代尺度各种单位量值：

$$1宋分＝0.314厘米$$

1宋寸＝3.14厘米

1宋尺＝31.4厘米

1宋丈＝314厘米

1宋引＝3140厘米

2. 容量

宋代的量器种类繁多，大致可以分为日常用量器和特殊用途的专用量器这两大类。宋代的日用官量有北宋太府寺升斗、文思院斛斗、南宋初的省仓升斗、绍兴二年（公元1132年）以后的文思院斛斗等，以及盐司、常平司、市易务等部门专用的官量，以及军量、学量、礼乐量器等。而在宋代民间，量器的制作和使用也很普遍，例如乡村民众自制的乡斗、租斛、枭斗等，还有城镇工商业者在市肆行用的市斛、市斗、镇斛等。而特殊用途的专用量器则包括礼器、乐律、天文与医药用途的量器。

据郭正忠《三至十四世纪中国的权衡度量》一书的考证，北宋的标准量器是由太府寺制作的太府升、太府斗；北宋后期和南宋时期，标准量器则由文思院制作并颁发，有文思院一石斛、五斗斛、文思院斗等标准量器。

丘光明等认为，宋代的容量单位制以及量器的容量值与型式纷繁复杂；在使用中由于"多收"和"少付"等社会原因，当时出现了名目繁多的"加量"和"省量"；据郭正忠考索汇集，宋代出现的"加斛""加斗"情况就有20多种，省斛、省斗、军斗、省升等，也有10多种；这种情况到了南宋时期愈演愈烈，中央和地方政府都在推波助澜，"加斛""加斗"屡见不鲜，致使容量单位量值不断增大，也便于"大进"（增加盘剥量）。而使用"省量"的目的，有时是为了满足某种"特定量"的收付需用，但在计算总收入量时往往要折算成"足量"（标准量）；而更多的情况则是为了便于克扣付出量。在这种形势下，容量值的趋向是宋代大于唐代，南宋大于北宋，其所定的国家容量标准南宋反比北宋减小是不可能的。

根据对李照乐斗升、皇祐乐量的研究，丘光明等推算出了北宋的国家标准量器太府量的容量，其一升合702毫升；再对宁国府文思院斗、斛考校结果的检视可知，虽然南宋时量制相当混乱，但文思院还是依据北宋太府量法为标准，即每升合702毫升，以此为折算标准，制作各种不同类型、不同容量的量器，从以满足社会各种用途的需要。

取一升合702毫升，根据"合龠为合，十合为升，十升为斗，十斗为斛"的换算关系，可以推算出宋代容量各种单位量值：

1宋龠=35.1毫升

1宋合=70.2毫升

1宋升=702毫升

1宋斗=7020毫升

1宋斛=70200毫升

3. 权衡

从先秦到秦汉时期，量制为石、钧、斤、两、铢、累、黍非十进单位。唐宋以来，虽然出现了钱、分、厘十进制分数单位，用以取代铢、累单位，但16两为一斤的进位制，则一直沿用未改。究其原因，当是由于中国古代以黄钟律管与累黍法互相参照的原理，建立起度量衡单位制的基础，并且维系了度、量、衡三者量之间的对应关系。尤其是容黍二龠（一合）重一两的关系，始终为建立容量与权衡量标准所遵循。"两"这个单位的量值，常作为标准来考校其他单位；而"斤"这个单位，早在秦汉时就已确定为一两的16倍，在长期的使用过程中，已与农业生产水平、日常生活习惯紧密相连。由此观之，"斤"和"两"均为权衡量的主单位，其非十进关系也已难于改变。故宋代权衡单位制仍为斤、两、钱、分，非十进制，而其度量衡单位量制日常行用都为大制。

根据制作机构、使用范围的不同，宋代的权衡器可以分为太府寺秤和文思院秤、地方官府和部门专用秤、民用秤、乐律秤、医药用秤。

通过考证以下三个方面的实物资料：一是宋人检测古器物得出的宋秤量值与秦汉量值（主要是西汉）的比率，比较可靠的比值为2.66；二是20世纪下半叶各地出土的、具备研究价值的三件北宋权衡器（嘉祐铜则、熙宁铜砣、店下样石质权）；三是有十几批几十件近年出土的宋银锭，丘光明等学者厘定出宋代权衡单位量值：一两合40~41.3克、一斤合640~661克，应都在合理的确定范围以内；而把一两合41.3克、一斤合661克定为宋代权衡量的标准量值，则具有重要的研究参考价值。因为这个数值与容量标准太府升、尺度标准太府尺以及李照尺、斗、秤的量值紧密相连，甚至可上溯到秦汉时期度量衡单位量值，也可以说它是这些数值的综合结果，在度量衡单位历史上起着重要的定位作用。

取一两合40克，根据"十黍为一累、十累为一铢、二十四铢为一两、十六两为一斤、三十斤为一钧、四钧为一石"的换算关系，可以推算出宋代重量各种单位量值：

$$1宋黍=0.0167克$$
$$1宋累=0.167克$$
$$1宋铢=1.67克$$
$$1宋两=40克$$
$$1宋斤=640克$$
$$1宋钧=19200克$$
$$1宋石=76800克$$

二、宋代医学著作对医药计量的探讨

1.《太平圣惠方》（公元992年）

《太平圣惠方》为宋太宗下诏命王怀隐主持编修的一部方书。《宋史·方技列传上·王怀隐》记录了此书的编撰过程："初，太宗在藩邸，暇日多留意医术，藏名方千余首，皆尝有验者。至是，诏翰林医官院各具家传经验方以献，又万余首，命怀隐与副使王祐、郑奇、医官陈昭遇参对编类。"另据王应麟《玉海·艺文》载，《太平圣惠方》百卷，"凡千六百七十门，万六千八百三十四首。并序论总目录。每部以隋巢元方病源候论冠其首。凡诸论证品药功效悉载之。目录一卷。御制序。淳化三年（公元992年）二月癸未，赐宰相李昉、参政黄中沆、枢臣仲舒准。

内出五部赐。五月己亥，颁天下。诸州置医博士掌之。书目首卷兴国中王怀隐等承诏撰。庆历四年正月赐德顺军"。由此可见，奉敕修撰、诏颁天下、医官收掌的《太平圣惠方》，确实具备了极高的权威性。

《太平圣惠方》卷二《论合和》就谈及了药用量值：

"又古方药味，多以铢、两，及用水皆言升数。年代绵历浸远，传写转见乖讹。或分两少而水数多，或水数少而分两多，轻重不等，器量全殊，若不别其精粗，何以明其取舍？今则加减合度，分两得中，削旧方之参差，洽今时之行用。其方中凡言分者，即二钱半为一分也。凡言两者，即四分为一两也。凡言斤者，即十六两为一斤也。凡煮汤，云用水一大盏者，约一升也；一中盏者，约五合也；一小盏者，约三合也。务从简易，庶免参差。俾令修合煎调，临病济急，不更冗繁，易为晓了也。"

《太平圣惠方》以历时久远、传写差讹为由，重新规定了方剂组成药物的度量衡量值。1斤=16两，1两=4分，1分=2.5钱，1升=1大盏=2中盏=3.3小盏，1合=0.1大盏=0.2中盏=0.33小盏。这种简易明了的处理方式，更加便于治疗急症时抓药取水之用。

2.《简要济众方》（公元1051年）

《简要济众方》为宋仁宗下诏令周应编撰的一部方书。皇祐三年（公元1051年）五月书成，共五卷，颁行天下。即王应麟《玉海·艺文》所载："皇祐三年，集《简要济众方》五卷颁行，标脉证，叙病源，去诸家之浮冗。《国史志》：……《皇祐简要济众方》一云广济。五卷。皇祐中，仁宗谓辅臣曰：'外无善医，其令太医简《圣惠方》之要者，颁下诸道，仍敕长史拯济。'令医官使周应编，三年颁行。《纪》：三年五月乙亥颁，命长吏按方剂救民疾。开宝修《本草》，兴国中纂《圣惠方》，皇祐择取精者为《简要济众方》。"《宋史·仁宗本纪》亦载，皇祐三年五月乙亥，"颁《简要济众方》，命州县长吏按方剂以救民疾"。

与庆历八年（公元1048年）宋仁宗命翰林医官院编撰的专门用于防治蛊毒的医学方书《庆历普救方》一样，《简要济众方》亦被视为宋仁宗救恤民生的仁政。即《中国医籍考·本草二》引《苏氏（颂）图经本草》序言云："恭惟主上以至仁浓德，函养生类。一物失所，则为之恻然。且谓札瘥荐臻，四时代有。救恤之惠，无先医术。蚤岁屡敕近臣酬校岐黄内经，重定针艾俞穴。或范金揭石，或镂板联丝。悯南方蛊惑之妖，于是作《庆历普救方》以赐之。思下民资用之阙，于是作《简要济众方》以示之。"

北宋著名学者苏轼曾将《简要济众方》书写于方版之上，榜示公布，便于世人传抄，并于《简要济众方》后题跋以志其事。此时正值嘉祐七年（公元1062年）正月。苏轼已于嘉祐六年（公元1061年）十二月十四日到任陕西路凤翔府签判一职。签判即签书判官厅公事，宋太宗太平兴国四年（公元979年）始置，从八品，协理郡政。《中国医籍考·方论二十三》引《东坡大全集》苏轼题跋曰：

"先朝值夷狄怀服，兵革寝息，而又体质恭俭，在位四十有二年，宫室苑囿无所益，故民无暴赋，而生齿岁登，垦田日广。至于法令，则去苛惨尚宽简，守令则进柔良退贪残。牛酒以礼高年，粟帛以旌孝行，广惠以赒惸独，宽恤以省力役。除身丁之算，弛盐榷之令。用能导迎休祥，年穀登衍。其裕民之德，固已浃肌肤而沦骨髓矣。然犹慊然，忧下民之疾疹，无良剂以全济。于是诏太医集名方，曰《简要济众》。凡五卷，三册。镂板模印，以赐郡县。俾人得传录，用广拯疗。意欲锡以康宁之福，隮之仁寿之域。已而县与律令同藏，殆愈一纪。穷达之民，莫或闻知。圣泽壅而不宣，吏之罪也。乃书以方版，揭之通会。不独流传民间，痊疴愈疾，亦欲使人知上恩也。后之君子，倘不以为诮，岁一检举之，使无遗毁焉。"

朝鲜学者金礼蒙所编《医方类聚》（成书于公元1455年），收录了早已散佚的周应《简要济众方》部分内容，其中就涉及了医药计量：

"凡看古方类例，最是朝代沿革，升合分两差殊。若数味皆用分两，不足较也。第中间有用升合枚数，大段不同。升斗秤尺本自积黍，黍自不可见，度量衡卒亦难明。今以钱谱推测，粗知梗概……凡衡者，铢、两、斤、钧、石。亦以黄钟龠所容重十二铢，两之为两，二十四铢为两，十六两为斤，三十斤为钧，四钧为石。每两则古文六铢钱四个，开元钱三个。至宋广秤，以开元钱十个为两。今之三两，得汉唐十两明矣。《千金》、本草皆以古三两为今一两，以古三升为今一升。诸药类例，尤为难辨，且如半夏一升准五两，不知用何升何两，此修合制度之要务，不可不知。汉铜钱质如周钱，文曰半两，重如其文。孝文五年，钱益多而轻，乃更铸四铢，其文为半两，杂以铅、铁、锡。非淆杂为巧，则不得赢，而奸或盗，磨钱质取熔。有司言钱轻重，请郡国铸五铢钱，周郭有质，令不得磨取熔。则知汉以二半两钱为两，重十铢明矣。汉唐例以二十四铢为一两，抑未知修史人改作唐例，亦不可知。观钱谱汉无六铢钱，至唐方有。今以五铢钱十六个，正得开元钱十个重；又以六铢钱十二个，正得开元钱九个重。则知开元钱每个以重八铢。唐武德四年铸开元通宝，径八分，重二铢四累，积十钱为两，似难考据，明食货者必有说焉。"

可见，《简要济众方》并未依照自汉代以来即确立为标准的"累黍定律度量衡"之法，而是改用以汉唐通行钱币，来粗略考证度量衡单位量制。周应指出，汉唐10两=宋广秤3两。比照《中国科学技术史·度量衡卷》所推之东汉10两=139克，唐小两制10两=138~140克，宋代3两=120克，周应所推之换算关系略有误差。若以汉唐10两为宋广秤3.5两，则与《中国科学技术史·度量衡卷》的考证基本吻合。

继而，周应提出《备急千金要方》《本草经集注》所据换算关系为"古三两为今一两，以古三升为今一升"，似与他所推之10∶3的比例略有不同。

最后，周应根据钱谱推断开元通宝每个重8铢，与唐代武德四年所铸开元通宝每个重2铢4累的历史记载并不相符。对此，周应直言难以考据清楚，无法自圆其说。

值得注意的是，南宋医学学者陈言于淳熙元年（公元1174年）所撰《三因极一病证方论》，直接引用了周应的全部论述，也未进一步对周应的疑问给出明确的解释。

郭正忠《三至十四世纪中国的权衡度量》一书分析了以开元钱推测唐衡的局限性。他指出，学者们过分相信开元钱币的标准化程度，却忽略了它铸造的复杂情况；以往盛行的认为唐人铸"开元通宝"大都是比较标准的"十钱一两"制，不似其他铜钱那样滥恶的观念，与事实相差甚远；各地逐渐兴起的盗铸、私铸"开元通宝"的情况愈演愈烈。导致开元钱伪滥不绝；开元钱在当时既已多数不合标准，后世取以为法，亦往往为其所误。这或许能够在一定程度上解释周应所面临的难题。

3. 丁德用《难经补注》(公元 1062 年)

丁德用，北宋济阳（今山东济南）人。嘉祐末撰成《难经补注》。即如南宋学者赵希弁《郡斋读书后志·医家类》所云："丁德用注《难经》五卷。右皇朝丁德用注，以杨玄操所演甚失大义，因改正之。经文隐奥者，绘为图。德用，济阳人，嘉祐末其书始成。"

陈振孙《直斋书录解题·医书类》亦有记载："《难经》二卷，渤海秦越人撰，济阳丁德用补注。汉志亦但有扁鹊内、外经而已。隋志始有《难经》。唐志遂题云秦越人。皆不可考。德用者，乃嘉祐中人也，序言太医令吕广重编此经，而杨元操复为之注，览者难明，故为补之，且间为之图。《八十一难经》分为十三篇，而首篇为诊候最详，凡二十四难，盖脉学自扁鹊始也。难当作去声读。"

有文献认为，《难经补注》成于嘉祐七年壬寅（公元1062年）。即《中国医籍考·医经七·丁氏德用难经补注》丹波元胤所加按语云："按尝见皇国前辈《本义》标记，有云：'《补注》五卷，嘉祐七年壬寅○月戊申日洛阳丁德用序。'未知何所本。"《中国医籍考》又引元代学者滑寿《难经本义·难经汇考》云："丁德用曰：《难经》历代传之一人，至魏华佗，乃烬其文于狱下。于晋宋之间，虽有仲景、叔和之书，各示其文，而滥觞其说。及吴太医令吕广重编此经，而尚文义差迭。按此则《难经》为烬余之文，其编次复重经吕广之手，固不能无缺失也。"

丁德用《难经补注》全书已亡佚，但明代王九思《难经集注》极有可能保存了其全部内容。即《难经疏证·黄帝八十一难经解题》所云："夫《八十一难经》，古今之为笺释者，亡虑数十家。若吕广、杨玄操、虞庶、丁德用，其书虽亡，而王翰林《集注》，存其全说。"

《难经集注》所载丁德用针对度量衡的论述如下。

"四十二难曰：人肠胃长短，受水谷多少，各几何？

然：胃大一尺五寸，径五寸，长二尺六寸，横屈受水穀三斗五升，其中常留穀二斗，水一斗五升。

小肠大二寸半，径八分分之少半，长三丈二尺。受穀二斗四升，水六升三合合之太半。

迴肠大四寸，径一寸半，长二丈一尺。受穀一斗，水七升半。

广肠大八寸，径二寸半，○按下文云，径二寸大半，以围三径一约之，其数正和，此处脱大字。长二尺八寸。受穀九升三合八分合之一。

故肠胃凡长五丈八尺四寸，合受水穀八斗七升六合八分合之一。○按此数误，依上文计之，当云九斗二升一合又二十四分合之十九。此肠胃长短受水穀之数也……

丁曰：前肠胃径围，大小不同。其言胃大一尺五寸，径五寸者，即是围三径一也。小肠径八分，大二寸四分则是也。今言二寸半，即分之少半。迴肠径一寸半，即大四寸五分。今言大四寸，即少五分也。广肠径二寸半，即大七寸五分。今言八寸，即有剩五分也。其升斗寸尺者，先立其尺，然后造其升斗秤两，皆以同身寸之为法，以尺造斗。斗面阔一尺，底阔七寸，高四寸，俱厚三分，可容十升。凡以木此指节者，方一寸为两，十六两为斤。此制同身寸、尺、升、斗之度，为人之肠胃斤重、长短之法也。"

首先，丁德用指出，根据"围三径一"这个圆周长与直径换算原则，计算出：胃直径5寸周长1.5尺，小肠直径8又1/3分周长2.5寸，回肠直径1.5寸周长4.5寸（原文为4寸，少5分），广肠直径2.5寸周长7.5寸（原文为8寸，余5分）。其次，丁德用提出了一个比较关键的问题，即度量衡三者之中，应当首先确立尺度标准，再用尺度标准推出容量、衡重标准。依据"斗面阔一尺，底阔七寸，高四寸，俱厚三分，可容十升"，可以计算出丁德用所造之方斗，1斗=10升=227立方寸。该斗的规格，与《中国科学技术史·度量衡卷》推算出的北宋景祐二年（公元1035年）官方颁行之李照斗1斗=226.8立方寸，基本吻合。这说明，丁德用极有可能依照官方的容量标准来计量人体肠胃所受水谷容量。

至于重量标准，丁德用所言"凡以木此指节者，方一寸为两，十六两为斤"，与元代学者罗天益《卫生宝鉴·针法门·造度量权衡法》所引"凡以木之脂脉全者，方一寸为两，十六方为一斤"不尽相同，而日本学者丹波元简于文化五年（公元1808年）所撰《灵枢识·肠胃篇第三十一》[文久三年癸亥（公元1863年）跻寿馆聚珍版活字排印本] 则引为"凡以木此指节者，方一寸为两，十六两为斤"，后1936年出版的《中国医学大成·灵枢识》繁体竖排本、1984年出版的《聿修堂医书选·灵枢识·肠胃篇第三十一》简体横排本，却径直改为"凡以寸为指节者，方一寸为两，十六两为斤"，均未给出依据。其具体含义究竟为何，仍存疑待考。

不过，罗天益随后补充道："洁古老人云：丁公注当。"也就是说，罗天益转述了其师李杲之师、金代著名医学学者张元素（字洁古）给予丁德用上述注释允当的正面评价。

4. 林亿等《新校备急千金要方例》（公元 1066 年）

林亿，开封（今河南开封）人，枢密使高若讷之婿。景祐元年（公元1034年），应书判拔萃科入选，除幕职官。嘉祐二年（公元1056年）七月，以职方员外郎试学士院，诏充秘阁校理。八月，仁宗命置校正医书局于编修院，以掌禹锡、林亿校理，张洞校勘，苏颂等为校正，后又命孙奇、高保衡、孙兆同校正。历宋仁宗、宋英宗、宋神宗三朝，校理、补注医书多种。每一书毕，即奏上，林亿等皆为之序，下国子监板行。累迁尚书司封郎中，熙宁初（公元1068年），除光禄卿、加直秘阁、判登闻检院。见《续资治通鉴长编》卷一一四、《宋会要辑稿》选举三一至卷三四、《直斋书录解题》卷一三、《宋史》卷二〇七《艺文志》六。

林亿等曾校定唐代孙思邈所撰《备急千金要方》。其跋文提到："治平三年（公元1066年）正月二十五日，进呈讫。至四月二十六日，奉圣旨，镂板施行。"

针对医药计量问题，林亿等所撰《新校备急千金要方例》指出：

"凡和剂之法，有斤、两、升、合、尺、寸之数，合汤药者不可不知。按吴有複秤、单秤，隋有大升、小升，此制虽復纷纭，正惟求之太深，不知其要耳。陶隐居撰本草序录，一用累黍之法，神农旧秤为定。孙思邈从而用之。孙氏生于隋末，终于唐永淳中，盖见隋志、唐令之法矣。则今之此书，当用三两为一两、三升为一升之制。世之妄者，乃为古今之人，大小有异，所以古人服药剂多。无稽之言，莫此为甚。今之用药，定以三两为今一两，三升为今一升。方中虽皆復有用尺寸处，旧例已有准折斤两法，今则不復重述也。"

林亿提到，陶弘景撰本草序录，以神农旧秤为定。事实上，陶弘景《神农本草经集注·序录》有涉及医药计量内容，但却并未提及"神农旧秤"：

"古秤唯有铢两，而无分名。今则以十黍为一铢，六铢为一分，四分成一两，十六两为一斤。虽有子谷秬黍之制，从来均之已久，正尔依此用之。但古秤皆複，今南秤是也。晋秤始后汉末以来，分一斤为二斤耳，一两为二两耳。金银丝绵，并与药同，无轻重矣。古秤唯有仲景，而已涉今秤，若用古秤作汤，则水为殊少，故知非複秤，悉用今者尔。方有云分等者，非分两之分也，谓诸药斤两多少皆同耳。先视病之大小轻重所须，乃以意裁之。凡此之类，皆是丸散，丸散竟便依节度用之。汤酒中，无分等也。凡散药有云刀圭者，十分方寸匕之一，准如梧子大也。方寸匕者，作匕正方一寸，抄散取不落为度。钱五匕者，今五铢钱边五字者以抄之，亦令不落为度。一撮者，四刀圭也。十撮为一勺，十勺为一合。以药升分之者，谓药有虚实轻重，不得用斤两，则以升平之。药升合方寸作，上径一寸，下径六分，深八分。内散勿案抑，正尔微动令平调耳。而今人分药，多不復用此。"

"神农秤"之名，始于孙思邈《备急千金要方》。《备急千金要方》完全遵用陶弘景的观点，并于"今则以十黍为一铢，六铢为一分，四分成一两，十六两为一斤"之后，另加"此则神农之秤也"之语。"三两为一两、三升为一升"，则未见《备急千金要方》有所提及。

林亿等认为，孙思邈生活年代跨越隋唐，书中涉及的医药计量均使用当时的度量衡小制单位量制。据《唐六典·尚书户部·金部郎中》记载："凡度以北方秬黍中者一黍之广为分，十分为寸，十寸为尺，一尺二寸为大尺，十尺为丈。凡量以秬黍中者容一千二百为龠，二龠为合，十合为升，十升为斗，三斗为大斗，十斗为斛。凡权衡以秬黍中者百黍之重为铢，二十四铢为两，三两为大两，十六两为斤。凡积秬黍为度、量、权衡者，调钟律，测晷景，合汤药及冠冕之制则用之；内、外官司悉用大者。"

林亿等人的观点是，若以宋制考察，《备急千金要方》计量药物时的三小两为宋代一两，三小升为宋代一升。据《中国科学技术史·度量衡卷》推算，唐每大两在41.4~42克的幅值，如以大小制为3∶1折算，唐每小两当为13.8~14克，则宋代计量药物时的一两应为41.4~42克。

5. 庞安时《伤寒总病论》（公元1100年）

庞安时（1042~1099年），字安常，自号"蕲水道人"，蕲水（今湖北浠水县）人，北宋时期伤寒学研究者之一。所著《伤寒总病论》一书，为其学术思想和临床经验之总结。据《宋以前医籍考》引《仪顾堂题跋》云，是书前有元符三年（公元1100年）黄庭坚序言，卷六后有"政和岁次癸巳（公元1113年）门人布衣魏炳编"十三字，盖政和中刊本。

庞安时在《伤寒总病论》卷一《太阳证·芍药甘草汤》条下，以按语的形式谈到古今重量的关系：

"按古之叁两，准今之壹两。古之叁升，今之壹升。若以古方裁减，以合今升、秤，则铢两、升合之分毫，难以从俗。莫若以古今升、秤均等，而减半为一剂，稍增其枚粒，乃便于俗尔。且仲景方云，一剂尽，病证犹在者，更作减半之剂，此古方一剂又加其半，庶可防病未尽而服之也。有不禁大汤剂者，再减半亦得。《肘后》所谓或以壹分为两，或以贰铢为两，以盏当升可也。贫家难办，或临时抄撮皆可。粗末每抄五钱，水两平盏，煎八分服之。有姜枣者，每服入姜三片，枣三枚，一日三服，未中病可六七服也。有不可作煮散者，是病势大，宜依古方行之。凡汤一剂，有附子一枚，增半之剂，合用附子一枚半。古方不析枚者，是枚力要完也。半两以上，大附子可当一枚半；四钱以下者，可用两枚为准。枚伤多不妨，仲景云：强人可加附子成两枚是也。"

庞安时直接点明古两今两、古升今升之间的比例为"古三今一"。但在民间日常用药方面，若按此比例将古方重量裁减为今方重量，则以铢两、升合等单位计量的药材重量便难以准确把握。庞安时建议，为俗用方便起见，可以仿照仲景方剂以1.5倍分量治病务尽的处理方式，古方重量减半再加方中组成药材若干枚数或粒数。《肘后救卒方》亦有采取这种"或以壹分为两，或以贰铢为两，以盏当升"以应穷苦百姓临时用药之需的简易处理方式的相关记载。

可见，庞安时虽然认为"古之叁两准今之壹两"，但是他更强调民间使用古方时称重药物的灵活性。

庞安时在《伤寒总病论·上苏子瞻端明辨伤寒论书》中，提及三处"设有问"。其中第二问再次谈及药物重量古今对比：

"设有问今之升秤，与古不同。其要以古之三升，准今之一升；古之三两，准今之一两。虽然如此，民间未尝依此法而用古方者，不能自解裁减。又如附子一枚准半两，是用一钱三字为一枚，使人疑混，如何得从俗乎？安时言唐大和年，徐氏撰《济要方》，其引云：秤两与前代不同，升合与当时稍异。近者重新纂集，约旧删修，不惟加减得中，实亦分两不广。又云：今所删定六十三篇，六百六首，勒成六卷，于所在郡邑，摽建碑牌，明录诸方，以备众要。又云：时逢圣历，年属大和，便以《大和济要方》为名。备录如左，已具奏过，准敕颁行。此方已遭兵火烟灭。安时家收得唐人以朱墨书者，纸籍腐烂，首尾不完，难辨徐氏官与名。即不知本朝崇文诸库，有此本否。安时谓裁减古方，宜依徐氏，以合今之升秤。庶通俗用，但增其药之枚粒耳。是以仲景诸古方次第，复许减半，芍药汤中载之详矣。陶隐居云：古今人体大小或异，脏腑血气亦有差焉，请以意酌量药品分两，引古以明，取所服多少配之。或一分为两，或二铢为两，以盏当升可也。若一一分星较合，如古方承气汤，水少药多，何以裁之？所以《圣惠方》煮散，尽是古汤液，岂一一计较多少。治病皆有据，验在调习多者，乃敢自斟酌耳。"

此外，庞安时在《伤寒总病论·辨论》中，继续说明《大和济要方》裁减古方内容：

"唐徐氏《大和济要方》减其升两，虽则从俗，患其太省，故病未半而汤剂已竭。鄙心患之。自顾抄撮斟酌，积三十余年，稍习其事，故敢裁减升两，庶从俗而便于行用。或一方而取半剂，或三分取一，或四分取一，或五分取一，或增其水有可以作煮散者，有病势重专用汤攻者。或云：古升秤省三升准今之一升，三两准今之一两。斯又不然。且晋葛氏云：附子一枚准半两。又云：以盏当升，以分当两。是古之升秤，与今相同。许人减用尔。"

简言之，庞安时"裁减古方、增药枚粒"的做法，来自于唐代"准敕颁行、建碑录方"的《大和济要方》内容。对于该书，《宋以前医籍考》记有："《太和济要方》：《崇文总目辑释》卷三，《太和济要方》五卷。侗按。宋志济要作济安。一卷。不著撰人。《通志》略。唐宣城公撰。《通志·艺文略》方书，《太和济要方》五卷。唐宣成公撰。《秘书省续编到四库阙书目》医书，《济要方》一卷。阙。《宋史·艺文志》医书，《大和济安方》一卷。注：按《伤寒总病论·上苏子瞻端明辨伤寒论书》云：唐大和年，徐氏撰《济要方》，年属大和，便以《大和济要方》为名（云云）。庞安时所见。疑即此书。但不记徐氏名称何也。"该书已阙，内容不可详考。

庞安时还引用陶弘景的观点，认为实际应用中药剂用量不必锱铢必较，可以依据病人的身体状况、病情以及医生的治疗经验，"以意酌量"，确定药方中具体的药物组成分量。

值得注意的是，庞安时并未明言，其所论之"古"，指的是张仲景生活之东汉时期，还是《大和济要方》刊行之唐代。

6. 朱肱《类证活人书》（公元 1108 年）

《类证活人书》作者朱肱，字翼中，吴兴（今浙江湖州）人，北宋时期伤寒学研究者之一，元祐三年（公元1088年）进士，曾为奉议郎，直秘阁；后来归隐杭州大隐坊，自号"大隐翁"，又号"无求子"。

武夷张蒇《类证活人书序》提到该书撰成于宋大观二年戊子年：

"今秋游武林，邂逅致政朱奉议（笔者按：朱肱曾授奉议郎，故称朱奉议）……华佗指张长沙《伤寒论》为活人书，昔人又以《金匮玉函》名之，其重於世如此。然其言雅奥，非精於经络，不可晓会。顷因投閒，设为对问，补苴缀缉，仅成卷轴，因出以相示，然后知昔之所见《百问》，乃奉议公所作也。因乞其缮本，校其详略，而《伤寒百问》，十得五六，前日之所谓歉然者，悉完且备。书作於己巳（笔者按：宋元祐四年，公元1089年），成於戊子（笔者按：宋大观二年，公元1108年），增为二十卷，釐为七册，计九万一千三百六十八字。得此书者，虽在崎岖僻陋之邦，道途仓卒之际，据病可以识证，因证可以得方，如执左契，易如反掌。遂使天下伤寒，无横夭之人，其为饶益不可思议。昔枢密使高若讷作《伤寒纂类》，翰林学士沈括作《别次伤寒》，直秘阁胡勉作《伤寒类例》，殿中丞孙兆作《伤寒脉诀》，蕲水道人庞安常作《伤寒卒病论》，虽互相发明，难于检阅，比之此书，天地辽落。张长沙，南阳人也，其言虽详，其法难知。奉议公祖述其说，神而明之，以遗惠天下后世，余因揭其名为《南阳活人书》云。大观五年正月日叙。"

其序对朱肱订正《伤寒百问》、撰著新书特点、张蒇重又定名等，叙述甚详。

对于伤寒古方药物计量，朱肱《类证活人书》认为：

"兼古方凡称吹咀者，直云锉如麻豆大。云一升者，只用一大白盏。以古准今，易晓而通用也。寻常疾势轻者，只抄粗末五钱匕，水一盏半，入姜枣，煮七八分，去滓服之。未知再作，病势重者，当依古剂法。古之三两，即今之一两也。二两即今之六钱半也。古之三升，即今之一升也。料例大者，只合三分之一是也。"

《类证活人书》对于水量的解释：1升=1大白盏，与北宋官方所颁《太平圣惠方》完全一致。针对病势急重之人所投的方剂当依古方，药量古两、古升与宋两、宋升的换算比例为3∶1。朱肱的见解一仍前述庞安时《伤寒总病论》。

7.《政和圣济总录》（公元1111~1117年）

《政和圣济总录》，简称《圣济总录》，为宋徽宗下诏编修的一部方书。据宋徽宗御制序："亦诏天下以方术来上，并御府所藏，颁之为补遗一卷，治法一卷；卷凡二百，方几二万；以病分门，门各有论，而叙统附焉。首之以风疾之变动，终之以神仙之服饵，详至于俞穴经络、祝由符禁，无不悉备，名之曰《政和圣济总录》。"据焦养直撰《大德重校圣济总录序》所载，《圣济总录》"始成于政和"（公元1111~1117年），"重刊于大定"（公元1161~1189年）。

《圣济总录》卷三《叙例》分别叙述了药用度量衡制度：

"秤两：吴人以贰两为一两。隋人以三两为一两。今以新法斤两为则。凡云等分者，谓不拘多寡，以分两悉同也。

升合：古今升斗大小不同。盖古之叁升为今壹升。凡方中用水言升合者，今以中盏为率，庶与世俗相通，无多少之惑。其他如酒酢乳蜜之类，凡言升合者，亦合以盏为则。"

对于重量单位，《圣济总录·叙例·秤两》直接引用唐代孙思邈《备急千金要方·序例·合和》所云之"古秤唯有铢两，而无分名……吴人以贰两为壹两，隋人以叁两为壹两"，并规定合和药物时应以当时的新法斤两为准。但《圣济总录》并未给出具体的新法斤两换算关系。这可能是出于合和药物要使用官方确定的统一度量衡体系、故不赘述的缘故。

至于容量单位，《圣济总录·叙例·升合》提出：古升3升=今升1升，方中所涉水、酒、酢等液体容量应以中盏为率进行换算。这种做法要比《太平圣惠方》细分为大盏、中盏、小盏核算水量来得更为简化。

8. 郭思《千金宝要》（公元1124年）

郭思，宋代河阳（今河南省孟州市）人，曾任职徽猷阁直学士、通奉大夫。《千金宝要》乃郭思辑自唐代孙思邈《千金要方》中的医论及医方，另附经验方剂，分类编纂而成。

郭思于宣和六年（公元1124年）四月初一日所作《自序》说明了其编书过程：

"余亦概尝阅诸家方书，内唯《千金》一集，号为完书，有源有证，有说有方，有古有今，有取有舍，关百圣而不惭，贯万精而不忒，以儒书拟之，其医师之集大成者欤。唐之卢照邻谓：思邈高谈正一，则古之蒙庄，深入不二，则今之摩诘。斯言得其深致矣。思久欲阐扬此书，以广之海内，而在公牵迫，终不克遂。今休闲矣，遂取《千金方》中诸论，逐件条而出之以告人，使人知防之于未然之前。又将《千金方》中诸单方，逐件列而出之以示人，使人知治之于已病之后。其思家与知识家经用神验者，亦附之其中，各别称说，买巨石刊之，以广其传。以救急者为先，以稍可待者为次，以寻常大病为三，以寻常次病为四。孙君之书，以妇人小儿为首，以男子妇人杂病为后。思今皆依之，而特取诸病目前交急者为首。此思急于救人，推行孙君之妙法本意也。谨敢以《千金宝要》命篇，誓施万本，长者仁人，当共斯善。"

是书初由郭思直接于华州公署刻石刊布，至明代重又刻石，并开始刻板印书。秦王守中《刻〈千金宝要〉序》曾提到：

"《千金宝要》者，宋徽猷阁直学士郭思按唐孙真人先生所集《千金方》中纂要者也。宣和六年（公元1124年），思曾刻石于华州公署。我明正统八年（公元1443年），华州知州刘整重刻。景泰六年（公元1455年），知州杨胜贤以石刻冬月不便摹印，易刊木版。往年春余得之，喜其方之简便，药之近易，医不烦而取效速，信有切于人之实用，乃珍如拱璧，不容自秘，已命寿之梓矣。窃惟《宝要》纂自真人《千金方》中，天下之游耀州真人洞者，岁无虚日，日无虚时，顾独不立石于真人洞前，非所以广其传也，因刻于洞前云。隆庆六年（公元1572年）岁在壬申春三月上吉秦王守中识。"

书末所附《千金须知》，即谈及方剂药物用量：

"度者，量也……三两者，今之一两。三升者，今之一升。方寸匕者，正方一寸，散子以不落为度。钱匕者，五铢铜钱上全抄也。钱五匕者，今五铢钱边五字者，以抄之令不落为度。半钱匕者，一钱抄取一边。梧桐子大者，以二大豆准之。刀圭者，如梧桐子大。一撮者，四刀圭。如弹丸，如鸡子者，十梧桐子准之。一升者，取平升为正。一把者，二两。草一束者，三两。桂一尺者，削去皮半两。甘草一尺者，二两。蜜一斤者，有七合。猪膏一斤者，二升二合。半夏一升者，洗毕五两。椒一升者，三两。吴茱萸一升者，五两。菟丝子一升者，九两。菴蕳子一升者，四两。蛇床子一升者，三两半。地肤子一升者，四两。巴豆以枚计者，去皮心，二分准豆六枚。附子、乌头以枚计者，去皮，半两准二枚。枳实以枚计者，去穰，二分准二枚。枣三枚准一两。生姜一累半两。"

与《备急千金要方》内容对比可见，上引《千金须知》内容修改之处有以下几点。

①郭思新增"三两者，今之一两。三升者，今之一升"一句。此句《备急千金要方》未见记载。

②郭思《千金宝要》载"猪膏一斤者，二升二合"，而《备急千金要方》则记为"猪膏一斤者，一升二合"。

③郭思《千金宝要》载"巴豆以枚计者，去皮心，二分准豆六枚"，而《备急千金要方》则记为"凡方云巴豆若干枚者，粒有大小，当先去心皮，乃称之，以一分准十六枚"。

④郭思《千金宝要》载"附子、乌头以枚计者，去皮，半两准二枚"，而《备急千金要方》则记为"附子、乌头若干枚者，去皮毕，以半两准一枚"。

⑤郭思《千金宝要》载"枳实以枚计者，去穰，二分准二枚"，而《备急千金要方》则记为"枳实若干枚者，去穰毕，以一分准二枚"。

其余文字则为郭思摘录、简化而成，均与《备急千金要方》基本一致。上述猪膏、巴豆、附子、乌头、枳实的计量换算，是否为郭思刻石时出现的舛错，史料阙载，存疑待考。

至于"三两者，今之一两。三升者，今之一升"的观点，郭思完全依循了林亿等《新校备急千金要方例》中关于医药计量的认识，将之延续至《千金宝要》之中。

9. 刘昉《幼幼新书》（公元 1150 年）

《幼幼新书》乃宋代学者刘昉将北宋以前百余种历代医籍中有关儿科学的方论精华，经过全面地筛选、分析与综合，汇辑而成。

据《潮州先贤像传》《南宋馆阁续录》卷八、《南宋制抚年表》卷四十三及《广东通志》卷六十六《选举表》，刘昉，字方明，北宋末至南宋初（？～公元1150年）人，原籍广东（宋代的广南东路）潮州市。刘昉于宣和四年（公元1124年）考中进士，初任礼部员外郎、三甲龙图阁直学士、太常寺少卿等职。绍兴十年（公元1140年）因为议事受黜，官职被罢。但不久后，又被起用为地方官吏。在绍兴十年至绍兴二十年（公元1150年）的十年中，曾先后担任荆湖转运副使、虔州（治所在江西赣州）知州、夔州（治所在重庆奉节）知州、潭州（治所在湖南长沙）知州兼荆湖南路经略安抚使等职。

刘昉门人、左迪功郎潭州湘潭县尉主管学事李庚，于绍兴二十年（公元1150年）九月十四日为是书作序云：

"湖南帅潮阳刘公，镇抚之暇，尤喜方书。每患小儿疾苦，不惟世无良医，且无全书。孩抱中物，不幸而殒于庸人之手者，其可胜计！因取古圣贤方论，与夫近世闻人家传，下至医工、技士之禁方，闾巷小夫已试之秘诀，无不曲意寻访，兼收并录。命干办公事王历羲道主其事，乡贡进士王湜子是编其书。虽其间取方或失之详，立论或失之俗，要之皆因仍旧文，不敢辄加窜定，越一年而书始成，惜乎，公未及见而疾不起。公临终顾谓庚曰：《幼幼新书》未有序引，向来欲自为之，今不皇及矣，子其为我成之。庚曰：谨闻命。呜呼！学士大夫公天下以为心者，几何人哉……今公之为是书，使天下之为父兄者，举无子弟之戚，少有所养，老有所终。家藏此书，交相授受，庆源无穷，其为利顾不博哉！以此知公之存心，非特无愧于今之人，抑亦无愧于古之人矣！"

左迪功郎新差江陵府司户参军石才孺，为是书作后序云：

"揭阳刘公帅荆湘尝命编集古今医书中小儿方剂之说为一书，总四十卷，目曰《幼幼新书》，既成三十八卷而疾不起。

漕使四明楼公实继其政，乃曰：前之美不可不成。肆命亟迄其事。因合后二卷为一，復纂历代所述求子方论为一卷，冠其篇首，阅月而书成。噫！可谓尽矣。"

由此可见，喜好方书、留意儿科的刘昉，在公事之余，兼收并录古圣贤儿科方论、医工技士等民间儿科验方，命干办公事王历、乡贡进士王湜，整理编辑成《幼幼新书》。不料是书撰完三十八卷时刘昉因病故去，接替刘昉职位的朝散大夫、荆湖南路转运判官权潭州军州事楼璹，命石才孺续编，以成完璧。

《幼幼新书》卷二《叙修合药》，就谈及了医药计量问题：

"《婴童宝鉴》云：凡修合药饵，切要分别州土，深晓好恶，明辨真伪。然后精细洁净，炮、爁炙、煿，一一都了。乃依方分两，仔细秤定，始可合和。又合和之际，当须用不津器盛药，勿令尝齅。《太平圣惠方》云：不可众鼻齅之，众口尝之，恐损药精气，用之无灵效耳。又不可全用古方，恐分两差误。今之与古，风俗尚乃不同，岂得更用古方之分两也。今时医人，修合小儿药物，惟少是妙，故别立圭则，以表今时。凡古用一刀圭者，即今用一钱匕。一钱匕者，以钱满抄一钱末也。或云：一钱重者，是等秤之一钱也。明此二说，更无疑焉。夫秤二钱半为一分，四分为一两，但依此修合，必无差误。为小儿脏腑与大人不同，故立此一篇耳。"

据《幼幼新书·近世方书》所载，《婴童宝鉴》为宋代太湖钓叟栖真子所撰。《婴童宝鉴》一书，《宋以前医籍考》引《通志·艺文略·医方下》载"《婴童宝鉴》三卷"，《郡斋读书后志》载："《婴童宝鉴》十卷，右题曰栖真子，不著姓名，录世行应验方成此书。"上引《幼幼新书·叙修合药》内容极有可能出自《婴童宝鉴》。栖真子认为，古今风俗不同，导致方剂药物斤两不同，宋代医人修合小儿药物时应以量少为原则，相关单位换算比例为：古1刀圭=宋1钱匕，古1钱=宋等秤1钱，等秤2.5钱=1分，4分=1两。

据《中国科学技术史·度量衡卷》考证，北宋太宗朝时任内藏库崇仪使的宦官刘承珪，于端拱元年（公元988年）奉诏校量太府寺旧铜式

（砝码），于淳化三年（公元992年）"校定毕功"，太宗命"别铸新式，颁行天下"，同时研制了"一两"和"一钱半"两支小等秤。即《宋会要辑稿·食货六九》所载："以御书真、草、行三体淳化钱较定，实重二铢四絫为一钱者，以二千四百得十有五斤，为一秤之则。其法，初以积黍为准，然后以分而推忽，为定数之端。故自忽、丝、毫、釐、黍、絫、铢，各定一钱之则。谓皆定一钱之则，然后制取等秤也。"

可见，栖真子《婴童宝鉴》以官方制备、颁行的等秤称量小儿药物，那么相关医药计量斤两单位量值无疑应当以官方确定的重量单位为准。刘昉等将栖真子的看法收录入《幼幼新书》，意味着他们亦认可这一看法。

10.《太平惠民和剂局方》附《指南总论》（公元 1208 年）

《太平惠民和剂局方》为宋徽宗于大观年间（公元1107~1110年）下诏命陈承、裴宗元、陈师文主持修订的一部方书。即王应麟《玉海·艺文·熙宁太医局》所云："大观中，陈师文等校正和剂局方五卷，二百九十七道，二十一门。绍兴二年（公元1132年）四月，定医官为八十五员，礼部请止，以四十三员为额。六年（公元1136年）正月四日，置药局四所，其一曰和剂局。十八年（公元1148年）闰八月二十三日，改熟药所为太平惠民局。二十一年（公元1151年）十二月十七日，以监本药方颁诸路。"

《太平惠民和剂局方·进表》记录了是书的编撰过程：

"天锡神考，睿圣承统，其好生之德，不特见于方论而已。又设'太医局熟药所'于京师，其恤民瘼，可谓勤矣。主上天纵深仁，孝述前烈，爰自崇宁（公元1102~1106年）增置七局，揭以'和剂''惠民'之名，俾夫修制给卖，各有攸司。又设'收买药材所'，以革伪滥之弊。比诏会府，咸置药局，所以推广祖考之德泽，可谓曲尽。然自创局以来，所有之方，或取于鬻药之家，或取于陈献之士，未经参订，不无舛讹，虽尝镂板颁行，未免传疑承误。故有药味脱漏，铢两过差，制作多不依经，祖袭间有伪妄，至于贴榜，谬戾尤多，殆不可以一二举也。顷因条具，上达朝廷，继而被命，遴选通医，俾之刊正。于是请书监之秘文，采名贤之别录，公私众本，搜猎靡遗，事阙所从，无不研核。或端本以正末，或沿流以寻源，订其讹谬，折其淆乱。遗佚者补之，重复者削之，未阅岁而书成，缮写甫毕，谨献于朝。将见合和者得十全之效，饮饵者无纤芥之疑，颁此成书，惠及区宇。"

其中提到，"太医局熟药所"初由宋徽宗下诏置于京师，后于崇宁年间增为七处，改名"和剂局""惠民局"，另设"收买药材所"，修合药物，售卖于民。药局配药之方，虽经刊刻颁行，但其中不无舛错。将仕郎措置药局检阅方书陈承、奉议郎守太医令兼措置药局检阅方书裴宗元、朝奉郎守尚书库部郎中提辖措置药局陈师文遂奉诏校订讹误，著成《和剂局方》献于朝廷。

后南宋嘉定元年（公元1208年），敕授太医助教前差充四川总领所检查惠民局的许洪，为《和剂局方》作注并编次《指南总论》三卷，附于《和剂局方》之后刊行，其三卷内容为论述药性及炮制、用药方法。许洪所撰《增注和剂方叙意》提到：

"本草一编，实医家之本根。肇于黄帝岐伯，而大备于我宋。若昔圣贤其于制方之始，虽曰神融心会，与造化合其妙，然药之君臣佐使、寒温良毒，与夫治疗之所主，凡识其性而用之，各当其宜者，皆自本草中来。后世用方，讵不可于此而究心焉。不然则纸上之传。有如药名之舛讹（谓如以黄芩为黄耆是也。性之冷热，甚于水火。若此之类。不可缕数。始举其大略如此），分两之差误（谓如以一钱为一两，以一分为一斤是也。古人处方之意，多不容减，少不容增。此尤其不可不察），往往皆莫敢是正。不知冷热相反，多寡不称。失之毫厘，谬以千里。以此疗疾，无益有伤。虽曰据方炮制，对证投饵。其与实实虚虚、损不足补有余者，何以异？洪袭父祖业三世矣，今古方书无不历览。就其径而效神者，惟《太平惠民和剂局方》，为之最。所恨枝行日久，乌马失真。洪于供职暇日，谨证以监本，精加校定。尚虑或者以为出己意之私，于是按诸家本草所载，具注药性于逐品之下。将使业医者，朝夕玩味，自然默会前人制方妙处。是书之成，上足以仰赞圣朝惠民之万一，跻天下于寿域，兹实其階；下足以为良医箧笥之宝，其或诊病有浅深，用药合加减。变而通之，无施不可。非特此尔。卫生君子，傥一过目，亦可以释夫未达之疑。仍并将吴直阁得效名方，及诸局经验秘方，各随条类，附于本方之左。又编次《和剂指南总论》，以冠帙首，期与并行于时。此区区蝇附骥尾之愿也。洪欲畀之书市，深恐忽于射利者，漫不加意，复蹈前车之覆，则亦洪之罪也。今敬委积庆名家，以阴隲为念者，锓木以传。庶几志与我同，不至灭裂以惧天下。扁鹊、仓公傥复生斯世，必深嘉洪之用心。时嘉定改元，岁在戊辰日南长至。敕授太医助教前差充四川总领所检查惠民局许洪谨书。"（朝鲜刊本）

从中不难看出，南宋时药方分两出现差误的情况，较为常见，如以一钱为一两，以一分为一斤。故许洪在《太平惠民和剂局方·指南总论·论合和法》中重申了《太平圣惠方·论合和》所载之药物度量衡制度，文字基本一致，仅在"凡言斤者，即十六两为一斤也"之后，另加"凡言等分者，非分两之分，即诸药斤两多少，皆同为等分也"一句。

三、结 语

值得注意的是，文献记载与医药实际应用之间，或许存在一定差异。这一情况，在古代并非鲜见。如《唐六典》规定有："调钟律，测晷景，合汤药及冠冕制用小升小两，自余公私用大升大两"，但出土文物显示事实有时并非如此。西安何家村唐代窖藏文物中有14件银质药具（银盒、银锅、银罐、银壶），其中储存有乳石、朱砂、白英、紫英、琥珀、珊瑚等。在盒盖内墨书记有"上上乳一十八两""次上乳十四两三分""大粒光明砂一大斤"。这说明储藏之前药物是经过称量的。丘光明等学者用天平将药物实际称量后发现，其折合单位量值与标准量值比较接近，如次上乳墨书14两3分（一分为1/4两），测重为606克，一两合41.10克，所用秤为大量制。因此，《中国科学技术史·度量衡卷》的结论是，唐代虽明文规定医药称重用小制，但实际使用中是大、小制并用，或者逐渐用大制代替小制。

丘光明等学者提出，就整个宋代而言，医药称量，多使用等秤。不过宋代医药用衡制单位还是大、小制并用，一般认为，凡使用大量制的，需特别注明大斤、大两、大升，不标明的为小量制。

金代太医院里的乾坤

河南中医药大学　姬永亮

　　金代是由少数民族女真族建立的封建王朝之一，或称大金、金国，公元1115年由女真族完颜部首领阿骨打创建，建都会宁（今黑龙江省阿城南）。

　　女真民族是个极其古老的民族。在西周时期，女真民族已进化到石器时代。战国时期的文献已经记载了这个民族，译名为"肃慎"。契丹族建立辽国之后，女真族便处于辽朝的统治之下，并确立了"女真"的译名。至辽兴宗荣登大宝之后，因其御名耶律宗真，要行避讳之法，故又将"女真"改为"女直"。女真族长期生活于长白山和黑龙江流域，以狩猎和农耕为生。后完颜部统一各部落，阿骨打成为首领，便不甘契丹人的统治，于是展开了一系列的反抗斗争。公元1114年，即辽天祚帝耶律延禧天庆四年，阿骨打集合诸路大军，于来流水（今拉林河）誓师抗辽。当女真人连续攻克宁江州（今吉林扶余）、出河店（今黑龙江肇源县茂兴镇）、宾州（今吉林农安）、咸州（今辽宁开原）后，阿骨打的弟弟吴乞买和大臣撒改、辞不失等，便及时拥戴阿骨打称帝建国。公元1115年，也就是辽天祚帝天庆五年的正月初一，阿骨打即皇帝位，建立起一个奴隶制的国家，国号大金，建元"收国"。阿骨打就成了金朝的开国皇帝，史称金太祖。

　　金太宗天会三年（公元1125年）灭掉辽国，天会四年（公元1126年）攻破北宋首都汴梁（今河南开封），宋室南迁，北宋灭亡。公元1153年，金海陵王迁都燕京（今北京），是为中都。金宣宗于公元1214年迁都南京（今河南开封）。金国是当时中国华北地区的一个强大政权，其全盛时代的疆域统治范围为：东北到日本海、黑龙江流域一带；西北到今蒙古人民共和国；西边接壤西夏；南边至秦岭到淮河一线与南宋交界。金朝统治一百二十年（公元1115~1234年），后在蒙古和南宋联合进攻下灭亡。

一、太医院建置

女真人发迹于东北白山黑水之间，向来弓马娴熟，驰骋南北，纵横东西，未遑文事。但自阿骨打建立大金国以后，文事渐治，礼仪渐修，斐然可述。

在医事制度方面，金代首设太医院作为宫廷医疗机构，后世元、明、清各代一直沿用。

据《金史·百官志二》记载，"太医院"隶属于"掌朝会、燕享，凡殿庭礼仪及监知御膳"的"宣徽院"，所置职事官及品级为："提点，正五品。使，从五品。副使，从六品。判官，从八品。掌诸医药，总判院事。管勾，从九品，随科至十人设一员，以术精者充。如不至十人併至十人置。不限资考。正奉上太医，一百二十月升除。副奉上太医，不算月日。长行太医，不算月日。十科额五十人。"其中，正五品的太医院提点为太医院的最高长官，主管医药事务，以及太医院各项行政事务。其下属官员有太医院使、太医院副使、太医院判官、太医院管勾、正奉上太医、副奉上太医、长行太医等。太医院十科，每科十人（一科人数不够，可多科併至十人）设一员管勾，规定要"术精者充"。可见，管勾的选拔极有可能要经过一定形式的考试，以成绩优异者充任。而所谓长行太医，赵伯陶《七史选举志校注》认为其类同司天台长行人，应为太医院官署内之未授职事者。即如《金史·百官志二》所言："司天台。提点，正五品。监，从五品。掌天文历数、风云气色，密以奏闻。少监，从六品。判官，从八品。教授，旧设二员，正大初省一员。系籍学生七十六人，汉人五十人，女直二十六人，试补长行。司天管勾，从九品。不限资考、员数，随科十人设一员，以艺业尤精者充。长行人五十人。未授职事者，试补管勾。"司天台学生试验优异者可补长行，长行艺业精湛者可补从九品的司天管勾。同样作为伎术官的太医院长行太医，或许也有类似的"试补管勾"升迁途径。

以上为金代设置的太医院执掌实务的官员，当时还设置有官名而无职事的太医散官，其品秩级别有十五阶之多。《金史·百官志一》提及，吏部确立了太医散官的不同品阶及相应官名。金熙宗天眷元年前为"自从六品而下止七阶"，天眷元年金熙宗重定官制，是为"天眷制"，太医散官品阶规定如下：

"太医官，旧自从六品而下止七阶，天眷制，自从四品而下，立为十五阶：

从四品上曰保宜大夫，中曰保康大夫，下曰保平大夫。

正五品上曰保颐大夫，中曰保安大夫，下曰保和大夫。

从五品上曰保善大夫，中曰保嘉大夫，下曰保顺大夫。

正六品上曰保合大夫，下曰保冲大夫。

从六品上曰保愈郎，下曰保全郎。

正七品上曰成正郎，下曰成安郎。

从七品上曰成顺郎，下曰成和郎。

正八品上曰成愈郎，下曰成全郎。

从八品上曰医全郎，下曰医正郎。

正九品上曰医效郎，下曰医候郎。

从九品上曰医痊郎，下曰医愈郎。"

据《宋会要辑稿》，宋代翰林医官局所设医官，自从六品至正九品，共二十二阶。而金朝则自从四品至从九品，共十一级二十五阶。

与太医院一同隶属于宣徽院的医药机构还有尚药局与御药院。《金史·百官志二》记载，"掌进汤药茶果"的尚药局置"提点，正五品。使，从五品。出职官内选除。副使，从六品。掌进汤药茶果。直长，正八品。都监，正九品。果子都监、同监各一员，掌给受进御果子。本局本把四人"。而"掌进御汤药"的御药院职官包括："提点，从五品。直长，正八品，掌进御汤药。明昌五年（公元1194年）设，以亲信内侍人充。都监，正九品。不限员，《泰和令》四员。同监，从九品。不常除，《泰和令》无。"太医院、尚药局与御药院三个机构的最高长官均为提点，极有可能三者之间为平行机构，并不互相隶属。

　　金代对太医院医官选任有明确规定。《金史·选举志二》记载："金制，文武选皆吏部统之。自从九品至从七品职事官，（吏）部拟。正七品以上，呈（尚书）省以听制授。"可见，太医院提点、使、副使等皆由尚书省任命，而判官、管勾则由吏部拟定。此外，金朝还限定了太医所能达到的最高品级，即《金史·选举志二》所言："司天、太医、内侍官皆至四品止。"这已较北宋（医官以翰林医官使为首，宋真宗咸平元年，公元998年，定同六品）为高。继承父业的医官子弟，亦可荫补。如《金史·选举志二》所言："旧制，司天、太医、内侍长行虽至四品，如非特恩换授文武官资者，不许用荫，以本人见充承应，难使系班故也。泰和二年，定制，以年老六十以上退、与患疾及身故者，虽至止官，拟令系班，除存习本业者听荫一名，止一子者则不须习即荫。"

　　至于太医院官员的俸禄，《金史·百官志四》"百司承应俸给"提到："太医长行，八贯石。正奉上太医，十贯石。副奉上，同。"

　　值得注意的是，太子、皇后属官，皆置有医官，且多为太医院医官兼任。即《金史·百官志三》提到，"总统东宫内外庶务"的詹事院，下属官员有"侍药，正八品。奉药，正九品。承奉医药"。侍药、奉药专为东宫太子服务。大安元年（公元1209年）所定"皇后位下女职依隆庆宫所设人数"，设有"掌馔一员，八品。奉馔一员，九品。掌饮食汤药酒醴蔬果之事"。而且，据《金史·百官志二》，执掌皇后宫事务的掖庭局，隶属于大安元年（公元1209年）所置拟隆庆宫人数定员的卫尉司，其属官有"令，正九品。内直充。掌皇后宫事务。丞，从九品。内直充……医官。尚药局、太医院兼"。此外，金代另设"宫人女官"，其"职员品秩，皆从唐制……尚食二人，掌知御膳、进食先尝，管司膳、司醢、司药、司饎事……司药二人、典药二人、掌药二人、女史二人，掌医药"。其具体品阶为，"按金格，贞祐（公元1213~1216年）后之制……司药御侍……为正七品……典药御侍……为正八品……掌药御侍……为正九品"。金末，正大元年（公元1223年）置"太后两宫官属"，设"医令，正八品。医丞，正九品"。

　　除太医院及宫廷其他医药机构设置外，金代还在礼部之下设置惠民司，掌修合发卖汤药。所设医官有令、直长、都监等。《金史·百官志二》记载："惠民司。令，从六品。掌修合发卖汤药。旧又设丞一员。大定三年（公元1163年），有司言：'惠民岁入息钱不偿官吏俸。'上曰：'设此本欲济民，官非人，怠于监视药物，财费何足计哉，可减员而已。'直长，正八品。都监，正九品。右属尚书礼部。"虽然惠民司有入不敷出之嫌，但是金世宗设惠民司本为济民疾病，不能裁撤，遂以减员了之。后惠民司可能被废。据《金史·哀宗本纪下》载，天兴二年（公元1233年）八月辛丑，设"惠民司，以太医数人更直，病人官给以药。仍择年老进士二人为医药官"。

以上宫廷医药部门中，除御药局的各职医官一般以皇帝亲信内侍等人充任，其他部门多数由太医院的医官兼任。以此为契机，使太医院强化了对其他各医事机构的领导权力。这在中国古代集权体制之下，无疑是身份和地位提高的体现。

史书虽未明言这些职掌医药事务的官员与太医院太医的关系，但因其品秩较低，兼为特殊人群服务，所以接受品秩较高、专业更精的太医医药业务指导的可能性极大。

除了中央之外，地方上也有医疗机构，其名为医院，在太医院的统管下行使职能。《金史·百官志三》载："大兴府……东京、北京、上京、河东东西路、山东东西路、大名、咸平、临潢、陕西统军司、西南招讨司、西北路招讨司、婆速路、曷懒路、速频、蒲与、胡里改、隆州、泰州、盖州并同此，皆置医院，医正一人，医工八人。"

二、太医院官医职能

1. 为帝王、皇子、皇孙、妃嫔等提供医疗服务

如为金朝第四任皇帝金废帝（亦称海陵王）太子完颜光英诊治疾病。《金史·海陵诸子·光英传》记载，天德初年，"太医院保全郎李中、保和大夫薛遵义俱以医药侍光英，李中超换宣武将军、太子左卫副率，薛遵义丁忧，起复宣武将军、太子右卫副率"。两位太医因医治太子有功而

加官。李中由从六品上的保全郎加正五品中的宣武将军（武散官），以及为太子服务的太子左卫率府副率；薛遵义居丧结束，由正五品下的保和大夫加宣武将军，以及太子右卫率府副率。

与李、薛二人命运不同的是太医院副使谢友正以及太医侯济、张子英。《金史·海陵诸子·矧思阿补传》记述：正隆三年（公元1158年）正月五日，"（皇子）矧思阿补薨。海陵杀太医副使谢友正、医者安宗义及其乳母"。矧思阿补为海陵王之子，乃柔妃唐括氏所生，出生后即寄养在宫廷之外的小底东胜家，请乳母喂养，后因病而死，在世不足三岁，海陵王遂罪及太医副使谢友正、医者安宗义及其乳母而杀之。

据《金史·宣宗本纪下》，金宣宗兴定五年（公元1221年），"（冬十月）乙卯，太医侯济、张子英治皇孙疾，用药瞑眩，皇孙不能任，遂不疗，罪当死。上曰：'济等所犯诚宜死，然在诸叔及弟兄之子，便应准法行之，以朕孙故杀人，所不忍也。'命杖七十，除名"。侯济、张子英侥幸逃过一死。

此外，据《金史·章宗元妃李氏传》，太医副使仪师颜曾为金章宗临幸之范氏诊得"胎气有损"。

2. 诊视朝官疾病

据《金史·海陵本纪》，金废帝海陵王天德三年（公元1151年）闰月，"戊戌，诏朝官称疾不治事者，尚书省令监察御史与太医同诊视，无实者坐之"。海陵王担心朝廷官员虽身体健康却对上称病，命监察御史与太医一同确诊，谎报病情者治罪。

此外，《金史》还有多处皇帝命令太医诊视重臣疾病的记载。

《金史·仆散忠义传》记有："大定六年（公元1166年）正月，（仆散）忠义有疾，上遣太医诊视，赐以御用药物，中使抚问，相继于道。二月，薨。上亲临哭之恸，辍朝奠祭，赙银千五百两、重绵五十端、绢五百匹。世宗将幸西京，复临奠焉。命参知政事唐括安礼护丧事，凡葬祭从优厚，官为给之。大宗正丞竟充敕祭使，中都转运副使王震充敕葬使，百官送葬，具一品仪物，建大将旗鼓，送至坟域。谥武庄。"仆散忠义曾拜左丞相，兼都元帅。金世宗听闻仆散忠义有疾，遂派遣太医诊视，并赐予御药。因病情太重，仆散忠义治疗月余便去世了。

《金史·纥石烈良弼传》记载："（大定）十七年（公元1177年），（纥石烈良弼）以疾辞相位，不许。告满百日，诏赐告，遣太医诊视，屡使中使问疾。"纥石烈良弼曾官拜左丞相，因疾病欲辞去相位，金世宗特遣太医诊察病情。

《金史·叛臣·张仅言传》提及："（张）仅言始得疾，犹扶杖视事，疾亟，诏太医诊视，近侍问讯相属。及卒，上深惜之，遣官致祭，赙银五百两、重綵十端、绢二百匹，棺椁、衣衾、银汞、敛物、葬地皆官给，赠辅国上将军。"张仅言之父张觉先由辽降金，再由金奔宋。张觉，"平州义丰人也。在辽第进士，仕至辽兴军节度副使。太祖定燕京，时立爱以平州降"，金太祖遂"以平州为南京，（张）觉为留守"。天辅七年（公元1123年）五月，"左企弓、虞仲文、曹勇义、康公弼赴广宁，过平州，（张）觉使人杀之于栗林下，遂据南京叛入于宋，宋人纳之"。其子张仅言"在襁褓间，里人刘承宣得之，养于家""稍长，侍世宗读书"，曾"迁少府监，提控宫籍监、祗应司如故……（大定）十七年（公元1177年），复提点内藏，典领昭德皇后山陵，迁劝农使，领诸职如故"。作为金世宗"纯实颇解事"的旧臣，张仅言得病时，世宗便下诏指派太医诊视。

《金史·仆散揆传》记载："（仆散）揆以方春地湿，不可久留，且欲休养士马，遂振旅而还。次下蔡（今安徽省凤台县），遇疾。诏遣宣徽使李仁惠及其子宁寿引太医诊视，仍遣中使抚问。泰和七年（公元1207年）二月，薨。讣闻，上哀悼之，辍朝，遣使迎丧殡于都城之北。百官会吊，车驾临奠哭之，赙银一千五百两、重币五十端、绢五百定，其葬祭物皆从官给。谥曰武肃。"仆散揆曾"拜参知政事，改授中都路胡土爱割蛮世袭猛安。进拜尚书右丞。寻出经略边事，还拜平章政事，封济国公"，以"左副元帅"之职，"总大军南伐"，与宋军作战，在回军途中患病。金章宗派遣宣徽使李仁惠、其子李宁寿引太医诊视，足见其对朝廷重臣仆散揆病情的重视程度。

《金史·仆散端传》云："（贞祐）四年（公元1216年），以疾请致仕，不许，遣近侍与太医诊视。"仆散端曾"知开封府事。顷之，为御使大夫，无何，拜尚书左丞相。（贞祐）三年（公元1215年），兼枢密副使，未几，进兼枢密使。数月，以左丞相兼都元帅行省陕西"。《金史·宣宗本纪上》亦有记载，贞祐四年二月丁亥，"行省左丞相仆散端先亦告老，遣太医往镇护视其疾"。仆散端这样一位朝廷重臣，因为身染重病而欲致仕归家。金宣宗却并不许可，还派遣近侍与太医为之诊视病情。这其中或许既含体恤大臣之意，亦存查勘监察之味。

《金史·永功传》云："宣宗即位，免常参。明年，从迁汴京。久之，诏永功每月朔一朝。兴定四年，诏永功无朝。五年，有疾，赐御药。疾革，赐尚医诊视，一日五遣使候问。是岁，薨。上哭之恸，谥曰忠简。"也就是说，金宣宗即皇帝位，免去完颜永功参拜之礼。贞祐二年（公元1214年），完颜永功迁居汴京。之后，金宣宗诏令完颜永功每月初一朝拜一次。兴定四年（公元1220年），诏令完颜永功不再朝拜。兴定五年（公元1221年），完颜永功身染重疾，金宣宗遂赏赐御药。完颜永功病情日益加重，金宣宗又指派御医诊视，一天五次派人前去问候。当年完颜永功便不治身亡。金宣宗痛哭不已，赐谥号为忠简。

《金史·完颜弼传》提到，元光二年（公元1223年），"大元兵围东平，（完颜）弼百计应战，久之乃解围去。宣宗赐诏，奖谕将士，赏赉有差。是岁五月，疽发于脑。诏太医诊视，赐御药。俄卒"。战事吃紧，"累官知东平府事、山东西路兵马都总管，充宣差招抚使"的完颜弼却身患脑疽。金宣宗派太医诊视，随赐御药。但很快，完颜弼不幸离世。

3. 为受伤患病的士兵诊治

《金史·哀宗本纪下》载，天兴二年（公元1233年）八月辛丑，设"惠民司，以太医数人更直，病人官给以药。仍择年老进士二人为医药官"。《汝南遗事》对此有进一步补充说明，"设惠民司：上以军士多病，药饵艰得，设惠民司於市，以太医数人更直，药从官给，仍择年老进士二人为医药官。孙权，字明之，张翊，字万纪，皆邢州人氏，正大元年（公元1223年）三举终场，各恩赐同进士出身"。由太医院太医当值惠民司，为军士诊治，所用药物亦由官方支给。

4. 外派诊治别国官员和皇亲疾病

金世宗完颜雍应西夏王李仁孝之请，派太医院散官保全郎王师道前往西夏为官员诊病。即《金史·外国列传上·西夏》所记："其臣任得敬专国政，欲分割夏国。因贺大定八年（公元1168年）正旦，遣奏告使殿前太尉芭里昌祖等以仁孝章乞良医为得敬治疾，诏保全郎王师道佩银牌往焉。诏师道曰：'如病势不可疗，则勿治。如可治，期一月归。'得敬疾有瘳，遣谢恩使任得聪来，得敬亦附表进礼物，上曰：'得敬自有定分，附表礼物皆不可受。'并却之。"王师道不辱使命，为任得敬治愈了重病。

之后，金章宗又派太医判官时德元、王利贞去西夏治病。据《金史·西夏传》载："明昌四年（公元1192年），（西夏）仁孝薨，子纯祐嗣立……承安五年（公元1200年），纯祐母病风求医，诏太医判官时德元及王利贞往，仍赐御药。八月，再赐医药。"

5. 防控各地疫病

金代各地多次爆发流行性疾病，人员损失较为惨重。公元1232年发生在汴京的流行病，死亡人数众多。金代发生如此严重的流行病，其直接原因是汴京人口高度密集，加之战乱频仍，政府预防措施不力，百姓求医问药根本没有保障。

金代早期，政府对于疫病的控制，总的来讲还是有力的。天德三年（公元1151年）燕京发生流行病，正是金朝勃勃向上、渐次向南推进之时。强有力的政权也就采取了强有力的控制措施。据《金史·张浩传》所载，金朝海陵王完颜亮下诏令曰："天德三年（公元1151年），广燕京城，营建宫室。（张）浩与燕京留守刘筈、大名尹卢彦伦监护工作，命浩就拟差除。既而暑月，工役多疾疫。诏发燕京五百里内医者，使治疗，官给药物，全活多者与官，其次给赏，下者转运司举察以闻。"营建燕京城过程中，天气炎热，工匠中流行瘟疫，海陵王下诏征召燕京周边五百里内的医生，其中应当不乏太医院医官的身影，并且对治疗效果上佳的医生予以官职或赏金，效果欠佳的由转运司检举查实上报。这在一定程度上控制了疫病的蔓延，减少了损失。

到了金朝后期，统治者一方面疲于应付元兵之进攻，另一方面本身统治无力，对于疫情的蔓延毫无良策，致使汴京大疫死亡惨重。

金代流行的大疫病汇总见表1。

表1 金代疫病流行统计表

谥号或庙号	年号纪年	公元纪年	疾病流行情况
金废帝海陵王完颜亮	天德三年	1151年	天德三年，广燕京城，营建宫室……既而暑月，工役多疾疫。(《金史·张浩传》)
金废帝海陵王完颜亮	天德间	—	天德间，岁大疫，广平（今河北省广平县）尤甚，贫者往往阖门卧病。庆嗣携药与米分遗之，全活者众。(《金史·李庆嗣传》)
金废帝海陵王完颜亮	正隆六年四月	1161年	及征发诸道工匠至京师，疫死者不可胜数，天下始骚然矣。(《金史·佞幸·李通传》)
金哀宗完颜守绪	天兴元年五月	1232年	及壬辰（公元1232年）、癸巳岁，河南饥馑。大元兵围汴，加以大疫，汴城之民，死者百余万，后皆目睹焉。(《金史·宣宗皇后王氏传》) （五月）辛卯，大寒如冬。密国公璹薨。汴京大疫，凡五十日，诸门出死者九十余万人，贫不能葬者不在是数……（六月）辛未，复修汴城。以疫后，园户、僧道、医师、鬻棺者擅厚利，命有司倍征之，以助其用。(《金史·金哀宗本纪上》) 向者壬辰（1232年）改元，京师戒严，迨三月下旬，受敌者凡半月。解围之后，都人之不受病者，万无一二，既病而死者，继踵而不绝。都门十有二所，每日各门所送，多者二千，少者不下一千，似此者几三月。此百万人岂俱感风寒外伤者耶。(《内外伤辨惑论卷上·辨阴证阳证》)

三、太医院官员入仕、升迁及俸禄

封建统治者的意愿往往决定着社会发展的走向，金代政府对医者采取的各项政策以及对医事制度在整个国家体制之下的定位，直接影响着从医人员在社会中的地位。因此，分析金代太医院官员入仕及俸禄，是探索当时医者政治地位不可或缺的研究。

1. 太医院官员入仕

以现有史料来看，金代医官入仕途径主要有医学科举、征辟、自荐、掠取等。

（1）医学科举　从《金史·选举志一》所言"三年一次试诸太医，虽不系学生，亦听试补"来看，医学科举在金代是常例，当是医官来源的一个主要途径。

（2）征辟　金代在进行灭辽、平宋的战争时，就注意征辟一些声名远扬的民间医者。张从正就曾被征召入太医院。《归潜志》云其"后召入太医院，旋告去隐，然后名重东州"。任履真亦被征召。《归潜志》云其"深于医，又有乡行，邑人皆信之。贞祐初，召入太医院，旋告归"。可知征辟也是金代医官来源的一个重要途径，且针对的都是深通医道之人。

（3）自荐　这也是金代医人晋身医官的一种方式。《金史·方伎传·纪天锡传》记载："纪天锡，字齐卿，泰安人。早弃进士业，学医，精于其技，遂以医名世。集注《难经》五卷，大定十五年上其书，授医学博士。"

（4）掠取　靖康元年十一月十五日，金兵攻陷汴梁。据《三朝北盟会编》记载，靖康二年正月二十五日，"金人来索御前祗候方脉医人""诸科医工百七十人""铜人……秘阁三馆书籍，监本印板……阴阳医卜之书"。正月三十日，"是日，又取画工百人，医官二百人……太医局官吏……太医局灵宝丹二万八千七百帖"。富有医疗理论、实践经验的北宋医学官员被掳到金廷，很有可能仍会被直接安排在太医院等医疗机构任职，行使医疗救助职能。被掠走的医学典籍、铜人，仍可用于金朝太医院医学教学、培养学生之用。《金史·祁宰传》记载："祁宰字彦辅，江、淮人。宋季，以医术补官。王师破汴得之，后隶太医。累迁中奉大夫、太医使。"

虽然太医院散阶官职只是金代官员补职时的凭借，不过对于医官来说，则是荣誉与地位的象征。从医官转任文武官的角度来看，金代太医官迁至四品可转任文官，门荫一人。即《金史·选举志二》记载："司天、太医迁至四品诏换文武官者，廕一人。"

2. 太医院官员俸禄

随着职官品级的确定，与之相应的则是国家所给予的俸禄。杨树藩《中国文官制度史》认为，金代的俸额，按职品而定，此点盖如唐也。《金史·选举志二》规定，"司天、太医、内侍官皆至四品止"。因此，根据《金史·百官志四·百官俸给》的记载，对金代医官正俸的呈现自正四品起，具体如下。

正四品：钱粟四十五贯石，曲米麦各十二称石，春秋衣罗绫各八匹，绢各四十匹，绵一百五十两。

从四品：钱粟四十贯石，曲米麦各十称石，春秋罗绫各六匹，绢各三十匹，绵一百三十两（从四品上曰保宜大夫，中曰保康大夫，下曰保平大夫）。

正五品：钱粟三十五贯石，曲米麦各八称石，春秋衣罗绫各五匹，绢各二十五匹，绵一百两（正五品上曰保颐大夫，中曰保安大夫，下曰保和大夫）。

从五品：钱粟三十贯石，曲米麦六称石，春秋罗绫各五匹，绢各二十匹，绵八十两（从五品上曰保善大夫，中曰保嘉大夫，下曰保顺大夫）。

正六品：钱粟二十五贯石，麦五石，绢各十七匹，绵七十两（正六品上曰保合大夫，下曰保冲大夫）。

从六品：钱粟二十二贯石，麦五石，春秋绢各十五匹，绵六十两（从六品上曰保愈郎，下曰保全郎）。

正七品：钱粟二十二贯石，麦四石，衣绢各一十二匹，绵五十五两（正七品上曰成正郎，下曰成安郎）。

从七品：钱粟一十七贯石，麦四石，衣绢各一十匹，绵五十两（从七品上曰成顺郎，下曰成和郎）。

正八品：朝官，钱粟一十五贯石，麦三石，衣绢各八匹，绵四十五两（正八品上曰成愈郎，下曰成全郎）。

从八品：朝官，钱粟一十三贯石，麦三石，衣绢各七匹，绵四十两（从八品上曰医全郎，下曰医正郎）。

正九品：朝官，钱粟一十二贯石，麦二石，衣绢各六匹，绵三十五两（正九品上曰医效郎，下曰医候郎）。

从九品：朝官，钱粟一十贯石，麦二石，衣绢各五匹，绵三十两（从九品上曰医痊郎，下曰医愈郎）。

从金代品官的俸禄来看，金代中下级官员之间俸禄数量有很大的差别。这种差别在医官中的表现也较为明显。在金代医官中，除了太医使（从五品）的实物俸禄有为数不多的曲、米、麦、罗、绫、绢、绵之外，其他医官的俸禄中只有麦、绢、绵，实物俸禄的种类减少了一半还多。另外，大部分医官的职品都在正八品之下。其中，太医院没有品秩的正奉上太医、副奉上太医和长行太医的待遇，按《金史·百官志四·百官俸给·百司承应俸给》记载："太医长行，八贯石，正奉上太医，十贯石。副奉上，同。"可见，时常现身于皇室贵族身边医术精湛的太医们，只能享有从九品职官的俸禄而已。毫无疑问，金代医官领取的俸禄在各级官员中大多属于低等。从这一角度来讲，金代医官的经济地位在官僚队伍中属于较低的一类。

通过以上分析可知，金代统治者对医政体系的树立，使金代入仕医者的地位得以改观。与宋代相比，金代部分医官的品阶有所提高，升迁的难度有所减小。最重要的是，医官有一定的才能，还能转任或为文官或为武官而得以牧守一方。对于医学生而言，更把他们与金代的终场举人并列，这一方面是金代政府对医学的重视，通过这种鼓励政策，激发世人对医学的热情；另一方面也是医学生地位提高的表现。需要说明的是，相对于普通人，金代太医院官员凭一技之长而有晋升为中低级官吏的机会，但就整个官僚体系而言，他们享有的俸禄仍旧偏低，也就是说其经济地位并不甚高。

四、太医院医学教育

1. 中央医学教育

（1）分科与考试 《金史·选举志一》记载了医学分科与考试的情况："凡医学十科，大兴府学生三十人，余京府二十人，散府、节镇十六人，防御州十人，每月试疑难，以所对优劣加惩劝，三年一次试诸太医，虽不系学生，亦听试补。"金代医学分为十科，各地医学生人数不一，每月都要参加考试，每三年由太医院太医进行一次医学水平测试。

其中，京府、散府、节镇、防御州，皆为金代行政区划。《金史·地理志上》记载："袭辽制，建五京，置十四总管府，是为十九路。其间散府九，节镇三十六，防御郡二十二。"金朝政府将全国地理区域划分为五京与十四个总管府，号称十九路府，或称京府。据《金史·地理志》记载，这十九路府依次为：上京会宁府、咸平府、东京辽阳府、北京大定府、西京大同府、中都大兴府（今北京市）、河东太原府、南京开封府、河间府、真定府、益都府、东平府、大名府、平阳府、京兆府、延安府、庆阳府、临洮府、凤翔府。另据《金史·地理志上》，所置九个散府为：平凉府、河中府、济南府、彰德府、兴中府、广宁府、河南府、归德府、大名府。据兰婷《金代教育研究》考察，金代共设有节镇州四十五个，防御州二十一个，具体名称如下。

节镇州：绛州、定州、卫州、怀州、沧州、莱州、密州、潞州、汾州、冀州、邢州、兖州、代州、同州、邠州、奉圣州、义州、锦州、瑞州、懿州、全州、兴州、泰州、丰州、桓州、抚州、朔州、应州、蔚州、平州、保州、雄州、邓州、许州、徐州、泾州、巩州、鄜州、云内州、蒲与路、恤品路、曷苏馆路、胡里改路、隆州、盖州。

防御州：博州、德州、洺州、棣州、亳州、肇州、陕州、陈州、蔡

233

州、郑州、颖州、宿州、泗州、清州、沂州、孟州、华州、秦州、陇州、河州、浚州。

据《金史·百官志二》，医学十科的每科学生，满十人则设管勾一员；如不够十人，则与别科并为十人，设一员管勾；十科医学生总额为五十人。太医院医学生的入学资格，较为严格，大都选取掌握一定医学知识的医学初学者。此外，医学生还会享有一定的特殊待遇。正如《金史·食货志二·租赋》所云："凡叙使品官之家，并免杂役，验物力所当输者，止出雇钱。进纳补官未至廕子孙、及凡有出身者、谓司吏译人等、出职带官叙当身者、杂班叙使五品以下、及正品承应已带散官未出职者，子孙与其同居兄弟，下逮终场举人，系籍学生、医学生，皆免一身之役。"也就是说，朝廷对参加科举考试殿试全过程而未被录取者（即终场举人）、在国家教育机构学习的学生（系籍学生）、在太医院学习医学的学生一视同仁，皆免杂役。此举在一定程度上提高了医学生的社会地位，当会激发他们学习医学的积极性。

金代医学十科的具体名称，未见记载，有可能类似宋代医学分科。金朝接待西夏使臣的人员中，有方脉科医生、杂科医生各一。《金史·礼志十一·新定夏使仪注》记载："夏使至，或许贸易于市二日。使至，所差者馆伴使、副各一……尚食局直长、知书、都管、接手、汤药直长、长行各一……方脉、杂科医各一，医兽一。"其中的"汤药直长"，可能是隶属于御药院、"掌进御汤药"的正八品直长，抑或是隶属于尚药局、"掌进汤药茶果"的正八品直长。另据《秋涧先生大全文集·管勾推公墓碣铭》，金代人推德曾在正大四年参加医学科举，由方、疡两科中选，即其墓志铭所记，"正大丁亥（公元1227年），方、疡两科中选，由医工补省司管勾"。这里的方科，应为方脉科之简称。可见，医学分科还应有疡科。至于兽医，应不属医学十科之一，其属于殿前都点检司下之尚厩局管辖。如《金史·选举志三·右职吏员杂选》记载："尚厩局医兽、驼马牛羊群子、酪人，皆无出身。"可见，兽医的地位远低于其他医官，没有出身，不入官品。除了方脉科、疡科、杂科三科之外，其余七科名称由于史料暂缺，存疑待考。

太医院考试及录用，亦有相应规章。据《金史·选举志一》，"每月试疑难，以所对优劣加惩劝，三年一次试诸太医，虽不系学生，亦听试补"。即每月对学生试问疑难，奖优罚劣，医学生还要参加每三年举行一次的太医考试，成绩合格者可录用为太医，不合格者可继续学习或在民间行医；已录用为太医者，若在下一次考试不合格，也要继续学习，等候考试录用。

（2）医学教材　金代太医院教授医学时选用的教材，史籍未见详细记载。或可作如下合理推测，举凡金代出现的官私刻印医书，均有极大可能被选作教材使用。据马继兴《中医文献学》记载，金代官方刊刻的医书，计有以下三种：

①皇统三年（公元1143年），金国刊行了宇文虚中跋文的《政和经史证类备用本草》30卷。按，宇文虚中原为宋人，后改仕金国，官至翰林院学士知制诰兼太常卿，封河内郡开国公，号为国师。但此书刊本早佚。

②皇统四年（公元1144年），在汴京国子监博士杨用道的主持下重新增补了《肘后方》，改名《附广肘后方》，共8卷，由国子监刊行。

③大定年间（公元1161~1189年），金朝政府将获自宋都汴梁的《圣济总录》200卷官版，再次印刷刊行（见焦养直氏序）。

金代私人刊刻并有确切印制时间的医书，计有以下六种：

①正隆二年（公元1157年），邢台县亡名氏刊印了成无己《伤寒明理论》4卷。

②大定十二年（公元1172年），王鼎刊行了成无己《注解伤寒论》10卷（以上二书均见王鼎《注解伤寒论后序》）。

③大定十二年（公元1172年），李氏家塾刊行了李日普辑《续附经验奇方》1卷（今辽宁省图书馆藏一部）。

④大定二十六年（公元1186年），平水县书轩陈氏刊印了闲邪聩叟氏补注的《新刊补注铜人腧穴针灸图经》5卷（见该书卷3"太乙图"序末题记）。

⑤12世纪末至13世纪初，解人庞氏刊行了《政和本草》的小字本

（笔者按：据是书麻革所作《重修证类本草序》）。

⑥贞祐二年（公元1214年），嵩州夏氏书铺刊行了《经史证类大全本草》31卷和《本草衍义》20卷的合刊本（见《铁琴铜剑楼书目》）。

镂版年代不详的金代刊本，还有《黄帝内经素问》24卷，《亡篇》1卷（今北京图书馆存有残本）；刘完素撰、马宗素重编的《素问要旨论》8卷（见《艺芸书舍宋元本书目》，但陆心源氏以为元刊原印本）；张从正《儒门事亲》，这种金刊本未记刊年，也很可能是原刊，其特点是共刊刻了医书8种，13卷。

上述刊印图书，涉及本草、方书、内经、伤寒、针灸等传统医学内容，如若作为医学生的学习教材，颇为合适。

（3）教学内容　金代医学教学内容，无论是理论抑或是实践，大都承袭了北宋制度。

在医学理论方面，金朝自北宋都城汴梁掠走了不少的书籍、印版。《三朝北盟会编》记有："秘阁三馆书籍、监本印板、古圣贤图像、明堂辟雍图、皇城宫阙图、四京图、大宋百司并天下州府职贡令、宋人文集、阴阳医卜之书。"其中恐不乏医学书籍与刻板。前述金代官方刻印之《政和经史证类备用本草》与《圣济总录》，无疑会成为金朝太医院传授医学理论的重要教科书。

在医疗实践方面，金承宋制，在医学教学中也可能采用"铜人教学法"。北宋尚药奉御王惟一，于宋仁宗天圣五年（公元1027年）冬，奉朝廷之命考订人体腧穴，著成《铜人腧穴针灸图经》，并铸造男性铜人两具。据南宋周密《齐东野语》卷十四"针砭"条记载："又尝闻舅氏章叔恭云：昔倅襄州日，尝获试针铜人。全像以精铜为之，脏腑无一不具。其外俞穴，则错金书穴名於旁，凡背面二器相合，则浑然全身，盖旧都用此以试医者。其法外涂黄蜡，中实以水（笔者按：有刻本谓是汞），俾医工以分折寸，按穴试针，中穴，则针入而水出，稍差，则针不可入矣，亦奇巧之器也。后赵南仲归之内府，叔恭尝写二图，刻梓以传焉，因并附见於此焉。"意思是说，周密舅父章叔恭所获的一具试针铜人，体内"脏腑"具备，以小孔标志腧穴，旁有错金文字标注穴位名称，平时可供学习穴位；考试医者时腧穴小孔用蜡封实，内充满水，医学生按穴试针，"中穴则针入而水出，稍差，则针不可入矣"。这是专供医学生平时传习针刺技术的直观教学用具，以及试验医学生认穴、针刺水平的考试器具。另一具铜人则由金人掠走。据《三朝北盟会编》所记，靖康二年（公元1127年），金人尽索"铜人……秘阁三馆书籍，监本印板……阴阳医卜之书"。铜人作为金朝的战利品被运至北方。不难想见，铜人极有可能在金朝太医院医学实践教学中发挥作用，一定程度上提升了金代医学教育水平。

（4）识药辨药 据《唐六典》记载，唐代官方医学教育还包括药学教育，即带领医学生到药园学习药物知识。

可以推断，金代太医院培养医学人才，恐不致缺失传授药物知识这一医学教育中之重要环节。尤为重要的是，医学生理应对金朝疆域内各地特产药材熟悉有加。《金史》卷二十四至卷二十六，三篇《地理志》详细记载了各地所产药物，具体内容如下。

◆ 西京路

大同府：产白驼、安息香、松明、松脂、黄连、百药煎、芥子煎、盐、捞盐、石绿、绿矾、铁、甘草、枸杞、碾玉砂、地蕈。

宣宁：产碾玉砂。

丰州：产不灰木、地蕈。

弘州：产玛瑙。

朔州：产铁、荆三棱、枸杞。

浑源：产盐。

蔚州：贡地蕈。

◆ 中都路

大兴府：药产滑石、半夏、苍术、代赭石、白龙骨、薄荷、五味子、白牵牛。

平州：贡樱桃。

◆ 南京路

开封府：有药市四，榷场。产蜜蜡、香茶、心红、硃红、地龙、黄柏。

◆**河北东路**

河间府：产沧盐、马蔺花、香附子、钱虾蟹、乾鱼。

◆**河北西路**

真定府：药则有茴香、零陵香、御米殻、天南香、皂角、木瓜、芎䓖、井泉石。

◆**山东东路**

益都府：产石器、玉石、沙鱼皮、天南星、半夏、泽泻、紫草。

寿光：有盐场。

即墨：有牢山、不其山、天室山、沽水、曲里盐场。

蓬莱：有巨风盐场。

◆**山东西路**

东平府：产天麻、全蝎、阿胶、薄荷、防风。

◆**大名府路**

大名府：产梨肉、樱桃煎、木耳、硝。

◆**河东北路**

太原府：药产松脂、白胶香、五灵脂、大黄、白玉石。

◆**河东南路**

平阳府：产解盐、隰州绿、龙门椒、紫团参、甘草、苍术。

◆**京兆府路**

京兆府：产白芷、麻黄、白蒺藜、茴香、细辛。

◆**凤翔路**

凤翔府：产芎䓖、独活、灯草、无心草、升麻、秦艽、骨碎补、羌活。

◆**临洮路**

临洮府：甘草、菴蔺子、大黄。

2. 地方医学学校

金代，各京、府、节镇州及防御州，均设立地方医学学校，刺史州不设。不难想见，各地医学学校很有可能由太医院统一协调负责。

地方医学学校设有医学博士。《金史》未记载医学博士何时始置，却记有废置医学博士的时间。即《金史·章宗本纪四》所载，泰和四年（公元1204年）六月，"戊申，罢……诸路医学博士"。

五、太医院官医名录

通过查考文献资料，发现涉及太医院职官、医官、医者的史料略显匮乏，相关记载比较分散。除了元代编撰的《金史》，金元时期涌现的许多著作，诸如赵秉文《闲闲老人滏水文集》、刘祁《归潜志》、元好问《遗山先生文集》《中州集》、姚燧《牧庵集》等等，记述多位金代太医院职官、医官、医者的姓名、事迹。

由于史籍大都未曾记载金代太医院官医确凿生卒时日，一般只能根据史料记载作出推断。以下所述各篇官医传记，大致以其生活时代为序。其中一些以人物入职太医院时间次第排序。

1. 李中（保全郎）

李中为金朝太医院太医，生卒年不详，海陵王执政时在世。据《金史·海陵诸子·光英传》记载，李中官职为太医院保全郎，曾以医药侍奉海陵王太子光英。因侍奉光英得力，后李中改任宣武将军、太子左卫副率。保全郎为太医散官，品阶为从六品下；而宣武将军为武散官，品阶为从五品下。如《金史·百官志一·吏部》记载："武散官，凡仕至从二品以上至从一品者，皆用文资。自正三品以下，阶与文资同……从五品上曰信武将军，中曰显武将军，下曰宣武将军。"至于太子左卫副率，应为太子左卫率府副率之简称，其具体官阶、职责《金史》无载。而太子左卫率府率，为东宫属官，官阶从五品。如《金史·百官志三·东宫官·宫师府》所载："海陵天德四年（公元1152年），始定制宫师府三师、三少，詹事院詹事、三寺、十率府皆隶焉……左右卫率府率，从五品。掌周卫导从仪仗。"太子左卫率府副率，推测为太子左卫率府率之副手，官阶应略低于太子左卫率府率。可见，因为医术高超，李中不仅官品有所提升，由从六品下升至从五品下，而且以伎术官"保全郎"的身份转授文官职事官"太子左卫率府副率"。

值得注意的是，金代医者因医术任宣武将军，或许并非李中一例。《金史·章宗诸子·洪辉传》曾记载："洪辉，本名讹论，承安二年五月生，弥月，封寿王。闰六月壬午，病急风，募能医者加宣武将军，赐钱五百万。甲申，疾愈，印《无量寿经》一万卷报谢，衍庆宫作普天大醮七日，无奏刑名，仍禁屠宰。十月丁亥，薨，备礼葬。"洪辉偶得急风证，金章宗招募医者时，即许官宣武将军。

2. 薛遵义（保和大夫）

薛遵义为金朝太医院太医，生卒年不详，海陵王执政时在世。据《金史·海陵诸子·光英传》记载，薛遵义官职为太医院保和大夫，曾与李中一道，以医药侍奉海陵王太子光英。因侍奉光英得力，薛遵义在丁忧结束之后，起复宣武将军、太子右卫副率。保和大夫为太医散官，品阶为正六品上。而宣武将军官阶从五品下，且太子右卫率府副率，推测为太子右卫率府率之副手，官阶应略低于太子右卫率府率的从五品。相比李中的官职升迁程度，薛遵义的官品升迁程度略低。

3. 谢友正（卒于公元1158年，太医院副使）

谢友正为金代医官，生年不详。曾任太医院副使，官阶从六品，海陵王执政时在世。据《金史》卷五《海陵本纪》、卷八十二《海陵诸子·矧思阿补传》记载，正隆三年（公元1158年），"正月五日，矧思阿补薨。海陵杀太医副使谢友正、医者安宗义及其乳母"。即，谢友正因医治海陵王之子矧思阿补无效而被杀。至于矧思阿补所患疾病，史书无载。

4. 祁宰（卒于公元1160年，太医院院使）

祁宰，字颜辅，江淮人，生年不详，海陵王执政时在世。据《金史》

卷五《海陵本纪》以及卷八十三《祁宰传》记载，祁宰于北宋末年以医术补官，金兵破汴梁时被俘，后任职金朝太医院。海陵王当政时，其升迁至通奉大夫、太医使，多次受到海陵王赏赐。

通奉大夫为文散官，品阶为从三品中；太医使即太医院院使，品阶为从五品。如《金史·百官志一·吏部》记载："文官九品，阶凡四十有二……从三品上曰正奉大夫，中曰通奉大夫，下曰中奉大夫。"

当海陵王准备伐宋之时，祁宰欲谏阻却苦无机会。适逢元妃患病，召祁宰诊视。于是他趁机进谏，提到："国朝之初，祖宗以有道伐无道，曾不十年，荡辽戡宋。当此之时，上有武元、文烈英武之君，下有宗翰、宗雄谋勇之臣，然犹不能混一区宇，举江淮、巴蜀之地，以遗宋人。况今谋臣猛将，异于曩时。且宋人无罪，出师无名。加以大起徭役，营中都，建南京，缮治甲兵，调发军旅，赋役烦重，民人怨嗟，此人事之不修也。"加之"天时不顺""地利不便"，所述这些不能伐宋的道理，言辞激切，触怒了海陵王，因而获罪，于正隆四年十二月乙亥（公元1160年2月4日）被杀害。大定四年（公元1164年），金世宗下诏为其平反，赠祁宰为资政大夫（笔者按：《闲闲老人滏水文集》卷十二《祁忠毅公传》言为"赠公资德"，即资德大夫），并向祁家归还被官府没收的田宅。资政大夫为文散官，品阶为正三品中；资德大夫亦为文散官，品阶为正三品上。《金史·百官志一·吏部》记载："文官九品，阶凡四十有二……正三品上曰资德大夫，中曰资政大夫，下曰资善大夫。"金章宗即位时（公元1190年），诏访祁宰之子忠勇校尉、平定州酒监祁公史，擢为尚药局都监。泰和初年（公元1201年），金章宗下诏给予祁宰谥号"忠毅"。

5. 王师道（保全郎）

王师道为金代医官，生卒年不详，金世宗在位时在世。曾任保全郎，品阶从六品下。据《金史》卷六十一《交聘表中》、卷一百三十四《外国传上·西夏》记载，大定八年（公元1168年）正月，西夏遣殿前太尉芭里昌祖、枢密都承旨赵衍奏告，乞金朝派遣良医为其大臣任得敬治病。金世宗遂下诏指派王师道戴佩银牌前往。其诏书云："如病势不可疗，则勿治；如可治，期一月归。"王师道不辱使命，将任得敬治愈。后西夏遣谢恩使任得聪入金廷致谢。任得敬亦附表并进献礼物，金世宗对曰："得敬自有定分，附表礼物皆不可受。"将礼物回绝。由于任得敬权势滔天，专擅夏政，金世宗不得不深谋远虑。其诏书所言，隐约透露出些许嘱托王师道谨慎施治、不可久住的惜才之意，唯恐王师道因诊治出错触怒任得敬而稍有差池。

6. 卢玑（公元1127~1206年，太医院提点）

卢玑，字正甫，临潢（今内蒙古巴林左旗）人，生于金天会五年（公元1127年），卒于泰和六年（公元1206年），享年八十岁。金太宗至金章宗在位时在世。《金史》卷七十五《卢彦伦传》附《卢玑传》记述，其父卢彦伦官至礼部尚书。卢玑以恩荫补阁门祗候，迁客省使，兼东上阁门使。据《金史·百官志三·宣徽院》记载："阁门祗候二十五人。正大（公元1224~1231年）间三十二人。阁门通事舍人二员，从七品。掌通班赞唱、承奏劳问之事。""客省。使，正五品。副使，从六品。掌接伴人使见辞之事。""东上阁门使二员，正五品。明昌六年（公元1195年）省一员，作从五品。西同。"可见，从人物生平，以及由无品阶的阁门祗候升至正五品的客省使兼东上阁门使来看，卢玑并未学习过医学知识，也未从事过医学实践。

之后，卢玑"改提点太医、教坊、司天，充大定十五年（公元1175年）宋主生日副使，迁同知宣徽院事。丁母忧，起复太府监，改开远军节度使，入为右宣徽使。章宗即位，转左宣徽使，致仕。明昌四年（公元1193年），起复左宣徽使，改定武军节度使，复为左宣徽使"。其中，太医院提点、教坊提点为宣徽院下属职官，官品皆为正五品；司天台提点为秘书监下属职官，亦为正五品。可见，卢玑是由宣徽院属官平级调任同属宣徽院的太医院提点。其生平所担任的最高官职为左宣徽使，品阶为正三品。

值得注意的是，由卢玑生平可知，太医院最高官员提点，可由非医学人士担任。并且，与前述李中经历类似的是，卢玑能以伎术官"太医院提点"的身份转授品阶更高的文武官职。

7. 纪天锡（太医院医学博士）

纪天锡，字齐卿，泰安（今属山东）人，生卒年不详，金世宗在位时在世。据《金史·方伎传·纪天锡传》记载，他"早弃进士业，学医，精于其技，遂以医名世"。曾集注《难经》五卷，于大定十五年（公元1175年）将此书进献朝廷，深得金世宗赞赏。由此，纪天锡得授医学博士之职，负责教授医学生医学知识。此医学博士是隶属于地方诸路医学校，还是隶属于太医院，史书对此没有明确记载。根据推测，纪天锡很有可能会被爱慕人才的金世宗留置于中央太医院，以备随时差遣。

8. 曹士元（太医院提点）

曹士元，为金朝太医院提点，生卒年不详。金世宗在位时在世。《金史》卷六十一《交聘表中》记载，金世宗大定十四年（公元1174年），"十一月戊申，以仪鸾局使曹士元为高丽生日使"。大定十七年（公元1177年），"九月，以殿前右副都点检完颜习尼烈、提点太医院兼仪鸾使曹士元为贺宋生日使"。《金史·世宗本纪中》仅记载大定十四年曹士元出使一事："戊申，以仪鸾局使曹士元为高丽国生日使。"大定十七年出使之事，《金史·世宗本纪中》记为，九月"辛丑，封子永德为薛王。以右副都点检完颜习尼烈等为贺宋生日使"。

按，曹士元是否为知医人士，《金史》没有明确记载。至于其任职的仪鸾局，则与太医院一同隶属宣徽院。《金史·百官志二·宣徽院》记述："仪鸾局。泰和四年，或以少府监官兼，或兼少府监官。提点，正五品。使，从五品。副使，从六品。掌殿庭铺设、帐幕、香烛等事。"由曹士元经历约略可知，大定十四年其出使高丽时品阶为从五品，或许因为不辱使命，完成重任，大定十七年金世宗将其拔擢为太医院提点，品阶为正五品，兼任仪鸾局使，与品阶为从三品的殿前右副都点检完颜习尼烈一同出使宋廷。

值得注意的是，由曹士元经历可以推测，金代太医院最高官员提点，确实可由非医学人士充任。

9. 完颜匡（公元1152~1209年，太医院提点）

完颜匡，为金代太医院提点，本名撒速，始祖九世孙。生于金海陵王天德四年（公元1152年），卒于大安元年（公元1209年），享年五十八岁。金海陵王至卫绍王在位时在世。考《金史·章宗本纪一》，金世宗大定"十八年（公元1178年），（金章宗完颜璟）封金源郡王。始习本朝语言小字，及汉字经书，以进士完颜匡、司经徐孝美等侍读"。即完颜匡充金源郡王完颜璟侍读，传授女真文小字及汉字经书。金章宗完颜璟即位后，据《金史·完颜匡传》，完颜匡"除近侍局直长，历本局副使、局使，提点太医院，迁翰林直学士。使宋，上令权更名弼，以避宋祖讳，事载《本纪》。迁秘书监，仍兼太医院、近侍局事，再兼大理少卿。迁签书枢密院事，兼职如故。承安元年（公元1196年），行院于抚州。河北西路转运使温昉行六部事，主军中馈饷，屈意事匡，以马币为献，及私以官钱佐匡宴会费，监察御史姬端修劾之，上方委匡以边事，遂寝其奏。承安三年（1198年），入奏边事，居五日，还军。寻入守尚书左丞，兼修国史，进《世宗实录》……（泰和）七年（公元1207年）二月，（仆散）揆薨。匡久围襄阳，士卒疲疫，会宗浩至汴，匡乃放军朝京师，转左副元帅，赐宴于天香殿，还军许州。九月，宗浩薨，匡为平章政事，兼左副元帅，封定国公，代宗浩总诸军，行省于汴京……泰和八年（公元1208年）……十一月丙辰，章宗崩，匡受遗诏，立卫绍王……丁巳，卫绍王即位……大安元年四月……匡拜尚书令，封申王。大安元年（公元1209年）十二月，薨"。

至于完颜匡任职太医院提点的具体时间，可以根据其"历本局（近侍局）副使、局使，提点太医院，迁翰林直学士"先后次序作出推测。据《金史·章宗本纪一》记载，明昌二年（公元1191年），十一月"丙寅，以近侍局副使完颜匡为高丽生日使"。《金史·章宗本纪二》记载，明昌四年（公元1193年），十一月"戊寅，以翰林直学士完颜匡等为贺宋正旦使，命匡权易名弼，以避宋讳"。可知，完颜匡充任太医院提点，或许就在明昌二年至明昌四年之间（公元1191~1193年）。

简而言之，完颜匡从近侍局直长（品秩正八品）、副使（品秩从六品）升至近侍局使（品秩从五品），兼任太医院提点（品秩正五品）。正如《金史·百官志二·殿前都点检司》所云："近侍局。提点，正五品。泰和八年（公元1208年）创设。使，从五品。副使，从六品。掌侍从，承敕令，转进奏帖。直长，正八品。大定十八年（公元1178年）增二员。"后，迁翰林学士院属下之翰林直学士（《金史·百官志一》：品秩从四品）。又迁秘书监，仍兼太医院、近侍局事，再兼大理寺属下之大理寺少卿（《金史·百官志二》：品秩从五品）。迁枢密院属下之签书枢密院事（《金史·百官志一》：品秩正三品），继续兼管太医院、近侍局。之后完颜匡虽因受贿军饷被监察御史告发，金章宗却因其执掌边事而不予追究。据《金史·章宗本纪三》，承安四年（公元1199年）春正月，"辛酉，监察御史姬端修以妄言下吏……签（笔者按：原文疑脱"书"字）枢密院事完颜匡为尚书右丞"。后升尚书省属下之尚书左丞（《金史·百官志一》：品秩同尚书右丞，均为正二品），兼修国史。又领兵军中，先转都元帅府属下之左副元帅（《金史·百官志一》：品秩正二品），再为尚书省属下之平章政事（《金史·百官志一》：品秩从一品），兼左副元帅，封定国公。金章宗驾崩后，因拥立卫绍王，官拜尚书令（《金史·百官志一》云：一员，正一品，总领纪纲，仪刑端揆），封申王。《金史·移刺子敬传》记载："金制，尚书令、左右丞相、平章政事，是谓宰相；左右丞、参知政事，是谓执政。大抵因唐官而稍异焉，因革不同，无足疑者。"

纵观整个金代，由正五品之太医院提点，一路高升，出将入相，最后官至正一品之尚书令，位极人臣，受封公爵、王侯，只完颜匡一人而已。值得注意的是，完颜匡恐亦不知医学，未见有医学实践经历。可见，金代太医院最高官员提点，确实可由非医学人士的皇亲国戚来担任。

10. 李仁惠（太医院提点）

李仁惠，曾任太医院提点兼近侍局使，生卒年不详。金章宗、卫绍王在位时在世。据《金史·章宗本纪二》记载，承安元年（公元1196

年）十二月，"乙酉，遣提点太医、近侍局使李仁惠劳赐北边将士，授官者万一千人，授赏者几二万人，凡用银二十万两，绢五万疋、钱三十二贯"。从授官人数、赏赐钱物来看，李仁惠承担的奉命劳赐北边将士这个任务相当繁重。

提点太医即太医院提点，官品为正五品；近侍局使为殿前都点检司下属官员，官品为从五品。如《金史·百官志二·殿前都点检司》记载，"近侍局。提点，正五品。泰和八年创设。使，从五品。副使，从六品。掌侍从、承敕令、转进奏帖"。此外，李仁惠还曾官居统管太医院的宣徽院使，品阶为正三品。即《金史·仆散揆传》所记，泰和七年（公元1207年），"（仆散）揆以方春地湿，不可久留，且欲休养士马，遂振旅而还。次下蔡（今安徽省凤台县），遇疾。诏遣宣徽使李仁惠及其子宁寿引太医诊视，仍遣中使抚问"。

另，《金史·承晖传》记载："豪民与人争种稻水利不直，厚赂元妃兄左宣徽使李仁惠。仁惠使人属承晖右之。承晖即杖豪民而遣之，谓其人曰：'可以此报宣徽也。'"李仁惠曾经勾结豪强，与民争利。其权势之大可见一斑。

故而，李仁惠曾被监察御史宗端修指责为小人。《金史·宗端修传》记载："承安元年（公元1196年），监察御史孙椿年、武简职事不修举，诏以（宗）端修及范铎代之。是时元妃李氏兄弟干预朝政，端修上书乞远小人。上遣李喜儿传诏问端修：'小人为谁，其以姓名对。'端修对曰：'小人者，李仁惠兄弟。'仁惠，喜儿赐名也。喜儿不敢隐，具奏之。上虽责喜儿兄弟，而不能去也。"可见，李仁惠即李喜儿，仁惠之名乃金章宗所赐。据《金史·后妃传下·金章宗元妃李氏传》所载，元妃李氏师儿，"其家有罪，没入宫籍监""兄喜儿旧尝为盗，与弟铁哥皆擢显近，势倾朝廷，风采动四方，射利竞进之徒争趋走其门，南京李炳、中山李著与通谱系，超取显美。胥持国附依以致宰相。怙财固位，上下纷然，知其奸蠹，不敢击之，虽击之，莫能去也……兄喜儿，累官宣徽使、安国军节度使。弟铁哥，累官近侍局使、少府监"。金章宗驾崩后，卫绍王即位，大安元年四月，"以元妃李氏勾结承御贾氏诈称怀有皇嗣，遂下诏赐元妃李氏、承御贾氏自尽""李氏兄安国军节度使喜兒、弟少府监铁哥如律，仍追除復系监籍，于远地安置"。即削夺了李师兒兄李仁惠、弟李铁哥的官职，仍没入宫籍监，成为宫籍监户，即官奴，并安置到边远地区。

显然，由李仁惠生平可知，其太医院提点一职，或许不是因为其功业、医术如何，而是兄凭妹贵，完全得自金章宗的恩宠。

11. 时德元（太医院太医或判官）

时德元，为金朝太医院太医（或判官），生卒年不详。金章宗在位时在世。据《金史》卷六十二《交聘表下》，夏桓宗李纯佑母病，承安五年（公元1200年）正月戊子朔，夏武节大夫连都敦信、宣德郎丁师周藉贺正旦之际，向金廷求医，金章宗"诏遣太医时德元、王利贞往诊治，仍以御剂药赐焉"。而《金史》卷一百三十四《外国传上·西夏》则对此事记曰："明昌四年（公元1193年），仁孝薨，子纯佑嗣立……承安五年，纯佑母病风求医，诏太医判官时德元及王利贞往，仍赐御药。八月，再赐医药。"时德元、王利贞二人，奉诏远赴西夏，为夏桓宗李纯佑之母治疗风疾，并献上御赐药物。据《金史·百官志二》，太医院属官既有"判官，从八品。掌诸医药，总判院事"，也有"正奉上太医""副奉上太医""长行太医"。这说明，判官与太医职责、品阶各异，不能混同。时德元的真实身份，《金史》记载前后有异，又无其他史料佐证，只得存疑待考。

12. 王利贞（太医院太医或判官）

王利贞，为金朝太医院太医（或判官），生卒年不详。金章宗在位时在世。相关事迹见前述《金史》卷六十二《交聘表下》、卷一百三十四《外国传上·西夏》所载之时德元经历。

13. 仪师颜（太医院副使）

仪师颜，金代太医院医官，曾任太医院副使，生卒年不详。金章宗、卫绍王在位时在世。据《金史》卷六十四《后妃传下》记载，大安元年

（公元1209年）二月，刚刚即位的卫绍王下诏书说，平章政事仆散端、左丞孙即康两位大臣奏言，曾侍奉金章宗的承御"范氏产期，合在正月，而太医副使仪师颜言，自年前十一月诊得范氏胎气有损，调治迄今，脉息虽和，胎形已失"。对于此事，《金史·仆散揆传》亦曾记载："章宗遗诏：'内人有娠者两位，生子立为储嗣。'卫绍王即位，命（仆散）端与尚书左丞孙即康护视章宗内人有娠者。泰和八年（公元1208年）十一月二十日，章宗崩。二十二日，太医副使仪师颜状：'诊得范氏胎气有损。'"可见，仪师颜曾因医术上佳而担任过太医院副使一职，品阶为从六品，擅长切诊，调治产妇诸疾。

14. 任履真（太医院太医）

任履真，又作任履贞，字子山，为金代太医院太医，许州长葛（今河南长葛市西南）人，生卒年不详。金宣宗在位时在世。金代刘祁《归潜志》卷六述其事迹："任履真，字子山，许州长葛人。读书，喜杂学，深于医，又有善行，邑人皆信之。贞祐初（公元1213年），召入太医院，旋告归。与闲闲、屏山诸公及余先子善。先子主长葛簿，修儒宫及太虚观，子山之力居多。为医，起人疾甚众。既卒，闲闲志其墓云。"此处是说，任履真爱好读书，喜欢杂学，精研医道，时有善行，深得同乡的信任；贞祐初年（公元1213年），任履真被征召入太医院，不久辞官告归，回乡隐居，与赵秉文（号闲闲居士，晚号闲闲老人）、李纯甫（号屏山居士）、刘祁之父刘从益等人友善。刘从益曾担任过长葛县衙主簿，主持修建儒学学校以及太虚观。任履真从中出力甚多。其医术精湛，治愈病人甚多，去世之后，赵秉文为其撰写了名为《任子山圹铭》的墓志铭，将其与汉代张仲景（撰写《伤寒杂病论》）、唐代王冰（编撰《补注黄帝内经素问》）相提并论，认为其理应载入史籍。

此外，赵秉文《闲闲老人滏水集》卷十三《适安堂记》，还记载了任履真将其私第内所筑草堂取名"适安堂"的原意："今吾名不隶于仕版，身不列于行伍，足不迹于是非之场，口不涉于是非之境，未酉而寝，过卯而起，每兴极意会，则登临山水，啸歌风月，玩泉石，悦松竹，手执

《周易》一卷与佛老养性之书数册，以适吾性而已。"从中或可窥见任履真逍遥世外、淡泊名利之高尚品节。

按，任履真事迹，《金史》无载。刘祁言其征召入太医院，未提及官职。任履真这一经历，似与张从正类似，极有可能因其医术而担任太医一职。

15. 张从正（约公元1156~1228年，太医院太医）

张从正，字子和，号戴人，睢州考城（今河南省兰考县）人，约生于金贞元四年（公元1156年），卒于正大五年（公元1228年），很可能前后历经海陵王、金世宗、金章宗、卫绍王、金宣宗、金哀宗诸帝，曾入太医院为太医。

《金史·方伎·张从正传》记载："张从正，字子和，睢州考城人。精于医，贯穿《难》《素》之学，其法宗刘守真，用药多寒凉，然起疾救死多取效。古医书有《汗下吐法》，亦有不当汗者汗之则死，不当下者下之则死，不当吐者吐之则死，各有经络脉理，世传黄帝、岐伯所为书也。从正用之最精，号'张子和汗下吐法'。"也就是说，张从正精于医学，钻研《难经》《素问》等医学经典；其理论推崇河间刘完素的学说，所用多偏寒凉之药，但治病救人往往效果立竿见影；世传古时黄帝、岐伯曾著医书《汗下吐法》，三法使用不当会致人死亡，然而张从正运用三法最为精妙，世人赞其术为"张子和汗下吐法"。《金史》并未提及张从正入太医院一事。另据金末刘祁《归潜志》卷六记述，张从正为人放诞，无威仪，颇喜读书，能作诗赋，嗜好饮酒，久居陈州宛丘（今河南淮阳），"游余先子门。后召入太医院，旋告去，隐。然名重东州（今河南省开封以东地区），麻知几九畴与之善。使子和论说其术，因为文之，有六门三法之目，将行于世，会子和、知几相继死，迄今其书存焉"。即，张从正曾游学、受业于刘祁之父刘从益；后被征召入太医院，不久告职离去，归隐乡里，行医民间，名扬东州；每日与麻知几（字九畴）论说医术，讲明奥义，辨析玄理，撰著医书，有六门三法的内容；张从正、麻知己去世之后，其书依旧留存于世。

张从正著《儒门事亲》十五卷。"以为惟儒者能明其理，而事亲者当知医也"（《四库全书总目提要》卷一百四"子部十四·医家类二"），故其书以此名之。集中了张从正医学思想和治疗经验的《儒门事亲》，其内容主要包括：前三卷为《儒门事亲》，乃张从正亲撰；其余《治病百法》二卷、《十形三疗》三卷、《杂记九门》一卷、《撮要图》一卷、《治法杂论》一卷、《三法六门》一卷、《治法心要》一卷、《世传神效名方》一卷，则是由张从正讲授，麻知几与张从正另一门人常仲明记录整理而成的内容；《扁鹊华佗察声色定死生诀要》《诊百病死生诀》《病机》等为常仲明补遗内容；《河间先生三消论》一卷则为麻知己收集，后人补入的内容。据马继兴《中医文献学》考证，已佚的张从正医书包括：《三复指迷》一帙，此书今佚，仅见明代李汤卿《心印绀珠经》所记，收入《儒门事亲》（丛书）中，但不见于其他各种刊本；《子和心法》（见《文渊阁书目》等）；《张氏经验方》（见《万卷堂书目》《千顷堂书目》等）；《秘传奇方》（见《千顷堂书目》等）；《汗吐下方》（见《补三史艺文志》等）。

至于张从正充任太医一事，据元人张颐斋所撰《儒门事亲》序，张从正"兴定中（公元1217～1222年），召补太医"。另，赵秉文《闲闲老人滏水文集》卷十九《书启·遗太医张子和书》亦曾言及："如太医张子和其人者，其术亦有足多者。"元好问《中州集》收宛丘人李夷《赠国医张子和》："禁籞喧喧以字行，粗工往往笑狂生。天将借手开金匮，云本无心到玉京。歌啸动成千日醉，留连翻厌五侯鲭。祝君莫触曹瞒怒，世上青黏要指名。"萧国钢《儒门事亲研究》认为，此诗勾勒出张从正的名士风范，暗示高标远旨的医学理论不被粗工（笔者按：医术普通之医者）理解，还引用曹操杀害名医华佗之典故，婉劝张从正不要触犯权贵，进而猜测张从正的告去，可能还有避祸隐归的因素在内。

此外，元代姚燧《牧庵集》卷二十七《医隐阎君阡表》载阎瑀事迹时记有张从正经历："维阎氏，曹之漆园人（今山东曹县），后徙陈之西华（今河南省周口市西华县）。曾祖讳遵，令陈之宛丘（今河南淮阳）。祖讳某，考讳孟，两世不仕。君讳瑀，字润夫，生而明颖、孝谨，长由其外舅申瑇与张子和同侍疾英邸，故尽得其术，业医事亲。"按，阎瑀生于金泰和五年（公元1205年），卒于元至元二十三年（公元1286年），生来聪颖，孝顺尊长，为人谨慎，舅舅申瑇曾与张子和一同做过金宣宗之子英王守纯（完颜守纯）的侍医，阎瑀从这两位医家那里学得医术。查《金史·百官志三》，亲王府属官未见"侍医"一职。另据《金史·宣宗本纪中》，兴定三年（公元1219年）闰三月，"庚子，皇子平章政事濮王守纯进封英王"。又，《金史·完颜守纯传》记载，完颜守纯于"正大元年（公元1224年）正月，进封荆王"。可知，张从正担任英王完颜守纯侍医，应在1219~1224年之间。至于其任职太医院与充任王府侍医，何者在先，有无联系，史料阙载，存疑待考。

16. 侯济（太医院太医）

侯济，为金代太医，生卒年不详。金宣宗在位时在世。据《金史》卷十六《宣宗本纪下》记载，兴定五年（公元1221年）冬十月，"乙卯，太医侯济、张子英治皇孙疾，用药瞑眩，皇孙不能任，遂不疗，罪当死。上曰：'济等所犯诚宜死，然在诸叔及弟兄之子，便应准法行之，以朕孙故杀人，所不忍也。'命杖七十，除名"。也就是说，金宣宗皇孙有疾，太医侯济、张子英一同施治后开出药方，皇孙服药后出现瞑、眩反应。

按，对于"瞑、眩"，最早来源于《尚书·说命上》所载之"若药不瞑眩，厥疾弗瘳"。孔颖达《尚书正义》曰："瞑眩者，令人愤闷之意也。"余云岫在《古代疾病名候疏义》一书"方言病疏"之"凡饮药傅药而毒；南楚之外谓之痢，北燕韩鲜之间谓之瘺，东齐海岱之间谓之瞑，或谓之眩，自关而西谓之毒。痢，痛也。三卷"条有详尽解释："瞑眩者，《孟子·文滕公上》《国语·楚语》，皆引逸书曰：'若药不瞑眩。'赵岐注《孟子》，以为瞆乱，韦昭注《楚语》，以为顿瞀。倒言之则为眩瞑，《史记·司马相如传》：'视眩瞑而无见。'是也。瘺、痢、瞑、眩、毒，五字义同，谓痛也，伤也，辛螫也，瞆乱也，顿瞀也，无见也。无见者，眼昏暗也。皆药物伤害中毒之现象。"故，"若药不瞑眩，厥疾弗瘳"意思是说病重之人，在服用完药物之后，如果没有出现药物中毒、身感不适的现象，疾病很可能就无法彻底治愈。

虽然侯济、张子英二人秉承"若药不瞑眩，厥疾弗瘳"的治病理念，但是皇孙或许由于年纪尚幼，身体过于虚弱，不堪承受药力而亡。二人因此获罪，理应问斩。金宣宗却说道：二人所犯诚然该当死罪，若医治诸位叔父及弟兄等皇亲之子无效，便应依法处斩，但这次是朕的皇孙因病医治无效去世，处死二人朕于心不忍。金宣宗遂下令，侯济、张子英均被处以杖七十之刑罚，并从太医院除名。可见，金宣宗对医生的过错，有时会持有较为客观、容忍的态度。

17. 张子英（太医院太医）

张子英，为金代太医，生卒年不详。金宣宗在位时在世。相关事迹见前述《金史》卷十六《宣宗本纪下》所载之侯济经历。

18. 赵机（太医院尚医，保宜大夫）

赵机，卢龙（今属河北省秦皇岛市）人，为金代太医院尚医，曾任保宜大夫，生卒年不详。金宣宗在位时在世。元代王恽《秋涧先生大全文集》卷四十八《卢龙赵氏家传》略述其事迹："一子居常，骠骑卫上将军，七世并袭辽世爵……骠骑府君生五子……曰机，留心轩岐书，使精良，选充尚医，侍宣宗，官至保宜大夫。"赵机祖上七代世袭辽朝爵位，父亲赵居常为金朝骠骑卫上将军。而赵机则留心轩岐医书，医术精良，被选充尚医，侍奉金宣宗（公元1213~1223年在位）左右，官至保宜大夫。

尚医，即太医院太医，为帝王提供医疗服务。保宜大夫的品阶为从四品上，为太医散官中品阶最高者。即《金史·百官志一》所载："太医官，旧自从六品而下止七阶，天眷制，自从四品而下，立为十五阶：从四品上曰保宜大夫，中曰保康大夫，下曰保平大夫。"或许可以推断，赵机的医术的确高超，而且颇受金宣宗赏识。

19. 吴辨夫（太医院掌药）

吴辨夫，为金代太医院掌药，东平（今属山东）人，生卒年不详。

金宣宗、金哀宗在位时在世。元好问《遗山先生文集》卷三十四《尚药吴辨夫寿冡记》述其事迹："辨夫童丱失怙恃，年十七，尚医王继先以子妻之。悯其惸独并小弱，弟思义养于家而教之。贞祐初，南渡河，以妇翁医术精博之故，被令旨收充侍药局药童。东宫即大位，用随龙恩泽，掌药太医院。寻被旨充皇太后医正局掌药。累官怀远大将军。汴梁下，北归，復以妇翁旧业行，总府署医工都管勾。"意思是说，吴辨夫童年失去父母，在十七岁时，尚医王继先怜悯他孤苦伶仃、惸独弱小，将其义养于家，教之以医术，并收为赘婿。贞祐二年（公元1214年），金宣宗南迁，迁都南京（即汴京，今河南开封）。吴辨夫因岳父医术精博之故，被金章宗下旨收充侍药局药童。正大元年（公元1224年）金哀宗继位，吴辨夫以多年跟随、服侍太子之功，被升做太医院掌药，不久遵旨充任皇太后医正局掌药。后累官至怀远大将军。天兴元年（公元1232年）元兵攻下汴京之后，他回归故里，重操岳父旧业，以医术任职府署医工都管勾。

按，"侍药局"这一机构未见《金史》记载。联系下文吴辨夫曾服侍东宫太子一节，推测其或许担任正八品"侍药"一职。即《金史·百官志三》所言，"总统东宫内外庶务"的詹事院，下属官员有"侍药，正八品。奉药，正九品。承奉医药"。另，太医院"掌药"一职以及"医正局"，《金史》均无载。金代职官"掌药"，却是由"宫人女官"充任，即"掌药二人、女史二人，掌医药"。《金史》未见男性官员担任"掌药"。推测此时吴辨夫可能担任的是执掌皇后宫事务的掖庭局中的"医官"，其由"尚药局、太医院兼"。最后，吴辨夫累官至怀远大将军。怀远大将军为武散官，品阶为从四品下。如《金史·百官志一·吏部》记载："武散官……从四品上曰安远大将军，中曰定远大将军，下曰怀远大将军。"

可见，吴辨夫具备了很高的医学素养以及丰富的药物学知识，并且能因人施治，服侍太子、皇后时皆能颇合上意。他能在仕途上一路升迁，也就不足为奇了。

20. 王继先（尚医）

王继先，为金代尚医，即太医院太医，籍贯不详，生卒年不详。与前述吴辨夫为翁婿关系。相关事迹见前述元好问《遗山先生文集》卷三十四《尚药吴辨夫寿冢记》所载吴辨夫事迹。

21. 推德（公元1189~1260年，太医院管勾）

推德，字济之，以金朝太医院医工补省司管勾，祖籍相州隆虑（今河南省林州市），生于金大定二十九年（公元1189年），卒于蒙古忽必烈汗中统元年（公元1260年）。金世宗、金章宗、卫绍王、金宣宗、金哀宗在位时在世。

据王恽所撰《秋涧先生大全文集》卷五十九《管勾推公墓碣铭》记载，金朝初年，推德先祖为避仇家而徙居共城（今河南省辉县市）。当推德的祖父逝世时，推德之父推复（字永亨）尚在襁褓之中，母亲李氏因家贫而再嫁邑医杜氏。推复长大后承接继父的医术，"遂以良医称"。

推德"少颖异，能绍其家学，轩、岐、雷、扁以来书，浩博不易究，悉研究机要，所得为甚多。正大丁亥（公元1227年），以方、疡两科中选，由医工补省司管勾。公有蕴藉，以德将艺，为上官推重。生平志存济物，故其诊治疾证，未尝以贫富易心理。或未安，归若芒刺在背隐，不敢著席。初，贞祐大兵后，比屋疫作。与考谋曰：'今困厄如是，我实司命，可坐视不救？'遂大措汤剂，历饮闾里间。其乏粥滫者，复以米遗之，全活甚众……晚节耽玩史籍，酣适醴醴，浮沈得丧，一寓情杯杓间。或劝焉，'吾方陶然游太和之乡，君可去，毋呶'。竟以饮致疾，终享年七十有二"。这就是说，推德年少聪明过人，克绍其裘，对黄帝、岐伯、雷公、扁鹊以来浩博不易深究的医学经典，尽心研习，收获甚大。金哀宗正大丁亥年（公元1227年），他参加方脉科、疡科两科医学应试，中选，由医工补省司管勾。推德待人宽厚，富有涵养，德艺俱备，上司深以器重。其平生以济世救人为志，诊治疾证时不因病人贫富而改变态度。只要病人未愈，他就坐卧不安。贞祐年间蒙古入侵，兵燹之后家家户户发生瘟疫，他与父亲商量之后，配制大量汤剂，让乡人服用，再辅以米食，活人无数；推德晚年耽玩史书，沉湎于畅饮美酒，将一生的浮沉得失，全寄托在杯酒之中。这也许是他为金朝灭亡而伤怀。曾有人劝他戒酒，但终不能改，以至饮酒致病，去世时享年七十二岁。

可见，推德因医术精湛先充任医工。《金史·百官志三》载："大兴府……东京、北京、上京、河东东西路、山东东西路、大名、咸平、临潢、陕西统军司、西南招讨司、西北路招讨司、婆速路、曷懒路、速频、蒲与、胡里改、隆州、泰州、盖州并同此，皆置医院，医正一人，医工八人。"后，推德以方、疡两科中选，补省司管勾。此处的管勾，极有可能是医学官员，隶属于殿前都点检司下属之宣徽院中的太医院。即《金史·百官志二》记载，太医院"管勾，从九品，随科至十人设一员，以术精者充"。

22. 王庆先（太医院太医）

王庆先，为金朝太医院太医，山东长清（今属山东省济南市）人，生卒年不详。清代张金吾《金文最》卷四十二引杨威于辛亥年（公元1251年）所撰《保命集序》略述其名："天兴末（公元1234年），予北渡，寓东原之长清。一日过前太医王庆先家，于几案闲得一书，曰《素问病机气宜保命集》。"

按，王庆先其人，《金史》未见记载。

23. 岳天祐（太医院副使）

岳天祐，字贤佐，为金朝太医院副使，汤阴（今属河南）人，与岳飞同宗。生卒年不详。元代郑元祐《侨吴集》卷十二《元故昭文馆大学士荣禄大夫知秘书监镇太史院司天台事赠推诚赞治功臣银青荣禄大夫大司徒上柱国追封中国公谥文懿汤阴岳铉字周臣第二行状》略述其人事迹："曾祖讳天祐，字贤佐，金太医院副、行司天台事……岳得姓远矣，由唐虞三代降至汉唐五季无大显者。及宋渡南，而太师岳王起相州汤阴县，事宋高宗，用功名显著於天下，若其忠義大节则尤冠绝古今。王薨而家南徙，子孙在北方者更兵燹祸乱，分徙於燕，遂为燕人者，公之家是也。院副公精於推步占候之学，盈虚消息之道，仰观於上，俯察於下，究於

255

天之道而不忒，验於人之事而脗合，且攻轩岐《难》《素》诸书。方是金所策上有精通玄象科、博赡医药科，其选甚精核，与傅（笔者按：清代嘉庆时人姚瑚过录本《侨吴集》作儒）术同。院副能以其学连中两科，累官至太医院副使、行司天台事。"意思是说，元代重臣岳铉之曾祖岳天祐，为岳飞后世子孙。他精于推步占候之学，上知天文，下知人事。又攻读黄帝、岐伯之《难经》《素问》等经典而精通医术。金朝开科取士、选拔人才，设有精通玄象科、博赡医药科，选拔过程如同儒学考试一般严格。岳天祐以其学识连中上述两科，累官至太医院副使、行司天台事。

按，岳天祐其人，《金史》无载。其学贯天文、医学，连中精通玄象科、博赡医药科，实属难得人才。最后，他能官至从六品的太医院副使，还能兼管秘书监下属"掌天文历数、风云气色，密以奏闻"之司天台事务（《金史·百官志二》），亦可谓人尽其才，才尽其用。

24. 王泽民（太医院太医）

王泽民，为金代国医，即太医院太医。籍贯、生卒年不详。元好问所作《国医王泽民诗卷》云："万石君家父事兄，岂知衰俗有王卿。一篇华衮中书笔，满纸清风月旦评。鸿雁自分先后序，鹡鸰兼有急难情。闺门雍睦君须记，方伎成名恐未平。"

25. 王德卿（太医院太医）

王德卿，为金代太医院太医。籍贯、生卒年不详。元好问所作《贺德卿王太医生子》诗云："喜色门阑笑语哗，新儿浴罢试铅华。岳莲尽发三峰秀，梦笔惊看五色花。此日寿筵分象果，异时云汉望仙槎。并州金马君知否，药笼阴功是故家。"

六、余论

金朝，与两宋相对峙，南北文化广泛交流融合。统治者对先进文化的吸收极为重视，在灭辽、攻宋的过程中，倾力网罗包括医官在内的各类技术人才，以及包括医书在内的经典著作，使其医学制度的发展呈现出兼容并蓄的特点。

虽然金朝在历史上首次设立太医院这一掌管国家医政事务的机构，但其组织架构、人员配备等大都承袭唐代太医署、宋代翰林医官院的组织与人事制度。这些经过多年实践检验的医政职官体系，能够在制度层面上确保金朝太医院肩负起医疗保障这一主要职能。金朝太医院还吸收各类体系之长，将保障帝王健康、管理全国医政的职能与统管全国医学教育的职能，集于一身，开创了全新的医事统一管理模式。

总之，金代设置太医院的制度经验，为后世统治者提供了重要的参考，对元明清三代太医院机构、制度的建立和完备，均有较为深远的影响。